Mechthild Deyringer
Bindung durch Berührung

AF799334

Neue Wege für Eltern und Kind

Mechthild Deyringer

Bindung durch Berührung®

Schmetterlingsmassage für Eltern und Babys

Mit einem Geleitwort von Thomas Harms

Psychosozial-Verlag

Bindung durch Berührung® ist eine eingetragene Marke.

Bibliografische Information der Deutschen Nationalbibliothek
Die Deutsche Nationalbibliothek verzeichnet diese Publikation in der Deutschen Nationalbibliografie; detaillierte bibliografische Daten sind im Internet über http://dnb.d-nb.de abrufbar.

3. Auflage 2024
Durchgesehene Neuauflage der Ausgabe von 2008 (Berlin, Ulrich Leutner Verlag)
© 2016 Psychosozial-Verlag, Gießen
E-Mail: info@psychosozial-verlag.de
www.psychosozial-verlag.de
Alle Rechte vorbehalten. Kein Teil des Werkes darf in irgendeiner Form (durch Fotografie, Mikrofilm oder andere Verfahren) ohne schriftliche Genehmigung des Verlages reproduziert oder unter Verwendung elektronischer Systeme verarbeitet, vervielfältigt oder verbreitet werden.
Fotos: Astrid Eckert und Kristina Koch
Umschlagabbildung: Foto von Kristina Koch
Umschlaggestaltung nach Entwürfen von Hanspeter Ludwig, Wetzlar
www.imaginary-world.de
ISBN 978-3-8379-2652-1

Ein wichtiger Hinweis

Dieses Buch dient der Information und Selbsthilfe. Die Anleitungen sind einfach und in der Praxis erprobt. Dennoch ist jede Leserin und jeder Leser aufgefordert, in eigener Verantwortung zu entscheiden, welche Anregungen im Einzelfall umgesetzt werden können. Das Buch kann weder medizinische Diagnostik noch die Beratung durch Fachkräfte ersetzen. Im Zweifelsfall ziehen Sie stets den Rat eines Facharztes oder einer entsprechend geschulten Fachkraft (Hebamme, Kinderkrankenschwester, Stillberaterin oder Fachkraft für Emotionelle Erste Hilfe) hinzu.

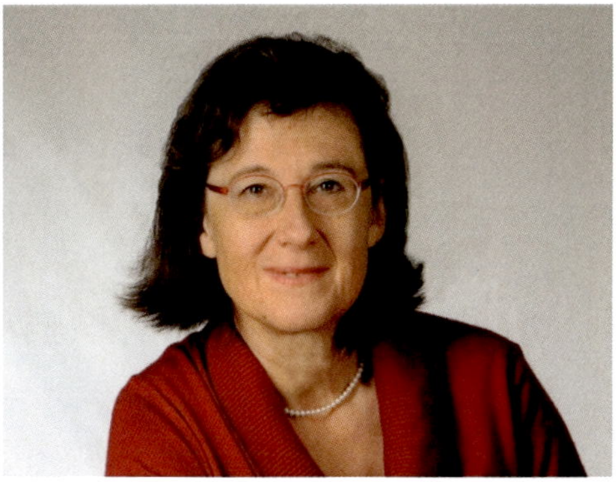

Mechthild Deyringer betreut seit 1981 in eigener Praxis Eltern und Babys vor und nach der Geburt. Die Leitung von bindungsfördernden Eltern-Kind-Gruppen und eine körpertherapeutische Begleitung bei emotionalen Krisen oder nach traumatischen Erfahrungen stehen dabei im Zentrum ihrer Arbeit. Die Autorin leitet Fortbildungskurse für Fachkräfte im In- und Ausland. Sie ist verheiratet, Mutter und Großmutter.

Inhalt

Teil II – Praxis

Vorbereitung auf die Massage

Schmetterlingsmassage für Erwachsene

Schmetterlingsmassage für Babys

Das Herz muss Hände haben,
die Hände ein Herz.
aus Tibet

Meiner Familie und meiner Lehrerin Eva Reich gewidmet

Geleitwort

Thomas Harms

Was hat Babymassage eigentlich mit Schmetterlingen zu tun? Als ich 1987 meinen ersten Workshop mit der Ärztin und Geburtshelferin Eva Reich besuchte, war ich ahnungslos. Mich reizte die Idee, eine Methode kennen zu lernen, die in der Behandlung von Babys und Kindern einsetzbar war. Doch schon die ersten Streichungen auf meiner Haut reichten aus, um den Begriff mit Inhalt zu füllen. Ja tatsächlich, die Berührungen waren zart, schmelzend und sie gingen direkt unter die Haut. Im eigentlichen Sinne wirkte die Sache nicht wie eine klassische »Massage«. Eher wie ein liebevolles, planvolles Streicheln. Ein bisschen war es so, als würde ein guter Freund einen in den Arm nehmen. Was beeindruckte war die Zartheit und Achtsamkeit der Berührungen, welche einen in Wärme und Geborgenheit einhüllten. Alles dauerte nur wenige Minuten. Und doch schien es mir so, als käme ich von weit her. Ich fühlte mich erfrischt, aufgeweicht und im Herzen berührt.

Es ist diese Einfachheit, die an der Methode der Schmetterlingsmassage fasziniert. Jeder kann einfache Formen dieses Ansatzes innerhalb weniger Minuten erlernen und weitergeben: Eltern, Kinder, Jugendliche und auch ältere Menschen. Und immer wieder macht man die gleiche Erfahrung. Die Menschen schmelzen unter der Streichelmassage dahin, sie tauen auf, sie verlassen für einige Minuten die Hektik unserer modernen Welt und treten ein in einen Raum der Stille. Als ich Eva Reich einmal fragte, wie sie auf die Komposition der Schmetterlingsmassage gekommen sei, lachten ihre Augen verschmitzt und sie zeigte mit der Fingerspitzte nach oben.

Wer die Gelegenheit hatte, Eva Reich einmal bei einem ihrer zahllosen Workshops zuzuschauen, erkannte schnell, dass die Schmetterlingsmassage mehr ist, als eine mechanische Abfolge von Berührungen. Mechthild Deyringer bringt es in dem vorliegenden Buch wunderbar auf den Punkt: »Schmetterlingsmassage ist keine festgelegte Methode – Schmetterlingsmassage ist Sprechen und Zuhören mit den Händen. Und jedes Gespräch ist einzigartig!« Wenn Eva Reich mit einem Baby arbeitete, wirkte es einfach und natürlich. Sie sprach mit den Babys, stellte ihnen Fragen und wartete geduldig auf Antworten. Nichts davon erschien wie ernste Therapie. Eher wie Freude und Heiterkeit eines ausgelassenen Spiels. Der Begründerin der Schmetterlingsmassage ging es nie um die Vermittlung von Technik.

Das was ihr am Herzen lag, war das Innerste, den liebenden Kern eines Menschen zu berühren. Sie war getragen von einer tiefen Gewissheit, dass diese Kraftquelle des Lebendigen zu finden ist. In ihren Kursen wählte Eva Reich oft das Bild eines Staudammes, in den man ein kleines Loch bohre. Begänne das Wasser erst einmal zu rieseln, würde aus dem kleinen Loch schnell ein riesiger Kanal werden. Das Wasser könne wieder fließen und der Damm bräche ein. Ähnlich strukturierte sie ihre Arbeit mit Babys, vor allem mit jenen, die sich nach schwierigen und schmerzhaften Erfahrungen emotional zurückgezogen hatten. Während Eva Reich »massierte«, suchte sie nach dieser kleinen Öffnung, wo das Baby sein Innerstes offenbarte. Es war dieser kleine Moment tiefer Begegnung, nach dem sie suchte und in den sie vertraute.

Mechthild Deyringer ist es mit dem vorliegenden Buch großartig gelungen, die Einfachheit, Achtsamkeit und das Kunstvolle der Schmetterlingsmassage einzufangen. Die Wertschätzung für die Belange der Babys und Eltern, die aus jeder Zeile spricht, ist dabei kein Zufall. Seit über 25 Jahren begleitet sie werdende Eltern und ihre Kinder in den schwierigen und verletzbaren Zeiten vor, während und nach der Geburt. Das Buch schafft somit etwas, was nicht selbstverständlich ist. Es vermittelt in einer Zeit, in der viele Eltern im Erziehungsalltag hilflos und verunsichert sind, praktikables »Bindungswissen«, wie Eltern in einfachen Schritten das Liebesband zu ihren kleinen und größeren Kindern stärken und nähren können.

Ganz sicher ist dieses Buch mehr als eine Anleitung zur klassischen Babymassage. Vielmehr ist es ein praktischer Leitfaden, der Eltern und Fachleuten zeigt, wie sie ihren Körper einsetzen können, um im Zusammensein mit Kindern einen Kreislauf »ansteckender« Gesundheit zu erzeugen und die Schätze des Lebendigen zu bewahren.

Liebe Leserin, lieber Leser!

Mit dem vorliegenden Buch über die Schmetterlingsmassage möchte ich in mehrfacher Hinsicht Brücken bauen:

Mein wichtigstes Anliegen ist zu zeigen, wie mittels Berührung Brücken zwischen Menschen gebaut und gefestigt werden können, ganz besonders zwischen Lebenspartnern und zwischen Eltern und Kindern.

Liebevolle Berührung, die Körper und Seele erreicht, ist für uns Erwachsene nicht immer selbstverständlich. Sie kann jedoch zu einer Quelle von Offenheit und Bindungsfähigkeit, wie auch zu einem Medium für Kontakt und Kommunikation werden. Mein Ziel ist es, nicht nur eine Massagetechnik zu vermitteln, sondern vor allem Wege in die Achtsamkeit und eine liebevolle Verbindung zu sich selbst aufzuzeigen. Freundliche Selbstwahrnehmung ist ein wichtiger Schlüssel zu einer guten und wirksamen »Be-Hand-lung«. Dabei eignet sich die Schmetterlingsmassage sowohl als Babymassage als auch für Erwachsene, ganz besonders in der Zeit des Elternwerdens.

In Psychologie und Pädagogik wird zunehmend die Bedeutung einer »sicheren Bindung« zwischen Eltern und ihren Kindern erforscht und nach Wegen gesucht, sie nachhaltig zu fördern. Berührung kommt dabei eine besondere Bedeutung zu, ist sie doch eine früheste Erfahrung, die das Kind bereits im Mutterleib macht. Schmetterlingsberührung knüpft daran an und schenkt dem Baby innigen Körperkontakt und der ganzen Familie wachsende Verbundenheit. In diesem Buch finden Sie leicht umsetzbare und alltagstaugliche Anregungen, die das Verständnis für die Berührungsbedürfnisse von Babys und Erwachsenen vertiefen.

Die spezielle Qualität der Schmetterlingsberührung dient auch in anderen Lebenssituationen, die besonders »offen« und schutzbedürftig sind und viel Einfühlungsvermögen benötigen. Neben Schwangerschaft, Geburt und Babyzeit ist sie auch bei der Betreuung alter

Menschen heilend und stärkend einsetzbar, sowie nach Verletzungen, Operationen und nach traumatischen Erfahrungen.

Daher stellt dieses Buch auch eine Brücke zwischen Selbsthilfe und beruflicher Anwendung dar. Gleichgültig, ob Sie als Laie oder als professioneller Helfer lernen, der verbindenden Kraft der Schmetterlingsberührung zu vertrauen – sie wird Ihnen als vielseitiges und behutsam heilendes Werkzeug in verschiedenen Lebens- und Arbeitsbereichen zur Verfügung stehen.

Ich wünsche Ihnen viel Freude beim Erlernen der Schmetterlingsmassage, viele »ver-bind-liche« und im doppelten Sinne »berührende« Erfahrungen.

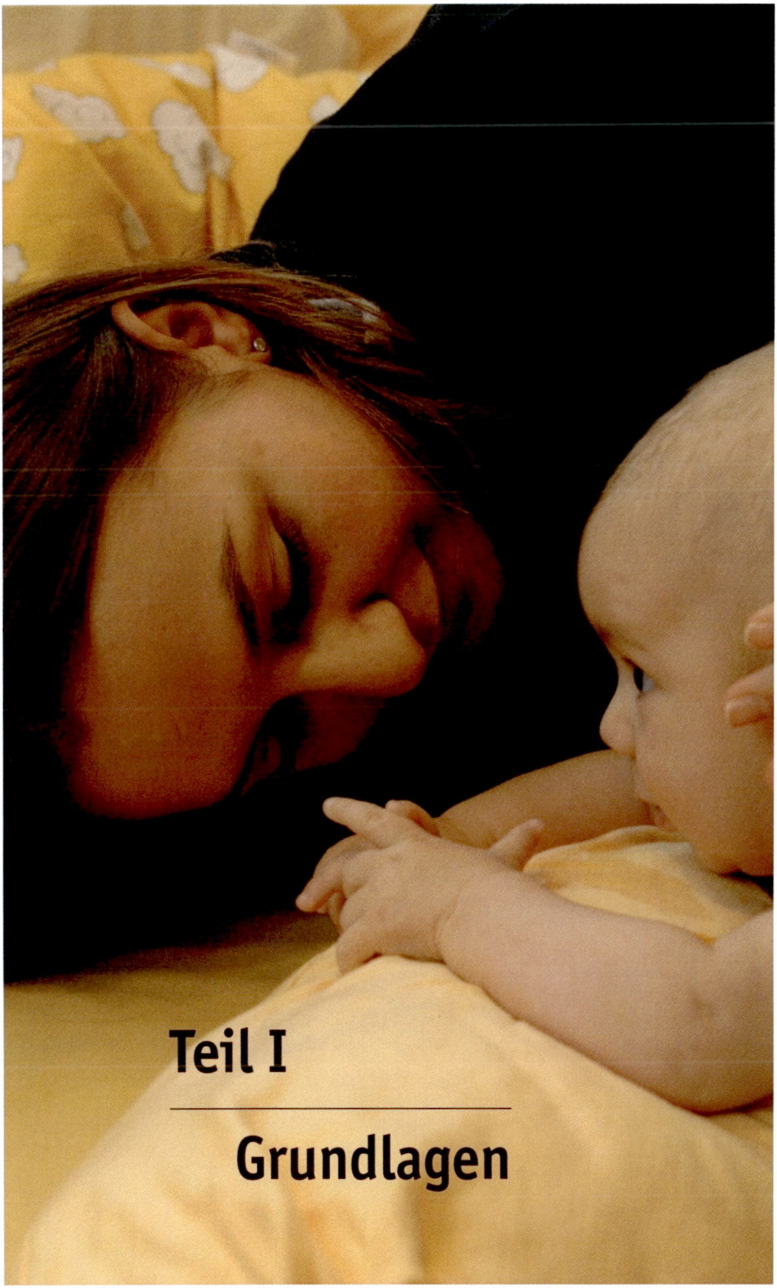

Teil I

Grundlagen

1. Mit Schmetterlingsmassage zur »Bindung durch Berührung®«

Was ist »Bindung«?

Die psychologische Definition des Begriffes »Bindung« geht auf den Pionier der Bindungsforschung John Bowlby zurück. Er spricht dabei von einem gefühlsgetragenen Band, das eine Person zu einer anderen knüpft und das beide über Raum und Zeit miteinander verbindet. »Bindung« und Bindungsfähigkeit umfassen körperliche, emotionale und geistige Bereiche und werden als zentrale Faktoren innerhalb der Persönlichkeit eingestuft.

Bowlby fand heraus, dass das Bedürfnis nach Bindung ein Grundbedürfnis des Menschen als soziales Wesen ist. Damit sich aber Bindungsfähigkeit entwickelt, braucht das Kind mindestens einen verlässlichen Menschen, mit dem es diese so wichtige Erfahrung einer sicheren Bindung machen kann. Eine Bindungsperson wird vom Baby als sicherer emotionaler Hafen erlebt, wenn es dort Feinfühligkeit und angemessene Bedürfnisbefriedigung zuverlässig erlebt. Um diese sichere Basis zu entwickeln, braucht das Kind körperlichen Halt, Getragensein und liebevolle Berührungserfahrung. Werden diese Grundbedürfnisse von den Bindungspersonen mit echter Empathie erfüllt, entstehen wesentliche Voraussetzungen für die spätere körperliche und seelische Gesundheit und für die Liebesfähigkeit. Inzwischen ist gut belegt, dass sich frühkindliche Bindungserfahrungen auf viele Lebensbereiche auswirken, insbesondere aber auf die Fähigkeit als Erwachsener mit seinem Partner und seinen Kindern stabile Beziehungen einzugehen.

Bowlbys Erkenntnisse entsprachen 1969, als sein erstes Buch erschien, in keiner Weise der Freiheitssuche der 68er–Zeit. Die große Bedeutung seines Wirkens wurde erst in den nachfolgenden Jahrzehnten erkannt und sie nimmt in der heutigen Zeit immer mehr zu. Inzwischen ist die

Bindungsforschung und Bindungsförderung zu einem wichtigen und eigenständigen Bereich in der Psychologie geworden, deren Aussagen zunehmend auch in der familienpolitischen Diskussion gehört werden.

Was bedeutet »Bindung durch Berührung®«?

Der Begriff »Bindung durch Berührung®« wurde von dem Psychologen und Körpertherapeuten Thomas Harms geprägt und entstand aus seiner langjährigen Erfahrung, Eltern und Babys präventiv und therapeutisch zu begleiten und dieses Wissen weiterzuvermitteln. Dabei war die Schmetterlings-Babymassage nach Eva Reich eine wichtige Grundlage seiner Arbeit. Bindung durch Berührung® beinhaltet ein umfassendes Konzept, das im Elternalltag ebenso genutzt werden kann, wie in der therapeutischen Arbeit:

Bindung durch Berührung® beschreibt, welche Rolle körperliche Berührung beim Aufbau von Kontakt spielt, wie sich daraus Beziehungen entwickeln lassen und schließlich tragfähige Bindungen entstehen und erstarken können. Die Qualität der Berührung ist darauf ausgerichtet, eine besondere Form der Nähe zu erzeugen, die darauf achtet, die Grenzen des anderen zu respektieren. Ein Informationsaustausch auf körperlicher Ebene wird möglich: Wir werden zunehmend wahrnehmungsfähig für die Gefühle und Bedürfnisse des anderen Menschen. Die körperliche Berührung schafft eine Innigkeit, die emotionale und geistige Bindungen stärkt.

Unter welchen Voraussetzungen erhält Berührung diese bindungsstärkende Kraft?

Dazu ist das Modell der Selbstverbundenheit von entscheidender Bedeutung. Es beinhaltet Fragen, an die man im Zusammenhang mit Massage vielleicht zunächst nicht denken würde:

Bin ich noch in einer Verbindung zu mir selbst, die einen echten Kontakt zu einem anderen Menschen ermöglicht? Kann ich mich selbst wahrnehmen und einen inneren Dialog mit mir aufnehmen, nicht nur in Gedanken, sondern auch mit meinem Körper und meinen Gefühlen? Wie verändert sich meine Selbstwahrnehmung in Stresssituationen, etwa wenn das Baby weint und welche Möglichkeiten gibt es, eine Spannungsspirale zu unterbrechen?

Die Schmetterlingsberührung wird ihre bindungsstärkende Kraft besonders wirkungsvoll entfalten können, wenn wir unsere Eigenwahrnehmung entwickeln: So entsteht in uns ein Resonanzraum, der uns über das Befinden des Partners oder des Kindes auf einer Ebene Auskunft gibt, die wir mit dem bloßen Beobachten nicht erfassen können. Je mehr wir in Kontakt mit unserer Eigenwahrnehmung treten, umso mehr Feinfühligkeit bauen wir auf und schaffen eine wesentliche Voraussetzung für einen einfachen und beglückenden Kontakt mit unseren Kindern.

Bindung durch Berührung® ist nicht auf die Befriedigung eigener Berührungsbedürfnisse ausgerichtet, sondern schenkt dem anderen Menschen Zu-Wendung, in einer Form, wie er sie annehmen und schätzen kann. Wenn das jedoch gelingt, entsteht ein Fließen, das beide, den Gebenden und den Empfangenden, beglückt und bereichert und tiefes Bindungserleben auf allen Ebenen möglich macht.

Warum wir bindungsstärkende Berührung brauchen

Manchmal wünsche ich mir, dass es ein Schulfach »Berührungskunde« gäbe. Ganz besonders würde ich es mir für Kinder wünschen, denen es schwerfällt, still zu sitzen und sich zu konzentrieren oder denen es fremd ist, sich in ihre Kameraden einzufühlen. Auch für Kinder, die wenig körperliche Zuwendung in ihren Familien erlebt haben – weil liebevolle Berührung oft einfach »nicht üblich« war – würde sich manches nachholen lassen und neue Chancen für zukünftige Beziehungen könnten entstehen.

Bindungsstärkende Berührung ist ein ganzheitlicher Ansatz, er beinhaltet körperliche, emotionale und mentale Aspekte. Für den Gebenden und den Empfangenden entstehen Erfahrungen der Nähe, des Wohlbefindens und Annehmens. Gleichzeitig werden Konzentration, Disziplin, Beruhigung und Verlangsamung gefordert und gefördert. Da die äußere »Technik« einfach ist, ermöglicht das Konzept der bindungsstärkenden Berührung die Konzentration auf das Wesentliche: Es sind die besonderen Wirkungen, die von einfachen Berührungen ausgehen, wenn beide Beteiligten sich dieser Begegnung öffnen und Achtsamkeit entsteht.

Unser westliches, sog. »zivilisiertes« Leben ist schnelllebig geworden. Natürliche Rhythmen, die durch Tages- und Jahreszeiten, durch Sonntage oder den »Feierabend« vorgegeben wären, lösen sich immer mehr auf. Phasen eines wirklichen »Innehaltens«, einer Stille, die Regeneration, Kreativität und nicht zuletzt Zeit und Raum für Kontakt, für Begegnung ermöglicht, werden immer seltener oder sie werden immer weniger genutzt.

Die Errungenschaften unseres modernen Lebens, ganz besonders die Präsenz der Medien, verbunden mit Berieselung und Ablenkung, ersetzen leider all zu oft tiefergehenden Kontakt oder auch die freundliche, aufmerksame, alltägliche Begegnung in den Familien oder im Freundeskreis.

Wo das Leben junger Familien heute durch wirtschaftliche Not oder schwierige soziale Verhältnisse geprägt ist, wo Eltern materielle oder emotionale Mangelerfahrungen als Kinder erlitten haben, erfordert es besondere Aufmerksamkeit, ein nährendes und stärkendes Familienklima zu schaffen – es entsteht nicht von allein. Doch der Einsatz lohnt sich, denn sichere Bindungserfahrungen in der Kindheit schaffen gute Voraussetzungen für die spätere Beziehungsfähigkeit als Erwachsener.

Für viele Eltern ist der Umgang mit einem Baby weitgehend »Neuland«. Oft fehlen geeignete Modelle, die Orientierungshilfen geben können. Das wirkt sich besonders erschwerend aus, wenn Schwangerschaft oder Geburt belastend erlebt wurden, das Baby häufig weint oder wenig schläft und dadurch die Verunsicherung wächst. Unter solch schwierigen Startbedingungen leidet die Bindungsfähigkeit – und in der Folge auch das natürliche Bindungsbedürfnis. Umso notwendiger erscheint es, diese Kraft in den jungen Familien auf allen Ebenen zu stärken.

Sichere, verlässliche und liebevolle Beziehungen machen Startschwierigkeiten weniger wahrscheinlich oder helfen, leichter darüber hinweg zu kommen. Das gilt sowohl für die vor- und nachgeburtliche Bindungsstärkung der Partner untereinander als auch für die Beziehung beider Eltern zu ihrem Baby. Für die konkrete Erfahrung, eine sichere, haltgebende Bindung zu erleben, spielen Körperkontakt und Berührung eine zentrale Rolle – je jünger das Baby ist, umso wichtiger ist die Erfüllung dieses körperlichen Bedürfnisses.

Darauf weisen auch berühmte und berüchtigte Tierversuche des amerikanischen Verhaltensforschers Harry Harlow hin, die er ab 1957 durchführte. Dabei wurden junge Rhesusäffchen von ihren Müttern getrennt. Es wurde ihnen jeweils ein Drahtgestell mit Milchflasche und eine fellüberzogene Mutterattrappe ohne Nahrungsquelle als Ersatz angeboten. Nur bei großem Hunger suchten die jungen Affen die Milchquelle auf, die übrige Zeit klammerten sie sich an die »Fellmutter«, um zumindest eine wohltuende Berührung durch das Fell zu erfahren.

In der Verhaltensforschung wurden die Lebensbedingungen und das Schreiverhalten von Babys in traditionellen Kulturen vielfach untersucht und alle Ergebnisse bestätigen, dass Babys kaum weinen, wenn ihre Bedürfnisse prompt erfüllt werden und die Babys nahezu dauernd im Körperkontakt mit einem versorgenden Erwachsenen sind. Dies wird möglich, weil die jungen Eltern auf die Unterstützung der sozialen Gemeinschaft vertrauen können und auch den Müttern stärkende körperliche Zuwendung zuteilwird.

In diesem Zusammenhang hat mich ein Gespräch mit einer Kursteilnehmerin, Mutter eines kleinen Buben, sehr beeindruckt: Die Großeltern des Kindes väterlicherseits lebten auf der Insel Mauritius, sie waren indischer Abstammung. Bei jedem Telefongespräch erkundigten sie sich besorgt, ob denn die junge deutsche Mutter das Baby auch genügend »verwöhnt«! – Den Großeltern war offenbar bewusst, dass ihr Enkelkind in einer Kultur aufwächst, in der es leicht als unerwünschtes »Verwöhnen« bewertet wird, wenn natürliche Bindungsbedürfnisse des Kindes liebevoll und umfassend beantwortet werden.

Vielleicht brauchen wir westliche Industrienationen tatsächlich eine neue Kultur von Berührung und Körperkontakt, die achtsam, respektvoll, Grenzen anerkennend, beruhigend und verlangsamend ist, die gleichzeitig gütig, warmherzig und im Sinne des Wortes verbind-lich ist.

In dem Wort be-hand-eln steckt der Hinweis, wie viel Heilendes von den Händen und der Kraft der Berührung ausgehen kann, unserem ersten und ursprünglichen Heilmittel – das jedem Menschen zur Verfügung steht und darauf wartet, entwickelt und genutzt zu werden. Vielleicht helfen uns ja eigene Erfahrungen zu erkennen, wie Berührung nährend, heilend und Nähe bildend sein kann und dadurch beziehungsstärkend wirkt, sowohl zwischen befreundeten Erwachsenen, in der Paarbeziehung, als auch in den Familien als Bindeglied zwischen den Generationen. Ich wage sogar zu glauben, dass bindungsstärkende Berührung eine grundsätzlich friedensstiftende Kraft ist, denn sie verändert nicht nur das Körperbewusstsein, sondern beeinflusst auch das Fühlen und Denken, weil sie Verständnis und Mitgefühl weckt.

Das vorliegende Buch möchte Wege aufzeigen, wie zwischenmenschliche Bindung mittels Berührung nachhaltig gestärkt werden kann und welche Voraussetzungen dabei hilfreich sind. Der Weg der achtsamen Schmetterlingsberührung ist für jeden Menschen erlernbar und verfügbar, der sich dafür öffnet.

Sie, liebe Leserin, lieber Leser, können jederzeit anfangen, darin Erfahrung zu sammeln. Die Schmetterlingsberührung gehört zu einem Urwissen und ist eine grundlegende Fähigkeit, die meiner Erfahrung nach jeder besitzt. Sie benötigen nur ein wenig Geduld, um sich hineinzudenken und hineinzufühlen. Dieses Buch vermittelt Ihnen die entsprechenden Schritte.

Ich stelle Ihnen zuerst die Erwachsenenmassage vor, denn Ihr eigenes Erleben ist der beste Weg, um sich bindungsstärkende Berührung anzueignen und ihre Wirkung zunächst für die Partnerschaft und für sich selbst zu nutzen. Aus diesen Erfahrungen heraus wird Ihnen die Schmetterlingsmassage auch bei Ihrem Baby bald vertraut werden. Vielleicht wird sie Ihnen dann als innige gemeinsame Zeit und als bindungsstärkendes Ritual fast unverzichtbar erscheinen.

Worauf das Buch beruht

Das Buch beruht auf Konzepten des Psychologen und Körperpsychotherapeuten Thomas Harms, auf der traditionellen Schmetterlingsmassage nach Eva Reich und auf meiner langjährigen Praxiserfahrung in der Begleitung von Eltern und Babys.

Thomas Harms erforscht und entwickelt seit vielen Jahren bindungsstärkende körperpsychotherapeutische Behandlungsformen und vermittelt sein Präventions- und Therapiekonzept an Eltern und Fachleute.

Eva Reichs Arbeit stelle ich im Kapitel »Geschichte der Schmetterlingsmassage« vor.

Weitere wichtige Wegbereiter:

Bei Marie-Luise Dürckheim erlebte ich mehrere Jahre lang die Leibtherapie nach Graf Dürckheim.

Das Behandeln mit der Reflexzonentherapie am Fuß erlernte ich bei Hanne Marquardt, die sog. Metamorphose nach Robert St. John (auch Pränataltherapie genannt) bei dessen langjähriger Assistentin Anna Maria Eichmann.

Ruth Menne, Gymnastiklehrerin, lehrte viele Jahre als Pionierin der Geburtsvorbereitung im deutschsprachigen Raum. Sie vermittelte mir essentielles Wissen und ein tiefes Verständnis für Geburtsthemen.

Bei Mechthild Papoušek erhielt ich wesentliche Impulse und wissenschaftliche Informationen für die therapeutische Arbeit mit Eltern und Kindern.

Letztlich waren aber meine eigene Familie und die vielen Babys und Eltern, die mir ihr Vertrauen schenkten, meine wichtigsten Lehrer.

2. Was ist »Schmetterlingsmassage«?

Die ursprüngliche Schmetterlingsmassage ist eine Folge von sehr zarten, »schmetterlingsleichten« Körperberührungen, die zunächst vor allem für die Behandlung von neugeborenen und sehr jungen Babys angewendet wurde und daher unter dem Begriff Schmetterlings-Babymassage bekannt wurde.

Ich verwende hier bevorzugt den umfassenden Begriff »Schmetterlingsmassage«, da sie sich gleichermaßen für Erwachsene, Kinder und Babys eignet. Sie entfaltet ihre Wirkung als liebevolle körperliche Zuwendung im Familien- und Freundeskreis ebenso wie bei der therapeutischen Anwendung im professionellen Einsatz.

Die beschreibbare Massage-Technik und die Folge der Griffe ist nur ein kleiner Aspekt der Schmetterlingsmassage. Die Art und Weise, wie der Behandelnde sie anwendet und aus welcher inneren Haltung und Verfassung heraus dieser zarte Körperkontakt aufgebaut wird, bilden den Hintergrund, der für die Wirkung von entscheidender Bedeutung ist.

Die Schmetterlingsmassage ist ein wesentlicher Bestandteil der von Eva Reich entwickelten »sanften Bioenergetik«, die den Fluss der Lebensenergie stärken und die Selbstregulationsfähigkeit des Organismus anregen möchte. Nähere Erläuterung hierzu finden Sie in den Kapiteln 3 und 4.[1]

Einsatzmöglichkeiten der Schmetterlingsmassage sind:

- Als Babymassage schenkt sie sowohl Babys als auch größeren Kindern den Genuss, liebevoll berührt zu werden; sie stellt einen intensiven Kontakt und achtsame Interaktion zwischen Eltern und Kindern her.
- Die Massage eignet sich hervorragend zur gegenseitigen Be-

handlung der Eltern: Sie wirkt entspannend, verbessert das Wohlbefinden, erfüllt Bedürfnisse nach körperlicher und seelischer Nähe der Partner und wirkt dadurch auf die ganze Familie bindungsfördernd.

- Bei Eltern und Babys, die vor, während oder nach der Geburt schwierige Phasen durchstehen mussten, kann die Schmetterlingsmassage – gezielt eingesetzt – als »Selbsthilfe-Heilmittel« dienen.
- Für alle Berufsgruppen, die mit Eltern und Babys arbeiten, eröffnet die Schmetterlingsmassage viele Möglichkeiten, präventiv oder therapeutisch zu wirken.
- Elemente der Schmetterlingsmassage lassen sich in vielen weiteren Bereichen gesundheitsfördernd und seelisch stabilisierend einsetzen. Ganz besonders eignet sie sich für körperlich geschwächte oder traumatisierte Menschen.

Was unterscheidet die Schmetterlings-Babymassage von anderen Formen der Babymassage?

Traditionelle Formen der Babymassage

Jede liebevolle Berührung, die Eltern ihren Kindern schenken, stärkt das Urvertrauen und trägt zur Festigung einer gesunden Bindung bei.

In vielen Ländern gibt es uralte traditionelle Formen der Massage von Mutter und Kind, die sich über Jahrhunderte bewährt haben. Sie werden entweder als Familienwissen von Müttern oder Großmüttern weitergegeben, manchmal sogar von speziell dafür ausgebildeten Frauen. Massage gehört zu einem Gesamtritual, mit dem Mütter und Babys vor, während und nach der Geburt versorgt und gestärkt werden. Die soziale Gemeinschaft sorgt selbstverständlich für das Wohlergehen der jungen Familie. Beispielsweise finden wir bei den Ureinwohnern Nepals, der Volksgruppe der Newar folgende Tradition: Die junge Mutter wird für mindestens zwei Monate von allen weiteren Pflichten entbunden, damit sie sich in dieser Zeit ganz auf die Versorgung ihres neugeborenen Babys konzentrieren kann. Zusätzlich wird sie selbst in dieser Zeit von anderen Frauen aus der Familie versorgt, gepflegt – und beide werden täglich massiert![2]

Forschungen bei den Ureinwohnern von Papua-Neuguinea konnten belegen, dass die umfassende Versorgung, die Mütter im Wochenbett erhalten, wesentlich zur Vorbeugung von Babyblues und Wochenbettdepression beiträgt. Dazu gehören auch häufiger Körperkontakt und intuitive Massagen, wenn es die individuelle Situation erfordert.

Solange es wenig medizinische Hilfsmittel gibt und die sozialen Systeme noch funktionieren, wird traditionell darauf geachtet, dass für Mutter und Kind alles zur Stärkung und Selbstheilung Notwendige getan wird, damit Schwangerschaft, Geburt und Wochenbett komplikationslos gelingen können. Mütter gebären ihre Kinder aus eigener Kraft, in ihrem eigenen Rhythmus, ohne betäubende oder beschleunigende Medikamente. Nach so einem natürlichen Geburtsverlauf bewähren sich Massageformen, die eher kräftig, rhythmisch, mit festgelegtem Ablauf dem Baby Vertrauen, Sicherheit und wohltuende körperliche Stimulation geben.

In unserem Kulturkreis wurde vor allem die indische Babymassage durch Frederic Leboyer und Vimala Schneider bekannt sowie die schwedische Babymassage; beide werden durch die internationale Gesellschaft für Babymassage und durch ihre nationalen Verbände gefördert und unterrichtet. Bei diesen Massageformen wird in der Regel auf der nackten Haut verhältnismäßig kräftig massiert, meist unter Verwendung geeigneter Öle und in einem festgelegten Ablauf. Viele Babys genießen diese Form der Stimulation und auch den Müttern bereitet der intensive Kontakt meist große Freude.

Nicht jedes Baby möchte aber entkleidet werden, toleriert den vorgesehenen Ablauf und die Intensität der Öl-Massage. Besonders jene Kinder, deren Start auf unterschiedliche Weise erschwert war, wehren sich nicht selten dagegen, was bei den Eltern oft zu Verunsicherung führt und zu der Annahme, dass ihr Baby keine Massage mag. Doch gerade bei diesen Babys und ihren Eltern könnte speziell geeignete Berührung zu mehr Verständigung beitragen und zum Verkraften von Startschwierigkeiten. Dabei sind eigene gute Berührungserfahrungen der Eltern von großem Vorteil.

Die Schmetterlingsmassage

Die zarte Berührungsqualität der Schmetterlingsmassage ist zunächst auf die Bedürfnisse des Neugeborenen ausgerichtet und eignet sich daher für die Betreuung von Anfang an. Die meisten Eltern möchten ihr neugeborenes Babys intuitiv sehr behutsam anfassen und öffnen sich gerne dieser sanften, aber gleichzeitig umhüllenden und haltgebenden Massage. Wenn junge Eltern diese besondere Berührungsqualität durch den Partner oder eine Vertrauensperson selbst erfahren konnten, entsteht meist ein spontaner Zugang zur Schmetterlingsmassage und der Wunsch, sie auch dem Baby zu schenken. Die zarten, streichelnden Berührungen erreichen spezielle Nervenbahnen, die zu Hirnzentren führen, die für die Verarbeitung emotioneller Erfahrungen sorgen, so stellt diese Massage eine unmittelbare Verbindung zwischen dem körperlichen und dem emotionalen Fühlen her. Daher bewirkt diese zarte Berührung oft erstaunlich intensive Reaktionen und Wirkungen, die ich im Kapitel 4 »Wie Schmetterlingsmassage im Körper wirkt« und im praktischen Teil noch näher erläutern werde.

Bei der Schmetterlingberührung gehen wir mit sehr geringer Stimulation vor und finden durch achtsame Kommunikation mit dem Kind geeignete Schritte und das richtige Maß an Massage heraus. Schmetterlingsmassage ist also keine festgelegte Methode – Schmetterlingsmassage ist Sprechen und Zuhören mit den Händen und jedes Gespräch ist einzigartig! Von entscheidender Bedeutung für das Gelingen und für die Wirkung der Massage sind Faktoren, die sich nicht mit der Massagetechnik erklären lassen: Es sind die innere Haltung, die Entspannung und die eigene Berührungserfahrung des massierenden Erwachsenen. Die Fähigkeit, sich selbst wahrzunehmen und in einen inneren Dialog mit den Körpersignalen zu treten, erhöht die Feinfühligkeit für das Baby und erleichtert die intuitive Verständigung.

Die Schmetterlingsmassage ist daher auch ganz besonders für Babys geeignet, die geschwächt oder narkotisiert zur Welt kamen oder aus verschiedenen Gründen einen schweren oder nicht natürlichen Start ins Leben hatten. Hier entfaltet sie sogar heilende Potentiale.

Für »Babys mit besonderen Bedürfnissen« lässt sich die Massage flexibel anpassen, ein behutsamer und gleichzeitig Sicherheit vermittelnder

Kontaktaufbau und der nonverbale Dialog mittels Berührung, stehen dabei im Mittelpunkt. Das Maß der körperlichen Stimulation ist äußerst variabel, es reicht von einem kurzen Halten der bekleideten Füße bis zu einer ausgiebigen Massage des ganzen Körpers auf nackter Haut.

Geschichte der Schmetterlingsmassage

Die Schmetterlingsmassage wurde von der Ärztin und Therapeutin Dr. Eva Reich entwickelt und bekam später in der Zusammenarbeit mit der australischen Kinderkrankenschwester Amelia Auckett ihre heutige Form als Schmetterlings-Babymassage.

Eva Reich, Jahrgang 1924, ist die ältere Tochter des Arztes und Psychoanalytikers Wilhelm Reich. Bei ihm lernte sie die Grundlagen der Vegetotherapie, der Urform unserer heutigen Körperpsychotherapie. Eine Therapieform, die körperliche und seelische Aspekte gleichermaßen in die Behandlung einbezieht, war für das damalige Denken neu und ungewöhnlich.

Eva Reich interessierte sich besonders für die Säuglingsforschung ihres Vaters und für die Frage, wie durch entsprechende Betreuung am Anfang des Lebens späteren Neurosen vorgebeugt werden könne. Ab 1950 arbeitete sie als Ärztin und Geburtshelferin im New York Harlem Hospital. Hier begann sie körpertherapeutische Methoden in der klinischen Arbeit mit Müttern und Babys einzusetzen und weiterzuentwickeln. Ihre präventive und therapeutische Arbeit fasste sie unter dem Begriff »sanfte Bioenergetik« zusammen.

Die Geburtshilfe damals

In den USA hatte sich zu diesem Zeitpunkt bereits eine weitgehende Technisierung der Geburtshilfe durchgesetzt.

Die Mütter wurden zum Durchtritt des Babys fast immer betäubt, auch während der Wehen wurden Narkosemittel großzügig eingesetzt. Dadurch kamen viele Babys leicht narkotisiert und geschwächt auf die Welt, woraufhin die Geburtshelfer mit recht unsanften Methoden die

Babys zum Aufwachen und Schreien brachten. Später blieben viele Kinder still und zurückgezogen, sie hatten oft bereits in Folge der starren Klinikroutine, wie Trennung von ihren Müttern und festgelegten Fütterungszeiten, resigniert. Den Eltern wurde nahegebracht, weinende Babys grundsätzlich möglichst wenig zu beachten, um ihnen das Schreien abzugewöhnen. Geburtsbegleitende Väter, Bonding im Kreißsaal oder Rooming-in waren undenkbar. Man glaubte damals, Säuglinge seien aufgrund ihres unreifen Nervensystems noch nicht wahrnehmungsfähig, und entsprechend wenig mitfühlend, bisweilen sogar traumatisierend war vielfach der Umgang mit ihnen. Selbst Operationen ohne Narkose an Neugeborenen waren damals üblich – unvorstellbar aus heutiger Sicht.

Die sofortige Trennung von Mutter und Kind nach der Geburt war Standard, man glaubte, beide könnten sich so besser erholen. Das Anlegen nach der Geburt galt als Überforderung für Mutter und Kind.

Eva Reich nahm sich (oft gegen den Widerstand ihrer Vorgesetzten) der Babys und ihrer Mütter an und nutzte Techniken der sanften Bioenergetik, um beide in einen besseren körperlichen und seelischen Zustand zu bringen. So sammelte sie mit vielen Müttern und Babys Erfahrung und konnte ihr Wissen und ihre Intuition immer gezielter und erfolgreicher einsetzen.

Später arbeitete sie als Landärztin in Maine, USA, wo sie viele Hausgeburten betreute. Dabei konnte sie die natürlichen Geburtsabläufe und die Entwicklung der frühen Mutter-Kind-Bindung beobachten und ihre Erfahrung mit der Sanften Bioenergetik hinsichtlich der präventiven Möglichkeiten erweitern. Bei der außerklinischen Geburtshilfe spielten eine gute Vorbereitung der werdenden Eltern, die Fähigkeit beider, sich entspannen und aufeinander verlassen zu können, aber auch das Vertrauen in die Geburtshelfer eine entscheidende Rolle. Eva Reich erlebte immer wieder, wie die Erfahrung von bindungsstärkender Berührung vor oder zu Beginn der Geburt deren Verlauf begünstigte und Komplikationen weitgehend verhüten konnte. Dieses Wissen ist zwar heute bereits weiter verbreitet, zu dieser Zeit aber war es neu und gleichzeitig schwer zu vermitteln, weil das medizinische Denken mehr an der wissenschaftlichen Tradition orientiert war, als an leicht zu beobachtenden Wirkungen einfacher Maßnahmen. Und obwohl heute viel mehr Wissen über psychosomatische Zusammenhänge existiert, ist die enorme Heilkraft, die in der bindungsstärkenden Berührung liegt, noch viel zu wenig bekannt und genutzt. Ganz besonders in der Geburtshilfe könnte sie eine wesentliche Rolle in der Prävention spielen.

Begegnung mit Amelia Auckett

Auf ihrer Reise nach Australien 1976 lernte Eva Reich die Kinderkrankenschwester Amelia Auckett kennen, die mit gesunden Babys eine Abfolge etwas festerer Massagegriffe durchführte.[3]

Aus der sehr individuellen und intuitiven Arbeit mit den Neugeborenen und ihren Eltern wurde 1977 in Zusammenarbeit mit Amelia Auckett eine Reihenfolge von Griffen weitgehend festgelegt. Sie findet heute als Schmetterlings-Babymassage immer weitere Verbreitung. Die Festlegung der Massagegriffe hatte zwar den Vorteil, dass die Massage als Methode bekannt und leichter lehrbar wurde, hatte aber den Nachteil, dass die individuellen Bedürfnisse des einzelnen Babys oft zu wenig berücksichtigt wurden.

Bindung durch Berührung® knüpft erneut an Eva Reichs ursprüngliche Arbeit an und rückt den intuitiven Aspekt der Schmetterlingsmassage wieder in den Vordergrund.

Weitervermittlung der Schmetterlingsmassage

Eva Reich gab ihr Wissen und ihre Erfahrung in unzähligen Workshops weltweit an ihre Schüler weiter und bezeichnete sich selbst als »ein Doktor auf Expedition« und »eine Lehrerin auf Reisen«.[4] In den Kursen konnte man Beispiele ihrer Arbeit mit Patienten beobachten, wodurch die vielfältigen Anwendungsmöglichkeiten deutlich wurden. Ich erlebte Eva Reichs außergewöhnliche Fähigkeiten bei ihren Aufenthalten in Deutschland immer wieder. Ein besonders beeindruckendes Erlebnis mit einer Schmetterlingsmassage hatte ich 1986 bei ihrem ersten Workshop in München:

Eine Mutter brachte ihr fünf Monate altes Baby in den Kurs, ein apathisch wirkendes Kind, mit auffallend leerem Blick, nahezu unfähig, Kontakt aufzunehmen. In seiner Bewegungsentwicklung war es zurückgeblieben, laut ärztlicher Aussage bestand jedoch kein neurologischer Befund. Die Mutter berichtete von der schweren Geburt, der Trennung von ihrem Kind durch den Aufenthalt in der Kinderklinik, von ihrer Angst um das Überleben beider und der wachsenden Sorge über den derzeitigen Zustand des Kindes.

Eva Reich begann mit einigen raschen, aber unglaublich zarten, einfühlsamen Griffen zu massieren und behutsam zu vibrieren.

Innerhalb weniger Minuten füllte sich der Blick des Kindes mit Leben, es wurde rosiger, wärmer, die Bewegungen wurden aktiver und fließender, es nahm sichtlich Kontakt zur Umgebung auf. Der Blick des Kindes wirkte in diesem Moment wie der eines Neugeborenen, das nach erfolgreicher Geburtsarbeit wach und intensiv seinen »ersten Augenblick« erlebt.

Auf uns Zuschauer wirkte das wie ein kleines Wunder. Für die Mutter war es wie eine zweite Geburt, bei der ihr das Kind endlich mit Leib und Seele geschenkt wurde.

1996 ergab sich für mich die Möglichkeit, Eva Reich zwei Monate als Gast zu beherbergen, und ich hatte dadurch die große Chance sie »hautnah« zu erleben und weiter von ihr zu lernen.[5]

Mit der Zeit wurde mir immer mehr klar, dass es nicht in erster Linie die Methode ist, die bei der Schmetterlingsmassage wirkt, sondern vor allem, wie diese benutzt wird. Darüber sprach Eva Reich wenig – für sie war diese absolute Präsenz und Zuwendung, die zu spüren war, wenn man ihre Sitzungen miterlebte, einfach selbstverständlich. Diese spezielle Kraft kann jedoch von jedem Menschen entwickelt werden.

Seither arbeiten Thomas Harms und ich in engem Austausch daran, die Schmetterlingsmassage in ihrer Tiefe zu erfassen, sie für die heutige Zeit weiter zu entwickeln, zu transformieren und in neuer Form lehrbar zu machen.

Diese Weiterentwicklung der Schmetterlingsmassage zur Bindung durch Berührung® möchte ich Ihnen im praktischen Teil vorstellen.

3. Zwei Pole, die zusammengehören: Bindungsstärkende und lösende Prozesse

Auf den ersten Blick wirken bindungsstärkende und lösende Prozesse wie Gegensätze. In verschiedener Hinsicht bedingen und verstärken sie sich jedoch gegenseitig: Eltern, die ihren Kindern sowohl Bindungssicherheit als auch angemessene Autonomie ermöglichen können, stellen eine besonders gute Basis für deren Entwicklung zur Verfügung. Die beiden Pole ergänzen sich auch im Inneren jedes Menschen: Wer die Fähigkeit besitzt, auf körperlicher und seelischer Ebene zu entspannen und loszulassen, wird gleichzeitig leichter Bindungen eingehen und sie tragfähig machen können. Wenn Berührung bindungsstärkend wirken soll, ist es wichtig, beide Pole zu berücksichtigen.

Von der Rückbindung zum bindungsstärkenden Feld

Rückbindung[6]

Eine wesentliche Voraussetzung für wirkliche Bindungsbereitschaft ist die Fähigkeit, eine sichere psycho-physische Basis – eine »Rückbindung« – in sich selbst zu finden. Die Rückbindung umfasst eine ganzheitliche Selbstwahrnehmung, das bedeutet, körperliches Spüren und emotionales Fühlen können differenziert wahrgenommen und mit dem Denken in Verbindung gebracht werden. Die gute Verankerung im eigenen Körper zeigt sich u. a. in der Fähigkeit, bewusst Kontakt zum Boden aufzunehmen und eine vertiefte Bauchatmung zuzulassen, wodurch das vegetative Nervensystem ausgleichend beeinflusst wird. Es stellt sich ein Gefühl von Erdung und »in sich ruhen« ein sowie ein »freundschaftlicher« Zugang zu sich selbst.

Die Fähigkeit, eine ganz natürliche Rückbindung aufzubauen, bekommen wir als Kinder durch eine sichere Bindung zu unseren Eltern oder zu Menschen, die uns verlässlich und kontinuierlich betreuen und auch in der Lage sind, bei körperlichen oder seelischen Schmerzen und Verletzungen eine entlastende und stabilisierende Basis herzustellen. Daher ist die Fähigkeit der Rückbindung meist beeinträchtigt, wenn Eltern nicht ausreichend verfügbar oder durch ihre Lebensumstände geschwächt waren, zum Beispiel wenn es in der eigenen Biographie überfordernde traumatische Erfahrungen gab, die nicht aufgelöst werden konnten. Der Mangel an Rückbindungsfähigkeit ist oft kaum bewusst, da er im Alltag meist gut kompensierbar ist und nur in besonderen Stresssituationen in Erscheinung tritt. Dann allerdings treten typische Reaktionen auf, wie Ängste oder Ohnmachtsgefühle, Rückzug bis hin zu Resignation oder auch Aggression, verbunden mit körperlicher Anspannung und vegetativen Stresssymptomen. Es gibt auch einen, auf den ersten Blick kaum bemerkbaren Rückbindungsverlust, wenn Erwachsene zwar ganz normal »funktionieren«, aber den Zugang zu ihren Gefühlen zeitweise verlieren und diesen Zustand selbst nicht wahrnehmen. Treten diese Reaktionen gehäuft auf, wirken sie auf Kinder verunsichernd, wenn sie spüren, dass ihre Eltern innerlich oft nicht anwesend sind.

Ein wichtiger erster Schritt zur Rückbindung ist die »freundliche Selbstwahrnehmung«. Kleine Übungen hierzu können Sie jederzeit durchführen – hier ein Beispiel: Nehmen Sie zum eigenen Körper Kontakt auf, durch Konzentration auf einen Teil Ihres Körpers, z. B. auf den Unterarm mit oder auch ohne Berührung. Die Berührung kann eine Selbstberührung sein oder durch einen anderen Menschen erfolgen. Ein stilles »In-sich-Hineinspüren« führt zu mehr Zentrierung und Selbstwahrnehmung: »Wie fühlt sich mein Arm jetzt gerade an, verändert sich mein Atem, während ich innehalte, wie ist meine Gefühlslage, stellen sich dabei Gedanken ein, oder wird der Kopf einfach ein wenig ruhiger, vielleicht anfangs auch müde? Mit etwas Übung entsteht bald ein Gefühl von mehr Ruhe und von einer Kraft, die aus dem Inneren stammt. Diese Fähigkeit trägt entscheidend dazu bei, in Stresssituationen »bei sich« zu bleiben, und leistet im Alltag mit Kindern einen wichtigen Dienst.

Die Anleitungen zur Massagevorbereitung sowie zur Selbst- und zur Partnermassage im Praxisteil dieses Buches dienen ebenfalls der Selbstwahrnehmung und Rückbindung. Sie stellen wesentliche Voraussetzungen für die besondere Wirkung der Schmetterlingsmassage dar.

Bindungsstärkende Felder schaffen

Als bindungsstärkendes Feld verstehe ich eine spezielle Atmosphäre, ein Kraftfeld, das Bindungserfahrungen begünstigt. Im Grunde kennt jeder die Wirkung, die von einer wohlwollenden und offenen, gleichzeitig aber auch in sich ruhenden Umgebung ausgeht: Sie wird als Einladung zum Kontaktaufbau erlebt ohne zu bedrängen. Schmetterlingsmassage ist ein Weg, dieses Energiefeld mittels Berührung zu schaffen und zu stärken.[7]

Die Berührungsqualität der Schmetterlingsmassage ist der Inbegriff zwischenmenschlicher körperlicher Zuwendung und entspricht dem ursprünglichen Bedürfnis jedes Menschen (und auch jedes Säugetiers). Daher wirkt sie im doppelten Wortsinn so »berührend«, d. h. sie spricht Leib und Seele gleichermaßen an. So wie eine Tiermutter ihr neugeborenes Jungtier instinktiv ableckt und dadurch eine unerschütterliche Verbindung schafft, weiß jede Menschenmutter, die selbst Schutz und ausreichend liebevolle Berührung erhalten hat, instinktiv, welche Berührungen ihr Baby braucht und wann es Zeit für eine Pause in Geborgenheit benötigt. Beide schwingen sich auf einen gemeinsamen Rhythmus ein und erleben ihr Miteinander als zutiefst befriedigend und innig verbunden – vorausgesetzt die Lebensumstände ermöglichen dies durch genügend Unterstützung.

Da diese ideale Voraussetzung nicht immer gegeben ist, kann die Schmetterlingsmassage »Kontaktinseln« schaffen, die sich allmählich auf den gesamten Alltag auswirken. Kontaktdefizite, die wohl kaum zu vermeiden sind, können so ausgeglichen werden. Die intensive ganzheitliche Kommunikation, die sich bei der Schmetterlingsmassage allmählich einstellt, der gemeinsame Rhythmus, das genaue Beobachten und die wachsende Innigkeit festigen das Band zwischen Eltern und Kindern.

Dieses für Kinder so tragfähige Feld entsteht besonders zuverlässig, wenn auch die Eltern für sich selbst bindungsstärkende Berührung als

Quelle einer respektvollen und bedingungslosen Zuwendung nutzen. Vor allem in der Zeit vor und nach einer Geburt hilft die Schmetterlingsmassage, eigene frühkindliche Defizite »fühlbar« auszugleichen und das Beziehungsband in dieser Umbruchsphase zu stärken. Jede Erfahrung von Bindungsstärkung hat eine »Ausstrahlung« auf die ganze Familie.

Wenn eine junge Familie den Beziehungsaufbau anfangs als schwer zu lösende Aufgabe erlebt, z. B. weil ein unruhiges Baby, eine noch nicht ganz verkraftete Geburt, Schlafmangel oder Unsicherheit mit den neuen Rollen die Verbindung zu den eigenen Kräften geschwächt haben, ist die Unterstützung durch einen professionellen Begleiter sehr zu empfehlen.[8]

Er kann vorübergehend helfen, das Bindungsfeld aufzubauen und zu stützen. Schmetterlingsmassage als bindungsstärkende Berührung setzt sich mit den Selbstheilungskräften in Verbindung und bewirkt – in dieser sensiblen Phase ganz besonders – oft verblüffend schnelle Veränderungen.

Warum brauchen wir auch lösende Prozesse?

Bindungsstärkung steht in ständiger Wechselwirkung mit dem Lösen von körperlichen und seelischen Spannungen.

Um das zu erläutern, möchte ich kurz auf die Rolle des vegetativen Nervensystems eingehen. Etwas ausführlicher sind die Zusammenhänge in Kapitel 4 »Wie Schmetterlingsmassage wirkt« (ab S. 45) dargestellt.

Das vegetative Nervensystem von Mensch und Tier ist für den Erregungs- bzw. Entspannungszustand im Organismus zuständig: Es ist grundsätzlich eingerichtet, auf Leistungsanforderung, auf Gefahr sowie auf körperlichen oder seelischen Schmerz reagieren zu können, indem es viel Energie zum Handeln bereitstellt, notfalls aber auch für Kampf oder Flucht. Anschließend ist es in der Lage, sich wieder zu beruhigen, wenn die Gefahr vorbei ist oder die Belastung nachlässt.

Wenn wir aber wiederholt überfordernde Erfahrungen machen und dazwischen keine ausreichende Entspannung mehr stattfinden kann, übernimmt der Körper die Rolle eines »Puffers«:

Unbewusste, aber dauerhafte Muskel- und Gewebespannungen verpacken gewissermaßen die zugrundeliegende Überlastung, bzw. den körperlichen oder emotionalen Schmerz, wodurch all das weniger spürbar wird. Das Gleiche geschieht auch, wenn wir – bewusst oder unterbewusst – Angst vor neuem Schmerz haben, solange frühere Stresserfahrungen noch nicht »verdaut« sind. Im Alltag kann man dadurch oberflächlich wieder besser »funktionieren«. Der Körper trägt jedoch die Last der latent vorhandenen höheren Anspannung. Sie beansprucht einen Teil der Lebenskraft, die wir für unsere Alltagsaufgaben brauchen, reduziert allmählich die Lebensfreude und belastet langfristig unsere Gesundheit.[9]

Dauerhaft erhöhte Spannung beeinflusst aber auch unsere Fähigkeit, Nähe und erfüllende Beziehung aufbauen zu können. Ein Beispiel soll das nachvollziehbar machen:

Ein Vater kommt mit hoher Belastung aus seinem Berufsalltag heim und es gelingt ihm kaum, inneren Abstand zu gewinnen. Auch sein Körper bleibt in einem erhöhten Spannungszustand, was ihm allerdings kaum bewusst ist. In diesem angespannten Zustand fällt es ihm jedoch schwer, Nähe zuzulassen, obwohl er sich im Innersten Nähe zu seiner Partnerin wünscht. Die zwischenmenschliche Anziehungskraft und Attraktivität sinkt für beide Partner. Manchmal entsteht sogar das Gegenteil, eine Abstoßungsreaktion, ein gegenseitiges »lass mich in Ruhe …«. Körperliche Nähe – auch wenn sie gut gemeint ist – wird möglicherweise abgelehnt. Gleichzeitig lässt meist auch die Bereitschaft nach, sich im Gespräch auszutauschen. Die Partnerin ist von seiner Reaktion enttäuscht, auch sie zieht sich zurück. Manchmal entstehen in Partnerschaften regelrechte »Teufelskreise«: Spannungsgeladener körperlicher, auch sexueller Rückzug und der Mangel an seelischem Austausch z. B. durch verbindliche Gespräche schaukeln sich gegenseitig auf.

Wenn es uns mittels Berührung gelingt, körperliche und emotionale Spannung rechtzeitig zu lösen, tragen wir entscheidend zur Beziehungsstärkung bei. Andererseits bilden sichere Beziehungen eine Basis, auf der sich Spannungen leichter lösen lassen. Es entstehen positive Wechselwirkungen.

Eva Reich entwickelte in diesem Zusammenhang das sogenannte

»Minimum-Stimulus-Prinzip« und das »Zwiebelschalenmodell«, um in der therapeutischen Arbeit körperliche und emotionale Spannungen wirkungsvoll, gleichzeitig aber sehr behutsam lösen zu können. Diese Modelle bilden auch für die Schmetterlingsmassage in der Familie, ganz besonders für die Babymassage eine wichtige Grundlage.

Das Zwiebelschalenmodell

Wenn wir Situationen erleben, die uns unter Stress setzen, reagieren wir mit einer erhöhten Aktivierung unseres gesamten Organismus, einschließlich der Muskulatur: Eigentlich machen wir uns unterbewusst bereit, die Stressursache zu beheben, indem wir unseren Körper auf Angriff, Verteidigung oder Flucht vorbereiten. Da wir in unserem modernen Leben auf Stressursachen meist nicht durch den Einsatz unserer körperlichen Kräfte antworten können, sondern Denken, Sprechen oder nur kleine Bewegungen eingesetzt werden (beispielsweise beim Autofahren unter Zeitdruck), bleibt ein Teil der bereitgestellten Energie in Form unbewusster Muskelspannungen bestehen. Daher sind ausreichende Bewegung, Entspannungstechniken und geeignete Berührung so hilfreich, diese oberflächlichen Alltagsverspannungen bald wieder zu lösen, um sie nicht im Lauf der Zeit chronisch werden zu lassen.

Daneben gibt es jedoch tieferliegende Spannungspotentiale, die z. B. durch anhaltende Überlastung, große Angst oder durch schockartige Erfahrungen entstanden sind. Sie können bereits aus der frühesten Kindheit einschließlich der vorgeburtlichen Zeit stammen. Alle Erfahrungen – stärkende und schwächende –, die Eltern und Babys während der Schwangerschaft und Geburt machen, sind im Körper beider gespeichert, auch Erfahrungen, die Eltern aus der eigenen Kindheit mitbringen. Sichere Bindungserfahrungen wirken dabei als schützende, entlastende und stärkende Kraft. Wenn es aber Erfahrungen gab, die dauerhaft belastend nachwirken, trägt es zu einer echten Heilung bei, wenn dafür gesorgt wird, dass sich die damit verbundene Spannung in einer geschützten Atmosphäre allmählich lösen darf.

Das Zwiebelschalenmodell stellt eine einfache Regel für den Abbau von chronischer oder akuter Anspannung dar: Es besagt, dass es sinnvoll ist, Spannung in kleinen, leicht verkraftbaren Schritten zu lösen, vergleichbar dem Schälen einer Zwiebel in einzelnen Schichten. Oft entsteht bei Erwachsenen spontan das Bedürfnis, über die Erfahrungen zu sprechen oder entlastende Tränen fließen zu lassen. Auf mögliche Reaktionen der Babys gehe ich im Kapitel »wenn das Baby nach der Massage weint« ein. Wenn lösenden Reaktionen gut begleitet werden, wirken sie stärkend und sollten daher ihren Platz finden dürfen. Die behutsame Schmetterlingsarbeit stellt ein großes Potential dar, um entlastende Erfahrungen bereits innerhalb der Familie zu ermöglichen.

Um stark belastende Erfahrungen zu ordnen, kann es sinnvoll und hilfreich sein, zunächst einen geschulten Therapeuten aufzusuchen. Vielfach können schon gezielte Kurzzeitbehandlungen eine deutliche Entlastung ermöglichen.[10]

Panzerung

Eine »Panzerung«, wie sie in der Bioenergetik genannt wird, entsteht, wenn die Muskulatur fest und unflexibel wird, weil sie als Schutz vor eigenen unverarbeiteten Gefühlen benötigt wird. Wird in einer therapeutischen Behandlung Entspannung zu schnell angestrebt, kann der Organismus in seiner Reaktionsfähigkeit körperlich und seelisch überfordert werden. Meist entsteht dann nach kurzer Öffnung eine erneute Panzerung.

Da die Schritte der Schmetterlingsarbeit klein und behutsam sind und da Selbstwahrnehmung und Rückbindung für eine gute Dosierung sorgen, eignet sich diese Berührungsarbeit auch innerhalb der Familie. Wenn sich Ihr Partner, Ihr Kind oder auch ein Klient wohl und sicher fühlen, wenn jeder Spannungsabbau achtsam und mit Einverständnis erfolgt, entstehen zumindest entlastende, manchmal sogar heilende Wirkungen.

Babys bringen zwar noch keine Panzerung mit, dennoch finden wir bereits bei manchen Kindern starke Spannungen, die ihr Befinden beeinträchtigen und sie unruhig und unzufrieden machen. Wir können unseren Kindern mit den Schmetterlingsberührungen helfen, manche kleine »Zwiebelschale« des Panzers zu lösen, anstatt neue Schichten entstehen zu lassen. Sie werden im praktischen Teil des Buches viele Anregungen dazu finden.

Das Minimum-Stimulus-Prinzip

Wenn bei einer Behandlung die körperliche Spannung gelöst wird, kann sich auch der Zugang zu den »verpackten« Gefühlen öffnen. Da es aber ein Zugang zu bislang unverarbeiteten Gefühlen ist, erfordert die Behandlung Behutsamkeit und Geduld.

Aus diesem Wissen heraus entwickelte Eva Reich das Minimum-Stimulus-Prinzip. Wie der Name sagt, wird dabei mit sehr geringer körperlicher Intervention gearbeitet. Eva Reich sprach hier vom »Schmelzen« der Panzerung, im Gegensatz zum »Aufbrechen« – Worte, die unmittelbar verständlich machen, worum es geht. Ihre Erfahrungen in der Arbeit mit Schwangeren, Wöchnerinnen und Babys, aber auch mit traumatisierten Menschen führte zur Entwicklung der schmetterlingsleichten Griffe, die besonders gut geeignet sind, lösende Prozesse behutsam in Gang zu setzen. Da viele Menschen damals wie »eingefroren« wirkten, hat Eva Reich häufig anregend und daher recht rasch gearbeitet. Heute sind viele Menschen in einem übererregten Zustand und benötigen ein langsameres Tempo.

Zu dem Minimum-Stimulus-Prinzip gehört es, jede einzelne Berührung »ankommen« und wirken zu lassen, wie den Klang einer Klangschale, der noch eine Zeitlang nachschwingt, und zu warten, bis der Organismus bereit für die nächste Erfahrung ist.

Das von Thomas Harms so benannte Behandlungselement der Sicherheitsstation erweitert das Minimum-Stimulus-Prinzip. Dabei wird der Aufbau eines Kontaktes, der zunächst Sicherheit und eine grundlegende Verbundenheit ermöglicht, in den Vordergrund gestellt, als Basis für eine weitergehende spannungslösende Berührung. Bei diesem fast meditativen Kontakt entsteht nicht nur ein wohltuendes Sicherheitsfeld, sondern im Behandelnden wächst gleichzeitig die Wahrnehmungsfähigkeit, wie es dem Anderen geht und sich die Massage weiter gestalten soll. So kann ein wesentlicher Aspekt des Minimum-Stimulus-Prinzips erfüllt werden: Die Berührung bedarf in jedem Moment des Einverständnisses dessen, der behandelt wird. Übertragen auf die Familie bedeutet das, dem Baby Massage anzubieten, dabei aber genau auf seine Reaktionen zu achten, ob es sich für die Berührung öffnet, welche Teile der Massage geeignet sind und wie lange sie insgesamt dauern soll. Ausführliche Anleitung hierzu finden Sie im praktischen Teil (ab S. 63).

4. Wie Schmetterlingsmassage im Körper wirkt

In den folgenden Abschnitten möchte ich Ihnen näher erläutern, wie und warum die Schmetterlingsmassage wirkt. Wenn es für Sie hilfreich ist, die physiologischen Vorgänge zu verstehen, ist der folgende Abschnitt wichtig. Wenn Sie lieber zuerst praktische Erfahrungen sammeln möchten, dann können Sie dieses Kapitel überspringen – lesen Sie aber bitte bei dem Kapitel »Schmetterlingsmassage für Erwachsene« weiter, sonst fehlen Ihnen wichtige Informationen für die Massage des Babys.

Vegetative Balance

Das vegetative (= autonome) Nervensystem spielt bei der Steuerung unserer Lebensvorgänge eine wichtige Rolle, indem es für eine Abstimmung von Ruhe und Aktivität sorgt und als Vermittler zwischen unseren Gefühlen und unserem Körper wirkt. Vom aktuellen Zustand des vegetativen Nervensystems beider Beteiligten hängt es auch ab, wie groß die Kontaktbereitschaft ist und wie Kontakt, ganz besonders Berührungskontakt, empfunden wird.

Ein Beispiel, das viele Eltern kennen, mag das verdeutlichen: Ein kleines Baby hat eine typische abendliche Unruhephase. Der heimkehrende Vater möchte Mutter und Kind unterstützen, ist aber noch sehr gestresst vom Zeitdruck oder einer ungelösten beruflichen Situation. Es gelingt ihm nicht, das Baby zu beruhigen und das Stressempfinden steigert sich in der ganzen Familie. In einem anderen Fall verlief der Arbeitstag ruhiger oder es blieb etwas Zeit, bewusst Abstand vom Arbeitsalltag zu gewinnen, die Vorfreude auf die Begegnung mit dem Kind konnte sich entwickeln. Das Baby lässt sich diesmal leichter vom

Vater beruhigen als von der Mutter, die nach einem ganzen Tag allein mit dem Kind müde ist und eine kleine Auszeit benötigt. Für alle stellt sich durch die Beruhigung ein Gefühl der Sicherheit, Entspannung und auch der Zusammengehörigkeit ein.

Das vegetative Nervensystem

Es gibt ein bewusstes Nervensystem, das wir immer dann einsetzen, wenn wir willentlich Handlungen steuern. Das autonome oder vegetative Nervensystem steuert hingegen Lebensvorgänge in unserem Organismus, die selbständig ablaufen und nicht unserem Willen unterliegen. Dennoch reagiert es auf emotionale und gedankliche Impulse und erzeugt Reaktionen, die sich im Körper auswirken. Das vegetative Nervensystem ist die Verbindungsstelle zwischen dem körperlichen Fühlen, dem emotionalen Empfinden und dem Denken.

Innerhalb des vegetativen Nervensystems gibt es zwei Teile mit entgegengesetzter Wirkung: das sympathische und das parasympathische System, auch Vagus genannt.

Der Nervus Sympathikus ist in der Lage, uns hellwach und aktiv zu machen, wenn wir uns auf eine große Leistung vorbereiten. Eine »durchschnittliche« Aktivierung des Sympathikus brauchen wir, um unsere Aufgaben im Alltag erledigen zu können. Je höher die Herausforderung wird, weil wir z. B. in Zeit- oder Prüfungsdruck kommen oder uns von einer Aufgabe überfordert fühlen, umso stärker ist die Aktivierung des Sympathikus. Im Extremfall aber, wenn wir uns bedroht fühlen, sorgt das sympathische Nervensystem dafür, riesige Energiemengen bereitzustellen, um uns kampf- oder fluchtfähig zu machen.

In dieser Phase sind Verdauungsvorgänge und der Einbau von Nährstoffen in den Körper auf ein Minimum reduziert, der Blutzuckerspiegel ist hoch, um Muskeln und Gehirn zu versorgen. Die Haut und die Blutgefäße der Peripherie ziehen sich zusammen, Hände und Füße werden kalt, die Haut ist blass. Herzschlag und Atmung sind beschleunigt, die Pupillen geweitet, Gefühle und Gedanken laufen auf Hochtouren, sind aber nur mit der augenblicklichen Aufgabe oder der Abwendung der Gefahr befasst. Es ist leicht nachvollziehbar, dass in solch einer Verfassung kein Raum ist, um eine innige Beziehung aufzunehmen.

Wenn die Gefahr gebannt oder die Leistung erbracht ist und wir ausruhen können, klingt die Aktivität des sympathischen Nervensystems ab und der Nervus Parasympathikus, gewinnt an Einfluss:

Atmung und Herzschlag werden langsamer, der Appetit kehrt zurück, Verdauungsvorgänge und Nahrungsverwertung setzen ein. Die Haut wird wieder rosig, Hände und Füße werden wärmer, Gedanken und Gefühle beruhigen sich und die Wahrnehmung öffnet sich, sie wird »weiter«, weniger zielgerichtet. So werden wir auch wieder zugänglich für entspannten zwischenmenschlichen Austausch. Der Körperkontakt mit einem Menschen, der sich in einem leicht vagotonen Zustand (aktivierter Parasympathikus) befindet, fühlt sich angenehm an, hat eine weiche, fließende Qualität und wirkt beruhigend. Wenn der Einfluss des Nervus Vagus weiter steigt, werden wir zunehmend müde, möchten ungestört sein und schließlich einschlafen. Das gelingt umso leichter, je sicherer und geschützter wir uns fühlen.

Normalerweise wechseln sich Sympathikus und Parasympathikus in ihrer Aktivität abhängig von Tageszeit und aktueller Aufgabe ab.

Beim Baby zeigt sich eine wünschenswerte Aktivierung des Sympathikus indem es (wenn es zuvor ausschlafen konnte) freudig Kontakt aufnimmt, altersgerechte Spielangebote nutzt und in eigener Initiative seine Fähigkeiten einsetzt und erweitert. Ein leichtes Überwiegen des Sympathikus kann durchaus den Wunsch nach Körperkontakt beinhalten, wie z. B. bei Singspielen mit Berührung oder bei Schaukelspielen, später beim Kräftemessen oder Balgen. Nach einer Phase der freudigen Erregung klingt die Dominanz des Sympathikus ab und der Parasympathikus gewinnt an Einfluss: Das Kind wird erkennbar müde, verliert das Interesse an den Außenreizen und zieht sich in sich selbst zurück. Blickabwendung oder ein mehr nach innen gerichteter Blick sind typische Zeichen dafür. Es möchte jetzt vielleicht in Ruhe trinken oder einfach nur ausruhen oder einschlafen.

Nach anhaltendem nervlichen Stress oder durch wiederholte körperliche oder seelische Höchstbelastung gelingt es dem Nervensystem manchmal nicht mehr, in die Ruhephase umzuschalten, bzw. nach wenigen Minuten einer leichten Entspannung setzt die Aktivität des Sympathikus erneut ein und verhindert ein Absinken in den Schlaf oder einen tieferen Erholungszustand. Viele Erwachsene haben in Zeiten hoher nervlicher Belastung einen solchen Zustand mehr oder weniger bewusst erlebt, in dem es zunehmend schwerfällt, in ein Gefühl der Entspannung und Regeneration zu gelangen.

Ähnliches beobachten viele Eltern auch bei ihrem Baby: Obwohl es bereits sehr müde ist, scheint es »nichts verpassen zu wollen« und findet nicht in den Schlaf oder es schläft kurz ein, um nach wenigen Minuten unausgeschlafen und quengelnd zu erwachen.

Wenn sich das Baby in einer dauerhaften Übererregung des Sympathikus befindet, wird es oft ohne erkennbaren Grund weinen, sich schwer beruhigen lassen, weniger und häufig unruhig schlafen, schreckhaft reagieren. Im medizinischen Bereich wird hier von einer sog. »Regulationsstörung« gesprochen, d. h. das Baby ist zwar völlig gesund, aber sein vegetatives Nervensystem und damit auch seine »autonom« ablaufenden Körperfunktionen, wie Verdauung, Atmung und Herzschlag sind weniger gut reguliert. Typische Zeichen dafür sind z. B. eine schnelle, oberflächliche Brustatmung, schneller Herzschlag, Neigung zu Unruhe mit Schreiattacken, erschwertes Einschlafen und vielfaches Aufwachen, Blähungen, häufiges Spucken oder schwallartiges Erbrechen. Ursachen hierfür können z. B. in den Geburtsumständen liegen, in einer nachgeburtlichen Trennung oder in erheblichen Stressfaktoren während der Schwangerschaft. Aber auch anhaltender Stress bei den Erwachsenen, die das Baby betreuen, wie Zeitdruck, Überbelastung, emotionale Anspannung oder eine von den Eltern noch nicht ganz verkraftete Geburt halten den Sympathikus der Eltern »auf Trab« und dadurch wird das Nervensystem des Kindes regelrecht »angesteckt«. Fast jede Mutter berichtet, wie sehr ihr auffällt, dass sich eine größere Anspannung ihrerseits im Verhalten des Kindes spiegelt.

Seltener ist das einseitige Überwiegen des Parasympathikus: Sowohl Erwachsene als auch Kinder wirken dann meist etwas schläfrig, nehmen wenig Kontakt auf, ihr Muskeltonus ist niedrig, die Bewegungslust gering und sie neigen zu überdurchschnittlicher Gewichtszunahme. Zu größerer Aktivität und Anstrengung lassen sie sich nur schwer motivieren. Mögliche Ursachen dafür können z. B. dämpfende Medikamente vor oder während der Geburt, Frühgeburt oder ein vorzeitiger, geplanter Kaiserschnitt sein.

Mit der Schmetterlingsmassage unterstützen wir gezielt die Regulationsfähigkeit des vegetativen Nervensystems. Daher kann sie je nach Bedarf verlangsamend und beruhigend oder beschleunigend und anregend ausgeführt werden.

Vegetative Identifikation und Spiegelneurone

Um die gesunde Schwingungsfähigkeit zwischen Anregung und Beruhigung zu stärken, ist Tempo und Auswahl der Massagebewegungen wichtig, doch die entscheidende Rolle spielt die vegetative Balance des Behandelnden.

Es gibt eine spezielle Kommunikation zwischen den Nervensystemen der Menschen, ein Resonanzphänomen, das »vegetative Identifikation« genannt wird. Darunter versteht man das Wahrnehmen und innerliche Miterleben des körperlichen, emotionalen und vegetativen Zustands eines anderen Menschen. Resonanzphänomene sind von der Natur sinnvoll eingerichtet und erweisen sich für das Zusammenleben in einer Familie als sehr nützlich: Beispielsweise erwachen die meisten Mütter von allein, kurz bevor ihr Baby Hunger hat und sind dann innerlich bereit, ihr Kind zu füttern. Eltern nutzen diese Fähigkeit ganz selbstverständlich, wenn sie wahrnehmen, wie es ihrem Kind geht und was es gerade braucht, obwohl noch kaum äußere Zeichen darauf hindeuten – sie spüren es in ihrem Körper, ohne darüber nachdenken zu müssen! Wenn Mütter oder Väter Bedürfnisse ihres Babys im eigenen Körper erleben, erwächst daraus von allein der Wunsch, sie prompt zu erfüllen, und beide erleben das dann als befriedigend.[11]

Eine wichtige Erklärung für diese Resonanzphänomene wurde in den letzten Jahren durch die Entdeckung der Spiegelneurone geliefert: Darunter versteht man spezielle Nervenzellen im Gehirn, die angesprochen werden, wenn eine Handlung oder eine Empfindung bei einem anderen Lebewesen lediglich beobachtet wird. Dabei entsteht eine Aktivierung dieser Nervenzellen, als ob die Handlung aktiv ausgeführt würde und

Gefühle der Menschen in der Umgebung werden plötzlich selbst empfunden. Das Gehirn reagiert also auf eine beobachtete Handlung neurologisch ähnlich wie auf eine selbst ausgeführte Handlung. Gefühle, die wir bei einem anderen Menschen wahrnehmen, wirken zumindest kurzzeitig wie eigene Gefühle. Das erleben Sie beispielsweise bei jedem Film, der sie vor Angst zittern oder vor Rührung weinen lässt.[12]

Spiegelneurone bilden, soweit bislang erforscht, die neurologische Basis für unser Mitfühlen und Mitempfinden.

In diesem praxisnahen Buch möchte ich Sie mit den leicht nachvollziehbaren Wirkungen dieses Resonanzphänomens vertraut machen und Ihnen Wege aufzeigen, wie es im Rahmen der Schmetterlingsmassage genutzt werden kann. Denn die vegetative Identifikation wirkt nicht nur wie ein »Empfänger«, der genaue Wahrnehmung ermöglicht, sie wirkt gleichzeitig auch als »Sender« auf andere Menschen.

Jeder kennt solche Effekte, beispielsweise, wenn eine Person einen Raum in freudiger Erregung betritt. Selbst wenn wir den Grund seiner Freude nicht kennen, die Art, wie er sich bewegt, seine Mimik, seine ganze Ausstrahlung wirken »ansteckend« auf die Anwesenden. Wenn wir darauf achten, werden wir feststellen, dass sich mit der freudigen Stimmung auch unser Körpergefühl verändert: Vermutlich wird sich der Körper etwas freier fühlen, vielleicht vertieft sich der Atem und es richtet sich sogar die Haltung auf. Und je mehr Menschen sich »anstecken« lassen, umso mehr verändert sich die ganze Atmosphäre im Raum. Umgekehrt kann ein Mensch, der sehr verschlossen und abweisend oder wütend wirkt, sensible Menschen stark verunsichern – es herrscht dann »dicke Luft«, die nervliche und körperliche Anspannung steigt.

Je ungeschützter ein Organismus ist, umso mehr wird er von der vegetativen Verfassung der Menschen in seiner Umgebung beeinflusst und »angesteckt«. Das gilt in besonders hohem Maß für Eltern und ihre Kinder.

So hat z. B. jede Mutter sicher schon erlebt, dass ihr Baby mit mehr Unruhe reagiert, wenn sie selbst in Zeitdruck oder in Sorge ist oder das Baby besonders ausgeglichen reagiert, wenn angenehme Menschen zu Besuch sind.

Diese vegetative Beeinflussung – hilfreich oder belastend – wirkt sich deutlich in Situationen aus, in denen große Nähe und Offenheit besteht, wie es bei der Massage der Fall ist.

Babys sind mit ihren Eltern, besonders mit ihren Müttern, noch so eng verbunden, dass das vegetative Nervensystem des einen unmittelbar auf den anderen reagiert. Das legt nahe, dafür zu sorgen, dass es Ihnen als Eltern möglichst gut geht – so schaffen Sie die besten Voraussetzungen für das Wohlergehen Ihres Babys. Je mehr Resonanz und Mitempfinden ein Baby erlebt hat, umso besser werden sich später diese Fähigkeiten in ihm selbst entwickeln.

In diesem Zusammenhang ist es immer wieder beeindruckend, die Babys zu beobachten, wenn sich ehemalige Teilnehmer von Schmetterlings-Babymassagegruppen wiedersehen. Unter den Müttern ist während des Kurses meist eine große Vertrautheit entstanden, die sich auch auf die Kinder auswirkt: Bereits im zweiten Lebenshalbjahr nehmen die meisten Kinder auf ihre Weise »freundschaftlich« und interessiert miteinander Kontakt auf, scheinen sich wieder zu erkennen und haben sichtlich Freude aneinander.

Zusammenfassend lässt sich sagen, dass die vegetative Identifikation äußerst hilfreich ist, wenn Eltern in der Lage sind, ihr vegetatives Nervensystem gut zu balancieren, und je nach Bedarf zwischen Aktivität und Ruhe schwingen können. Aus der vegetativen Identifikation kann aber auch ein »Teufelskreis« entstehen, wenn Mutter oder Vater oder auch das Baby in hoher Anspannung sind und sich darin gegenseitig »aufschaukeln«.

Hier stellt die Schmetterlingsmassage wirksame Möglichkeiten der Selbsthilfe zur Verfügung, um einen ausgeglichenen Spannungszustand zu erreichen. Die vorbereitenden Übungen, die im nächsten Teil des Buches am Anfang beschrieben sind, können dazu beitragen, eine gute eigene Balance als Basis für die Massage und für den gesamten Alltag zu gewinnen.

In sehr belasteten Situationen kann vorübergehend die Unterstützung z. B. durch ein anderes Familienmitglied oder durch einen professionellen Begleiter hilfreich sein. Erfahrung und innerer Abstand machen es einem Außenstehenden leichter, Anfangsschwierigkeiten zu lösen und rasche Erleichterung zu bewirken.

Den Fluss der Lebensenergie stärken

Bioenergetische Pulsation

Alle lebenden Organismen weisen ein Pulsieren auf, d.h. es wechseln sich Bewegungen, die öffnen, entspannen und erweitern, mit solchen ab, die sammeln, verdichten, zusammenziehen. Im menschlichen Organismus finden wir pulsierende Bewegungen beispielsweise in der Atmung, im Herz-Kreislaufsystem und im Verdauungssystem. Auch unsere Regulation von Ruhe und Aktivität unterliegt einer pulsierenden Bewegung: Verinnerlichen, zu sich kommen, regenerieren und nach außen gehen, sich öffnen, aktiv sein. Vergleichbares finden wir im Kontakt mit anderen Menschen, auch hier gibt es ein Pendeln zwischen Nähe und Austausch und dem Bedürfnis nach ungestörter Selbstverbundenheit.

Die Pulsationsfähigkeit wird von physischen und psychischen Faktoren beeinflusst, gleichzeitig wirkt sie sich ihrerseits auf das körperliche und seelische Gleichgewicht aus. Wir finden hier eine höchst bedeutsame Nahtstelle zwischen Körper und Seele. Auch stehen Pulsationsfähigkeit und Regulationsfähigkeit des vegetativen Nervensystems in engem Zusammenhang.

Unter besonders schwierigen Umständen, insbesondere nach einer Schock- oder Traumaerfahrung kann die Pulsations- und vegetative Regulationsfähigkeit stark beeinträchtigt sein. Das kann Menschen aller Altersstufen betreffen.

Pulsation und Trauma – Der hintere Vaguszweig

Neuere Forschungen des amerikanischen Wissenschaftlers Stephen Porges besagen, dass es noch einen weiteren, stammesgeschichtlich älteren Zweig des Nervus Vagus gibt, der dann aktiv wird, wenn die Erregung des sympathischen Nervensystems zu stark wird und keine Aussicht auf eine erfolgreiche »Kampf-oder-Flucht-Strategie« mehr besteht. Wenn dieser hintere Teil des Vagusnervs aktiviert wird, entsteht eine scheinbare äußere Ruhe, die aber in Wirklichkeit einer Erstarrung vergleichbar ist: Zu hohe innere Spannung, ausgelöst durch eine akute Traumatisierung oder Bedrohung, erzeugt einen Effekt von äußerer und innerer Bewegungslosigkeit, wobei die Person meist äußerlich entspannt zu sein scheint. Menschen in Extremsituationen, z. B. nach Unfällen, berichten oft, dass sie keine Schmerzen verspürt haben – in diesem Zustand werden Körper und Emotionen kaum noch wahrgenommen, alles wirkt wie »gefiltert«. Dieses Abspalten des körperlichen und emotionalen Fühlens hat einen tieferen Sinn: Situationen, die als lebensbedrohlich empfunden werden und die (scheinbar) keinen Ausweg mehr zulassen, werden nur noch in begrenztem Maß wahrgenommen. Die zugrundeliegende nervliche Erregung bleibt jedoch zumindest teilweise im Organismus zurück, wenn sie sich nicht lösen kann.

Zwar »funktioniert« der Mensch nach einer Weile wieder scheinbar »normal«, aber es bleibt eine chronisch erhöhte Anspannung, mit der die Erinnerungen im Unterbewusstsein festgehalten werden. Auch meidet die Person Situationen, die sie an die Stresssituation erinnern könnten, denn sie lösen schnell »flashbacks« aus, d. h. die Erinnerung taucht mit großer Wucht auf, wird erneut wie real erlebt, mit allen körperlichen und emotionalen Begleiterscheinungen. Tiere befreien sich von den aufgestauten und »eingefrorenen« Erregungsmengen durch Zucken, intensives Laufen und Springen. Auch wir Menschen können uns von diesem Stresspotential durch Bewegung, Sprechen, Weinen befreien. Das gelingt am besten, wenn wir Schutz, Nähe und körperlichen Halt von einer mitfühlenden Person bekommen, die uns hilft, das Nervensystem wieder zu regulieren. So kann das Erlebte dann auch sprachlich bewusst gemacht werden.

Die ursprüngliche Schmetterlingsmassage wurde deshalb durch haltgebende und bindungsstärkende Berührungen erweitert. So betont das neue Konzept die Wichtigkeit der sicheren Basis und stellt darauf aufbauend behutsame Schritte zur Verfügung, innere Erstarrung allmählich aufzulösen und traumatische Erfahrung zu integrieren.

Körpersegmente verbinden

Wilhelm Reich beschrieb sieben horizontale Körperzonen, in denen wir durch unbewusste Anspannung Gefühle blockieren. Je nachdem, wo eine körperliche Verletzung stattfand oder welcher Art die seelische Belastung ist, sind unterschiedliche Körperregionen von der Anspannung mehr oder weniger stark betroffen.

Neben der erhöhten oder verringerten Muskelspannung verändert sich die Wahrnehmung für die betroffenen Teile des Körpers. Beispielsweise nach einem Kaiserschnitt äußern viele Frauen Sätze wie »Ich spüre meine untere Körperhälfte kaum mehr, sie fühlt sich kühl an, meine Beine gehören mir nicht mehr so richtig, ich fühle mich wie halbiert«.

Ein wesentliches Ziel der Schmetterlingsmassage ist es dann, durch lange, den ganzen Körper bedeckende Streichbewegungen die Verbindung zwischen den Segmenten wieder aufzubauen. Wenn die Lebensenergie anfängt verstärkt zu fließen, entstehen meist typische Reaktionen, wie Wärmegefühl, Kribbeln, Bewegungsbedürfnis.

Oft wird erst jetzt bewusst, in welchem Maß Teile des Körpers zuvor wie »ausgeschaltet« waren. Die Erfahrung zeigt, dass dieses neu entstandene ganzheitliche Körpergefühl zur Selbstheilung wesentlich beiträgt. Vergleichbare Effekte lassen sich auch bei Babys und Kindern beobachten.

Durch die enge vegetative Verbindung zwischen Eltern und Babys profitieren alle davon, wenn sich der Energiefluss bei einem Familienmitglied verstärkt.

Im folgenden Kapitel finden Sie die Segmente und Zeichen für Anspannung, wie sie bei Babys häufig beobachtet werden.

Die sieben Körpersegmente nach Wilhelm Reich

1) Augensegment

Dazu gehört die obere Kopfhälfte bis unter die Augenpartie, die Nase, die Kiefernhöhle und die Ohren. Ein pulsierendes Augensegment wird deutlich durch die Fähigkeit, sowohl »berührenden« Blickkontakt aufnehmen als auch den Blick wieder lösen zu können. Sowohl konzentriertes Zuhören als auch ein vorübergehendes »Abschalten« sind möglich. Die Spannung in Stirn und Kopfhaut ist ausgeglichen, Berührung wird als angenehm empfunden.

Spannungszeichen beim Baby:
Zurückziehend: Selten klarer Blickkontakt, überdurchschnittlich schläfrig, reagiert wenig auf optische oder akustische Reize. Häufiges Zusammenziehen einer Stirnfalte.
Überreagierend: Die Augen wirken überwach, weit geöffnet, ständig hungrig nach Eindrücken. Die Kinder sind sehr licht- und geräuschempfindlich, erschrecken leicht bei Lagewechsel; sie können schwer einschlafen (besonders am Tag), schrecken aus dem Schlaf oft hoch.

2) Mundsegment

Dazu gehört der gesamte Mund- und Kieferbereich sowie die Schädelbasis. Mit einem pulsierenden Mundsegment wird Nahrung genussvoll aufgenommen, mit Lust gesaugt oder gekaut, danach kommt das Aufnahmebedürfnis zur Ruhe. Der Mundraum ist nachts entspannt, die Schädelbasis schmerzfrei, deutliches Sprechen fällt leicht. Babys lautieren gerne, ihre Babysprache wirkt sehr berührend.

Spannungszeichen beim Baby:
Störungen der Mundmotorik, z. B. Saugen mit hohem Kraftaufwand und nicht optimalem Bewegungsmuster. Schmerzen beim Stillen und ein Wundwerden der Brustwarzen können auftreten, die Kinder hören zu schnell auf zu trinken, können sich bei den Mahlzeiten nicht entspannen oder haben ein ständiges Saugbedürfnis. Die Babys lautieren wenig.

3) Halssegment

Im ausgeglichenen Zustand ist der Kopf in alle Richtungen leicht und schmerzfrei beweglich. Die Stimme ist angenehm, ausdrucksvoll, modulationsfähig und belastbar.

Spannungszeichen beim Baby:
Die Kinder fallen durch häufiges Überstrecken oder durch deutliche Bevorzugung einer Seite auf, d. h. das Köpfchen liegt fast immer auf der gleichen Seite, oft ist das Stillen einseitig erschwert. Das Schreien der Babys ist häufig sehr schrill.

Die Verspannung der Hals- und Nackenmuskeln bewirkt einen ständigen Reizzustand im aktivierenden Teil des vegetativen Nervensystems und lässt die Kinder nur schwer zur Ruhe kommen. Eine energetische Unterversorgung liegt vor, wenn die Babys erst spät ihre Kopfkontrolle entwickeln.

4) Brustsegment
Es umfasst den Brustkorb mit seinen Organen Herz und Lunge sowie Schultern, Arme und Hände. Ein pulsierendes Brustsegment führt zu einer guten Sauerstoffversorgung und anpassungsfähigem Herzschlag. Die Bewegungen der Arme und Hände sind gut koordiniert, feinmotorische Aufgaben fallen leicht, die Hände sind meist warm.

Spannungszeichen beim Baby:
Dauerhaft schnelle Atmung und hoher Puls, mehr »zappelnde« und weniger »paddelnde« Armbewegungen, häufiges »Fäusteln«, oft kalte, schweißige Hände, die Seitenlage wird nur schwer toleriert.

5) Zwerchfellsegment
Es umfasst den kuppelförmigen Zwerchfellmuskel, der Brust- und Bauchraum trennt, die unteren Rippen und den Solarplexus. Wenn wir einatmen, zieht sich das Zwerchfell zusammen und wird flacher, dadurch dehnt sich die Lunge aus, wenn wir ausatmen entspannt es sich, wird wieder kuppelförmig, dadurch verringert sich das Lungenvolumen und Luft strömt aus. Ein pulsierendes Zwerchfell ermöglicht eine natürliche, kraftspendende Bauchatmung und stärkt die vegetative und emotionale Balance.

Spannungszeichen beim Baby:
Eingeschränkte oder fehlende Bauchatmung, evtl. sogar paradoxe Atmung, d. h. beim Einatmen wird der Bauch eingezogen, beim Ausatmen wölbt er sich vor.
Die Kinder sind oft leicht erregbar, reagieren auf Berührung überempfindlich, neigen zur Unruhe und zum Quengeln.
Auch Belastungen im Halsbereich können sich hier auswirken,

da der Zwerchfellnerv (Nervus Phrenicus) in der Mitte der Halswirbelsäule seinen Ursprung hat. Verspannungen und Wirbelblockaden erzeugen einen angespannten Zustand im Zwerchfell.

6) Bauchsegment

Das Bauchsegment umfasst den Bauchraum mit allen Verdauungsorganen. Ein pulsierendes Bauchsegment zeichnet sich daher durch eine störungsfreie Nahrungsaufnahme und gute Verwertung aus. Hunger und Sättigung werden klar unterschieden.

Spannungszeichen beim Baby:
Alle Verdauungsstörungen, wie starke Blähungen, häufiges Erbrechen, hastiges Trinken, mangelnde Sättigung. Zu geringe Zunahme bei ausreichendem Nahrungsangebot.

7) Beckensegment

Zum Beckensegment gehören der gesamte Beckenraum mit den Ausscheidungs- und Geschlechtsorganen sowie die Beine und Füße. Ein pulsierendes Beckensegment ermöglicht sowohl eine störungsfreie Entleerung von Blase und Darm, als auch später kraft- und lustvolles Erleben der Sexualität. Die Beine und Füße sind gut durchblutet, die Gelenke der unteren Extremität sind schmerzfrei, die Venen stabil.

Spannungszeichen beim Baby:
Kälte, evtl. marmorierte Haut, es bewegt die Beine wenig oder sehr angespannt, nimmt kaum Kontakt zum eigenen Körper (Füße, Penis) auf.
Neigung zu Blasenentzündung, Stuhlentleerung fällt schwer, evtl. Stuhlverhalten.

Eine erhöhte Spannung und verringerte Durchlässigkeit in den Körpersegmenten kann durch körperliche oder emotionale Stresserlebnisse ausgelöst werden.

Dazu zählen beispielsweise Operationen, belastende Untersuchungen, Gewalt- oder Übergriffserfahrungen. Sie wirken sich in den jeweils zugehörigen Segmenten besonders deutlich aus.

Besonders bei Kindern sind Geburtsnachwirkungen zu berücksichtigen. Dazu zählen sowohl mechanische Belastungen, wie Druck oder Zug, der Einfluss von Medikamenten während der Geburt, geburtshilfliche Eingriffe oder ein starker Vitalitätsverlust. Da das Baby vom Zustand der Mutter stark beeinflusst wird, wirkt sich auch ihr Befinden während und nach der Geburt wesentlich auf das Baby aus.

Manche Babys reagieren auch auf Belastungen, die seine Eltern als Kinder erlitten haben. Das Körpergedächtnis der Eltern wird schon in der Schwangerschaft und bei der Pflege des Babys aktiviert. Der Organismus wehrt belastende Erinnerungen durch eine kaum wahrnehmbare Spannungserhöhung ab, solange die Erinnerung noch unbewusst oder zu wenig verarbeitet ist. Die Reaktionen vieler Kinder legen die Vermutung nahe, dass Teile der elterlichen Anspannung von den Babys übernommen werden können.

Grundsätzlich ist zu sagen, dass eine Spannungsübertragung zwar häufig beobachtet wird, aber nicht zwingend stattfindet. Manche Menschen, auch kleine Kinder sind aus ihrer Veranlagung heraus besser geschützt und sichere Bindungen zu stabilen Bezugspersonen wirken als starker Schutzfaktor.

Zusätzlich stellt die Schmetterlingsmassage Ihnen eine einfache, aber wirksame Selbsthilfe-Methode zur Verfügung, wie Sie behutsam und allmählich den Energiefluss durch alle Segmente hindurch steigern können.

Streichelnerven und Oxytocinausschüttung

Die spezielle Berührungsqualität der Schmetterlingsmassage entstand aus Eva Reichs großer Intuition und ihrer unermüdlichen Suche nach sanften und wirkungsvollen Heilmethoden. Die guten Wirkungen der Schmetterlingsberührung sind zwar offensichtlich, aber es gab lange Zeit kaum wissenschaftliche Erklärungen – was es erschwert, einer Therapieform allgemeine Anerkennung zu verschaffen.

Die deutlichen physischen und psychischen Wirkungen, die durch die sanfte Arbeit mit der Schmetterlingsmassage erzielt werden können, lassen sich aber inzwischen auch mit neuesten Forschungen zunehmend wissenschaftlich erklären.

Streichelnerven

Vor wenigen Jahren wurde ein neuer Typ von Nervenfasern gefunden, sog. C-Nervenfasern, die speziell auf zarte, streichende Stimulation ansprechen und eine langsame Leitfähigkeit haben. (Nerven, die für Schutzreaktionen benötigt werden, leiten um ein Vielfaches schneller, z. B. reagieren wir auf die Stimulation von Schmerzrezeptoren in der Haut blitzartig, deutlich schneller, als wir einen willkürlichen Befehl dafür geben könnten.)[13]

Die Streichelnerven führen speziell zu Hirnarealen, die für die Verarbeitung von emotionalen Eindrücken zuständig sind und ihre Stimulation stellt eine Verbindung zwischen dem körperlichen Spüren und dem emotionalen Erleben her. Genau das drückte Eva Reich aus, wenn sie davon sprach, die »Erinnerungskassette zu öffnen«: Durch die spezielle Art der Berührung bekommen wir Zugang zu alten, oft »verschütteten« Gefühlen und können beginnen, sie besser in unser Leben zu integrieren. Die Massage reaktiviert sowohl gute Erfahrungen, die wir im Leben gemacht haben und macht sie als Ressource bewusst verfügbar, als auch belastende Erfahrungen, die durch behutsame Entladung und Aufarbeitung an Einfluss verlieren.

Da durch Schwangerschaft, Geburt und Wochenbett in jedem Fall eine emotionale Nähe zur eigenen frühen Kindheit entsteht, ist in dieser Zeit diese Form der Massage durch Partner, nahestehende Menschen oder professionelle Helfer ein Heilmittel, das rasch und tief wirkt, das traumatisch gebundene Energie löst und den Zugang zu Selbstheilungskräften öffnet. Manchmal führt die Behandlung zu wichtigen Gesprächen, die mehr Klarheit und Lösung bewirken, manchmal braucht ein frühkindlicher Heilungsprozess zunächst nur achtsame Stille und die liebevolle Präsenz des Partners oder Begleiters.

Oxytocinausschüttung

Die vielleicht wichtigste physiologische Wirkung der Schmetterlingsmassage ist die Ausschüttung von Oxytocin: Sie entsteht durch sanfte streichende Massagen – besonders an der Körpervorderseite. Oxytocin ist ein Hormon, das aus der Hypophyse (Hirnanhangdrüse) im Zentrum unseres Schädels in den Organismus entlassen wird; es ist verantwortlich für das Entstehen von Geburtswehen, löst den Milchspendereflex aus und wird auch beim Orgasmus ausgeschüttet. Inzwischen wurde durch umfangreiche Forschungsarbeit herausgefunden, dass Oxytocin weitreichende Wirkungen auf das gesamte Bindungs- und Sozialverhalten von Menschen und Tieren hat und dass diese Effekte auch unabhängig von Geburt und Stillzeit auftreten. Beispielsweise wurde entdeckt, dass Menschen großzügiger und bereitwilliger Geld spenden, wenn sie unter dem Einfluss von Oxytocin stehen.

Oxytocin wird auch als das Liebes- und Bindungshormon bezeichnet, da es Glücksempfindungen auslöst und dazu beiträgt, Nähe zuzulassen. Daher spielt es eine zentrale Rolle beim Aufbau tragfähiger Bindungen zwischen Eltern und Kindern aber auch zwischen Erwachsenen.

Bei einer natürlichen Geburt entsteht eine regelrechte Oxytocinüberflutung im Gehirn, die ein hohes Maß an Glücksgefühl und eine bedingungslose Bereitschaft bei der Mutter bewirkt, sich ihrem Kind zu öffnen und eine tiefe Bindung einzugehen. Auch bei Vätern lässt sich nach einer positiv erlebten Geburt eine vermehrte Oxytocinausschüttung feststellen.

Wenn die Mutter durch die Geburtserfahrung jedoch körperlich oder seelisch überfordert wurde und das Stresserlebnis stärker ist als das Glücksgefühl über die Geburt des Babys, ist die hormonelle Grundlage des Bindungssystems geschwächt.

Der Film »Die Geschichte vom weinenden Kamel« ist dafür ein eindrucksvolles Dokument, das sich teilweise auch auf menschliche Bindungsvorgänge übertragen lässt – mit dem Unterschied, dass spätere positive Prägungen durch gelingende Bindungserfahrungen beim Menschen leichter möglich sind als bei Tieren. Der Dokumentarfilm wurde bei Nomaden in der Mongolei aufgenommen und zeigt, wie eine Kamelstute in einer langen und beschwerlichen Geburt ihr erstes Junges auf die Welt bringt und es danach nicht annimmt. Erst nach mehreren Tagen, als die Familie die Hoffnung fast aufgegeben hatte, die Mutter und ihr Jungtier zu vereinen, hilft ein heilendes Ritual die Spannung zu lösen: Es beinhaltet Klänge, die den Wehentönen ähnlich waren, Musik und Gesang und ein intensives, liebevolles Streicheln der Kamelstute. Daraufhin entsteht eine Szene, die wohl jeden Zuschauer zutiefst berührt: Sie zeigt, wie Tränen aus den Augen der Stute laufen, sie sich entspannt und anschließend ihr Fohlen trinken lässt und annimmt.

Es ist für Eltern wichtig zu wissen, dass einige der gebräuchlichen geburtshilflichen Eingriffe die natürliche Oxytocinproduktion vermindern oder verhindern. Bei einem geplanten, vorzeitigen Kaiserschnitt fehlt nicht nur das Oxytocin, gleichzeitig ist mit einer erhöhten Ausschüttung von Stresshormonen zu rechnen. Bei der künstlichen Zufuhr des Wehenhormons per Infusion fehlt die bindungsstärkende Wirkung, da dieses künstliche Oxytocin nur im Körper wirkt und das Gehirn nicht erreicht. Wenn das frühe Bonding, die körperliche Begegnung von Mutter und Kind nicht stattfinden konnte, z. B., weil das Baby intensivmedizinisch versorgt werden musste, fehlen ebenfalls die so wichtigen Hormonausschüttungen, die normalerweise in der Zeit kurz nach der Geburt erfolgen und die Bindungsbereitschaft stärken.

Daher ist es naheliegend, die körpereigene Oxytocinproduktion durch die Berührungsqualität der Schmetterlingsmassage wieder anzuregen. Dem Körpergedächtnis der Mutter wird die Möglichkeit gegeben, belastende Geburtserfahrungen mithilfe dieser liebevollen Berührung zu entladen und gleichzeitig unter dem Einfluss des Bindungshormons allmählich umzuwandeln. So kann sich der mütterliche Organismus dem Baby leichter öffnen, es wächst das Einfühlungsvermögen und die Fähigkeit, sich aufeinander einzustimmen.

Hier liegt natürlich auch eine enorme Chance für die Festigung der Elternpaarbeziehung: Wenn ein Vater seiner Partnerin nach der Geburt Schmetterlingsmassagen zukommen lässt, stärkt er nicht nur sie selbst, sondern auch die Partnerschaft und die Beziehung zwischen Mutter und Baby. Jede Zuwendung, aber ganz besonders ein so einfühlsamer Körperkontakt wie bei der Schmetterlingsmassage, trägt in dieser sensiblen Phase zu einer nachhaltigen Stärkung der Beziehung bei.

Inzwischen gibt es Untersuchungen, die besagen, dass auch bei demjenigen, der massiert, Oxytocin ausgeschüttet wird. Dies entspricht der konkreten Erfahrung von Menschen, die intensiv und gern Schmetterlingsmassage anwenden: Auch sie fühlen sich danach sehr ausgeglichen, beglückt und im doppelten Sinn »berührt«.[14]

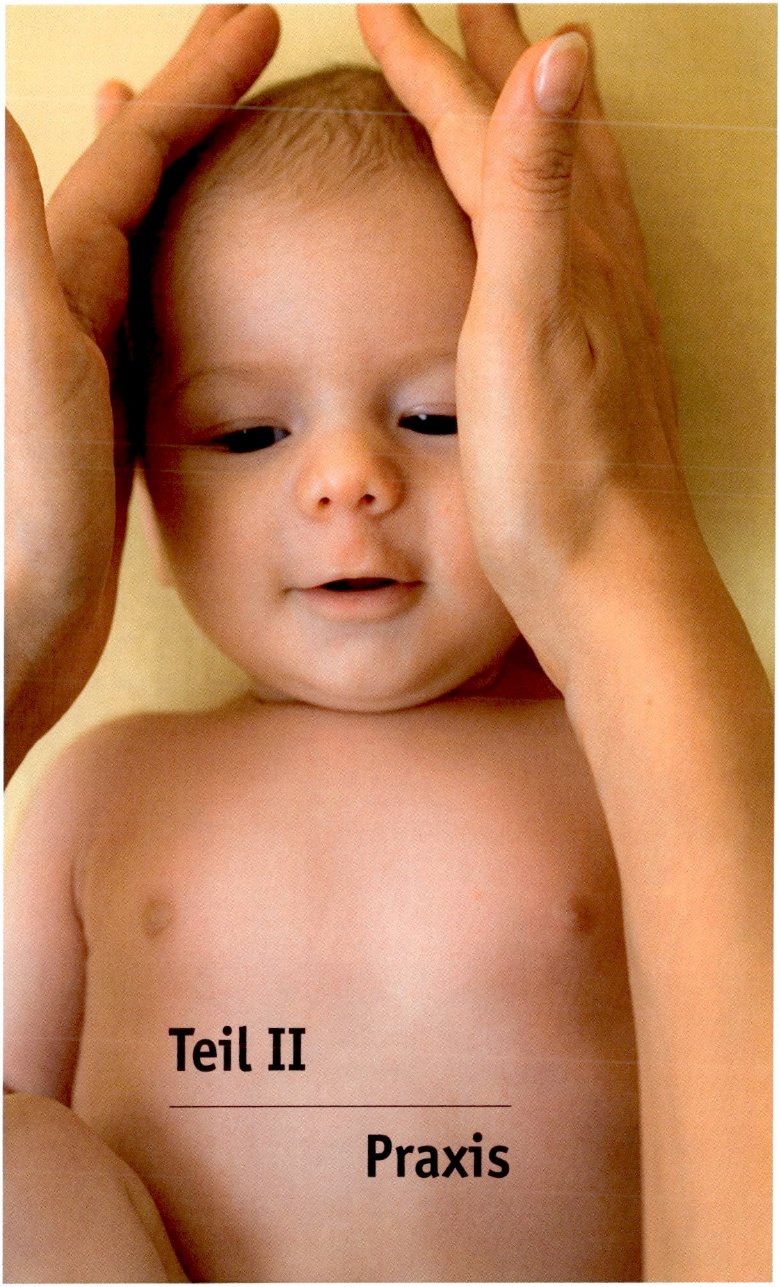

Teil II

Praxis

Vorbereitung auf die Massage

1. Die Techniken der Schmetterlingsmassage

Es gibt vier ursprüngliche, von Eva Reich entwickelte Techniken: Streichen, Schütteln, Kreisen, Schüttelkreisen.

Das von Thomas Harms später entwickelte Modell der »Sicherheitsstation« stellt eine grundsätzliche Neuorientierung der Schmetterlingsarbeit dar und ist daher von besonderer Bedeutung.

Um die Massagetechnik zu erproben und deren Berührungsqualität zu erfahren, eignet sich zunächst der eigene Körper, z. B. die Haut des Unterarms am besten. Nehmen Sie sich dafür ein paar Minuten Zeit, atmen Sie tief durch, lockern die Kleidung und entspannen sich: Die nächsten fünf Minuten gehören Ihnen! Gönnen Sie sich diese Zeit für sich selbst – Sie können sich so auch gleichzeitig auf die Massage Ihres Kindes oder Ihres Partners vorbereiten.

Die ursprünglichen Techniken

Streichen

Streichen mit der entspannten Hand (bitte verwenden Sie die ganze Hand, nicht nur die Fingerspitzen!) mit möglichst viel Berührungsfläche und gleichzeitig möglichst geringem Druck über die Haut.

Wenn Sie die Bewegung an Ihrem eigenen Arm erproben, ergibt sich daraus, dass Sie ihn mit der anderen Hand weitgehend umschließen und sanft abstreichen – wie mit einem großen, beweglichen Schmetterlingsflügel.

Beim Baby ergibt sich eine sanfte »einhüllende« Bewegung, die rasch oder auch sehr langsam ausgeführt werden kann, je nach Befinden des Erwachsenen oder des Kindes.

Das Streichen stimuliert über die »Streichelnerven« Hirnregionen, die für die emotionale Verarbeitung zuständig sind, und löst bei richtiger Dosierung intensives Wohlbehagen aus. Ein verbindendes Streichen über den ganzen Körper ermöglicht die Erfahrung, sich von Kopf bis Fuß als Einheit zu erleben, mit Lebenskraft durchströmt und liebevoll angenommen zu sein.

Schütteln

Hier handelt es sich um eine sanfte und schwingende oder auch vibrierende Schüttelbewegung, die auf die Muskulatur lockernd einwirkt. (Ich benutze inzwischen lieber den Begriff »schaukeln«, um eine möglichst entspannte Bewegung zu vermitteln.) Sie kann sich auf einen ganzen Arm oder ein Bein beziehen oder auf einzelne Muskelpartien.

Um die Bewegung zu erproben, stellen Sie sich am besten vor, Ihre Finger verwandeln sich in die samtigen Pfoten einer jungen Katze. Umfassen Sie Ihren eigenen Unterarm sanft mit den »Katzenpfotenhänden« und schütteln sie ihn zart, quer zur Längsachse des Armes. Sie

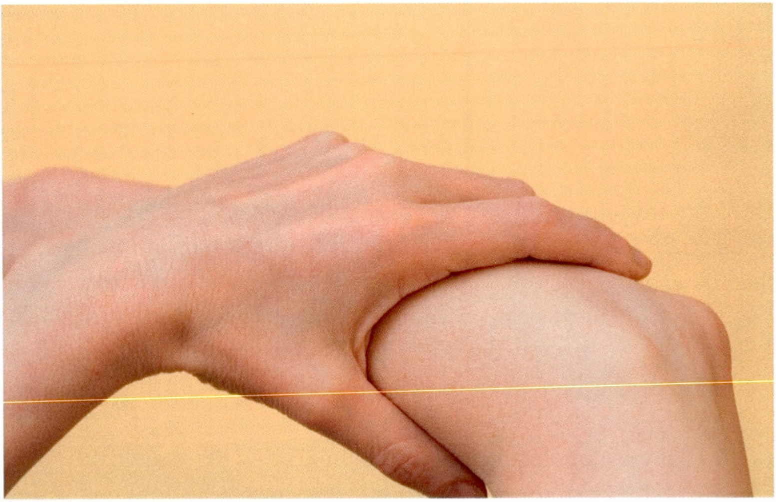

Streichen – maximaler Hautkontakt, minimaler Druck

können auch einzelne Muskelstränge erfassen und behutsam schütteln. Vergessen Sie nicht, dabei bewusst weiterzuatmen und Ihre Kiefermuskulatur zu lockern!

Beim Baby minimiert sich die Bewegung auf ein ganz zartes Schütteln oder noch ruhigeres, sanftes Schaukeln der beiden Arme, bzw. Beine. Eva Reich beschrieb diese Technik gerne mit den Worten: »Wie das Wackeln von Gelatine, die dabei nicht zerbricht.«

Mit der Schüttelmassage unterstützen wir das Loslassen von Stresserfahrungen, die in den Muskeln »gespeichert« sind und sich bislang noch nicht aus dem Organismus lösen konnten.

Bei wildlebenden Tieren wird beobachtet, dass sie sich intensiv schütteln und zucken, nachdem sie sich bei Gefahren durch den Totstellreflex geschützt hatten. Diese intensiven Bewegungen ermöglichen den Abbau von Stresshormonen und stellen wieder ein Gleichgewicht zwischen Spannung und Entspannung her. Auch während oder nach einer Geburt löst sich die hohe Anspannung des Körpers vielfach durch eine Phase unwillkürlicher Muskelbewegungen, die wie ein Schüttelfrost empfunden wird. Diese Technik simuliert solch ein Muskelschütteln in Minimaldosierung.

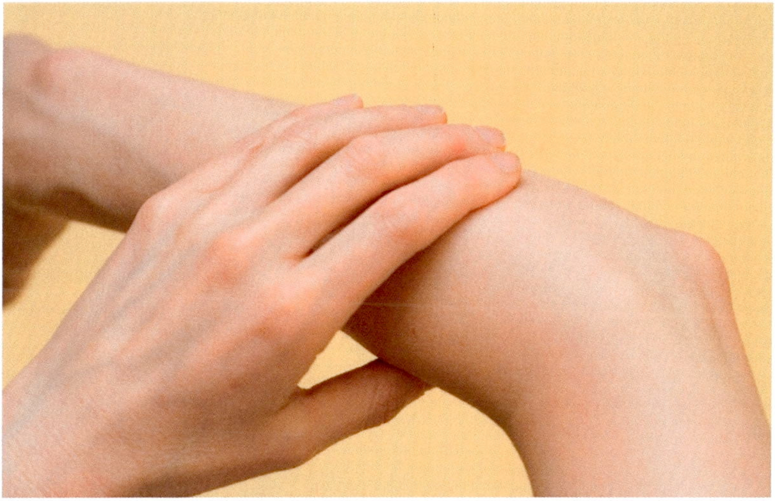

Sanfter Griff mit »Katzenpfotenhänden«

Kreisen

Das »Kreisen« gibt es in zwei Variationen:

Das »oberflächliche« Kreisen spricht speziell die Hautoberfläche und damit die »Streichelnerven« an und besteht aus ein oder zwei winzigen Kreisen, die mit weichen Fingerspitzen auf die Haut »gezeichnet« werden. Hätten Sie dazu einen Filzstift verwendet, würde ein kleiner Kreis sichtbar werden, der ein- oder zweimal gemalt wurde. Diese Technik ist z. B. auf der Kopfhaut sehr angenehm und eignet sich besonders gut zur Eigenbehandlung; ebenso für sehr junge, zarte Babys.

Das »tiefe« Kreisen spricht Bindegewebe und Muskulatur an. Legen Sie dazu Ihren Mittelfinger oder auch zusätzlich Zeige- und Ringfinger auf Ihren Unterarm, bleiben Sie auf dem Punkt, wo Sie aufgesetzt haben und bewegen Sie die Haut kreisförmig: Ein Filzstift würde jetzt pro Finger einen Punkt zeichnen. Die Haut dehnt sich durch das »tiefe« Kreisen minimal. So werden das Bindegewebe und die darunterliegenden Muskeln sanft gelockert und besser durchblutet.

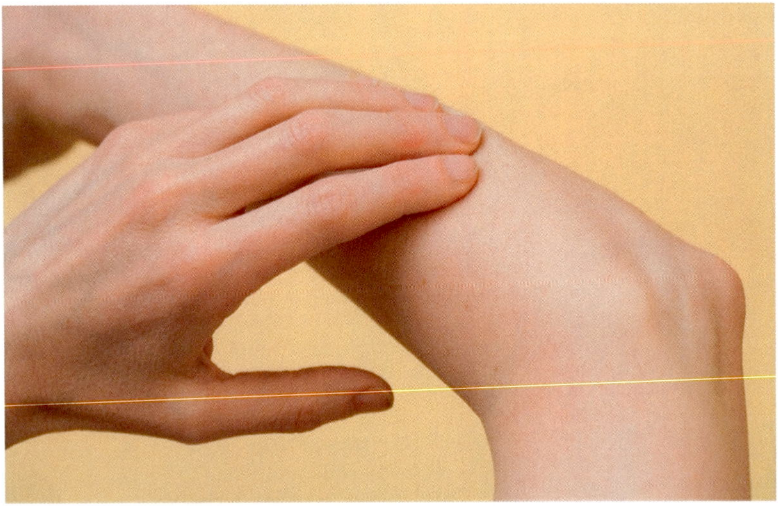

Kreisen mit den Fingerspitzen und entspannter Hand

Schüttelkreisen

Eine Kombinationsbewegung, bei der die »Katzenpfotenfinger« aufgesetzt werden und auf der Kontaktstelle bleiben. Haut und Muskeln werden sanft und relativ rasch mit einer Mischung aus Kreisen und Schütteln oder – als Alternative – vibrierend bewegt. Schüttelkreisen wirkt spannungslösend und gleichzeitig leicht anregend. Erproben Sie diese Technik z. B. im Bereich der Brustmuskulatur vor der Achselhöhle: Legen Sie alle Finger der rechten Hand auf die eigene linke Brustseite und sprechen Sie die darunterliegenden Muskeln mit einem sanften Schüttelkreisen an. Dabei können Sie Erfahrungen sammeln, hinsichtlich des Bewegungsrhythmus und wie sich kleinere oder größere, mehr kreisende oder eher vibrierende Bewegungen anfühlen.

Tupfen

Das »Tupfen« wird nicht als eigenständige Technik beschrieben. Der Vollständigkeit halber möchte ich sie hier noch erwähnen: Ein Betupfen oder leichtes Beklopfen speziell der Handflächen und Fußsohlen hat eine leicht anregende Wirkung und stimuliert die Körperwahrnehmung.

Neue Entwicklung: Die Sicherheitsstation

Diese Haltetechnik stammt nicht ursprünglich aus der Schmetterlingsmassage nach Eva Reich, sondern wurde von Thomas Harms aus der konkreten Arbeit mit unruhigen Babys entwickelt. Sie entstand aus seiner Erfahrung, dass die Massage für die Mehrzahl der Babys – aber auch für viele Erwachsene – mehr ruhespendende, verlangsamende und bindungsstärkende Elemente benötigt. Ferner hatte sich in meiner praktischen Arbeit herausgestellt, dass sich für Babys, die schwer zur Ruhe kommen, ein ruhiger Halt an den Füßen oft besser als Massagebeginn eignet als eine Berührung am Kopf. Diese Erfahrungen führten dazu, auch die Reihenfolge der Griffe zunehmend abzuwandeln.

Inzwischen ist die Sicherheitsstation – dieses ruhige, stabilisierende, haltgebende Kontaktaufnehmen in Verbindung mit der eigenen Rückbindung – zu einem zentralen Bestandteil der Bindung durch Berührung® geworden. Dieser ruhende Kontaktaufbau setzt einen körperlichen Informationsfluss in Gang, ein intuitives Erspüren, das nicht vom Denken abhängig ist.

Die von außen sichtbare »Technik« ist dabei ein schlichtes, aber liebevolles Halten, leichter oder etwas fester, je nach Bedarf und Reaktion des Kindes oder Partners. Der erste Kontaktaufbau kann dabei mit nur einer Hand erfolgen, wenn man die zweite Hand dazu nimmt, gewinnt die Berührung an »Verbindlichkeit«. Die Wirkung geht umso tiefer, je mehr der Behandelnde in der Lage ist, den eigenen Körper zu spüren und zu entspannen und je freier der Atem fließt. Nehmen wir jetzt gleichzeitig bewussten und freundlichen Berührungskontakt zu einem anderen Menschen auf, dann baut sich eine Verbindung zwischen »bei sich sein« und »mit dir sein« auf. Manchmal ist der Kontakt über diese Sicherheitsstation bereits so intensiv und bewegt so viel im Kind oder im Erwachsenen, dass es für diesen Moment schon genug »Massage« war.

Sie können in Ruhe abwarten, ob ein innerer Impuls für den nächsten Massageschritt kommt oder ob der Partner sagt, dass er eine weitere Berührung wünscht. Von Ihrem Baby bekommen sie vielleicht durch einen Blickkontakt oder eine Bewegung eine kleine Einladung zu weiterer Berührung. Lassen Sie sich Zeit für diese Einstimmung! Der ruhige, achtsame Kontakt stärkt Ihr Einfühlungsvermögen. Vertrauen Sie darauf, dass in Ihnen eine Resonanz entsteht, die Ihnen zu wachsender Intuition verhelfen wird.

Eine einfache vorbereitende Erfahrung am eigenen Körper macht die Wirkung vorstellbar – wenn Sie sich auf die folgende Übung für kurze Zeit einlassen, werden Sie spüren, wie viel sie zur Selbstentspannung beitragen kann:

Legen Sie Ihre (möglichst warme) Hand weich und umhüllend auf eine Stelle des Körpers, die Sie leicht erreichen können und die Sie gerne berühren möchten. Bleiben Sie in Kontakt mit Ihrem Atem und lassen Sie ihn möglichst ungestört fließen. Versuchen Sie nun, allmählich die Körperstellen wahrzunehmen, die den Boden oder die Umgebung berühren (Sitzfläche, Lehne etc.) und die Atemwahrnehmung beizubehalten. Diese zentrierende Übung macht Sie präsent und wirkt gleichzeitig beruhigend. Ihre aufliegende und entspannte Hand nimmt jetzt aufmerksamen Kontakt mit Ihrem eigenen Körper auf. Sie können versuchen, sowohl die berührende Hand als auch die berührte Stelle für eine kleine Weile (ca. 1-2 Minuten) wahrzunehmen, also das Geben und das Empfangen gleichzeitig zu spüren. Was verändert sich? Entsteht Wärme, Kribbeln, vertieft sich der Atem? Wie lange ist der Kontakt angenehm, wann ist es Zeit, sich zu lösen? Gibt es noch andere Stellen, die sich eine achtsame Berührung wünschen? Erproben Sie verschiedene Berührungsflächen: Ihre Fähigkeit, den anderen Menschen wahrzunehmen wird ebenso wachsen, wie der Kontakt zum eigenen Körper.

Zusammenfassung wichtiger Aspekte für die Schmetterlingsarbeit

- Es gibt eine Basisberührung, die ein Sicherheitsgefühl in Verbindung mit Körperkontakt entstehen lässt und eine erste Entspannung ermöglicht, die jeden weiteren Schritt vorbereitet.
- Der Kontakt zu Bereichen mit höherer Anspannung wird erst allmählich aufgenommen, das Bewusstsein des Klienten zu dieser Stelle gelenkt, um mit den Schmetterlingstechniken behutsam Spannung abzubauen und Blockaden zu lösen. Das kann nonverbal oder mit einem gleichzeitigen Austausch über die Empfindungen und Wahrnehmungen geschehen.
- Dem gesamten Körper wird durch verbindende Massagebewegungen zu einer ganzheitlichen Wahrnehmung verholfen und der Fluss der Lebensenergie wird gestärkt. Das führt oft zu typischen Reaktionen, wie leichtes Kribbeln, verstärktes Wärmegefühl, Schwere oder Leichtigkeit. Es erwacht die Fähigkeit, alle Teile des Körpers wieder intensiv wahrnehmen zu können, ebenso das Gefühl, dass der ganze Körper wieder zusammengehört.
- Entspannung und stärkerer Energiefluss können zu entlastenden emotionalen Ausdrucksprozessen führen, wie spontanes Weinen oder das Bedürfnis Belastungen anzusprechen.

Diese spürbare Stärkung des Körpers, verbunden mit erhöhter Wahrnehmungsfähigkeit und wachsendem Wohlbefinden, führt oft bereits zu Selbstheilungsprozessen. Die Behandlung bietet aber auch eine gute Grundlage oder Begleitung für jede weitere psychotherapeutische Arbeit.

2. Vorbereitende Übungen

Dieses Kapitel enthält einfache Übungen, die Sie als allgemeine Entspannungsübungen leicht in Ihrem Alltag unterbringen können und die gleichzeitig als Massagevorbereitung äußerst hilfreich sind.

Körperübungen

Sie dienen dazu,

- die Muskulatur zu lockern,
- die Selbstwahrnehmung zu verbessern,
- den Atem zu spüren und zu vertiefen,
- das eigene Nervensystem zu beruhigen und
- den Zugang zu den eigenen Kraftquellen zu stärken.

Die einzelnen Schritte sind ausführlich beschrieben, und wenn Sie die Vorübung zum ersten Mal durchführen, sollten Sie sich dafür ein paar Minuten Zeit nehmen. Mit etwas mehr Erfahrung reagiert Ihr Körper immer schneller auf diese spannungsausgleichenden Übungen, sodass die Wirkung oft schon beim Vertiefen des Atems eintritt.

Im Stehen

Ziehen Sie bitte zuerst Ihre Schuhe aus, sorgen Sie für ausreichend Wärme an den Füßen und lockern Sie Ihre Kleidung (insbesondere Bund und Gürtel) weit genug, dass auch tiefe Atemzüge ungehindert durchfließen können.

❖ Boxen Sie in alle Richtungen rund um Ihren Körper in die Luft, am besten mit einem hörbaren Auspusten. Das macht Sie wacher, wenn Sie müde sind und löst Spannungen, wenn Sie gerade »unter Dampf« stehen.

❖ Strecken Sie sich intensiv aber »wohlig« durch, (evtl. bei geöffnetem Fenster) und vergessen Sie nicht, Ihre *Flanken* zu dehnen, so als ob Sie Ihre Rippen spreizen wollten.

❖ Fassen Sie ihre Hände hinter dem Körper und ziehen Sie die Hände ein wenig hoch – das dehnt den *Brustkorb*. Bitte drücken Sie dabei Ihre Knie nicht ganz durch – ein kleiner Spielraum in den Kniegelenken genügt – und achten Sie darauf, kein Hohlkreuz zu machen.

❖ Ziehen Sie Ihre *Schultern* mit dem Einatmen hoch, halten Sie diese Spannung ein paar Sekunden und lassen Sie mit dem Ausatmen die Schultern ganz bewusst weit sinken. Sie können die Übung wiederholen und mit einem weichen Kreisen der Schultern abschließen.

❖ Lockern Sie Ihre *Mund- und Kiefermuskulatur*, indem Sie den Mund öffnen und schließen und den Unterkiefer vorsichtig in alle Richtungen hin und her bewegen. Wenn Sie ein paar tiefe Urlaute dabei entstehen lassen, umso besser. Wahrscheinlich haben Sie jetzt ein Bedürfnis zu gähnen – wunderbar! Gähnen Sie mit weit geöffnetem Mund.

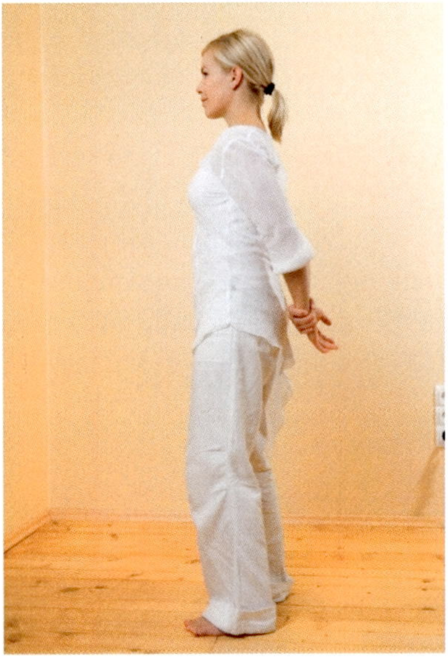

Den Brustkorb dehnen

- Lassen Sie jeweils einen *Arm* locker hängen – Sie können sich dabei etwas nach vorne oder zur Seite neigen – und schütteln Sie ihn durch, dabei tief weiteratmen und den Mund wieder lockern!

- Schütteln Sie Ihre *Beine* locker aus.

- Die *Füße* sind Ihr innerer Boden und gleichzeitig die Kontaktstelle zum äußeren Boden. Wenn Sie lernen, die Füße bewusst wahrzunehmen, hilft Ihnen das, sich auch in schwierigen Situationen zu stabilisieren. Beginnen Sie, das Gewicht auf unterschiedliche Stellen zu verteilen: Auf die Zehenspitzen, die Fersen, die Innen- und Außenränder der Füße. Bleiben Sie mit Ihrer Aufmerksamkeit während der Übung ganz bei Ihren Füßen und achten Sie gleichzeitig darauf, Ihren Atem tief durch den Körper fließen zu lassen und den Mundraum zu entspannen!

- Stellen Sie sich in eine bequeme Position, die Füße am besten mit einem kleinen Abstand, etwa hüftbreit. Legen Sie Ihre beiden Hände flächig auf den Bauchraum, eine Hand oberhalb des Nabels, die zweite Hand darunter, am besten mit Kontakt zum Schambein. Beginnen Sie langsam das Gewicht zu verlagern, sodass eine leichte wiegende, schwingende Bewegung im Körper entsteht. Erlauben Sie Ihrem Atem, wirklich tief in den *Bauch* einzuströmen – das ist in unserer schlankheitsbewussten Zeit nicht gerade selbstverständlich – und lassen Sie ein langes Ausströmen am besten mit einem kleinen »haaaa« zu. Legen Sie auch eine oder beide Hände auf den unteren Rücken und gönnen Sie ihm dabei eine liebevolle Streicheleinheit.

- Versuchen Sie dabei Ihre Konzentration zunächst abwechselnd auf den Atem, Ihre Füße und das Schwingen, dann auf Ihren entspannten Mundraum zu legen. Mit ein wenig Übung werden Sie alle vier Bereiche und später den ganzen Körper in Ihrer Aufmerksamkeit halten können.

Im Sitzen

Die oben genannten Übungen lassen sich leicht abgewandelt auch im Sitzen durchführen. Gut geeignet ist ein Stuhl mit einem festen Polster, die Unterlage sollte nicht zu hart (und nicht zu kalt) sein, gleichzeitig aber genug Halt geben.

- Setzen Sie sich aufrecht auf die vordere Hälfte des Stuhls und vergessen Sie nicht, die Kleidung zu lockern!

- Lassen Sie eine leichte schwingende Bewegung des Oberkörpers entstehen, der Bewegungsimpuls stammt jetzt aus dem Beckenraum. Lenken Sie Ihre Aufmerksamkeit wieder zu den Füßen und beziehen Sie im Sitzen die neue Kontaktfläche – untere Beckenhälfte und Oberschenkel mit ein. Stellen Sie sich vor, den Stuhl zu »be-sitzen«.

Die Übung ist für den unteren Rücken sehr entspannend und wird, wenn Sie sich damit vertraut gemacht haben, bald zum täglichen Kräftetanken dienen.

Die Hände als Heilmittel entdecken

Nach der Vorbereitung im Stehen oder Sitzen können Sie sich Ihren Händen zuwenden:

- Lassen Sie Ihren Händen eine kleine gegenseitige Massage zukommen, die aus dem augenblicklichen Bedürfnis heraus entsteht. Erproben Sie, wie ein etwas kräftigeres Kneten wirkt, ein zartes Streichen, ein anregendes Beklopfen oder behutsames Dehnen der Gelenke. Bleiben Sie dabei in Kontakt mit Ihrem übrigen Körper und Ihrer weichen, entspannten Atembewegung. Finden Sie den Atemrhythmus, der Ihnen angenehm ist, ohne sich anzustrengen, diese Handmassage und der kleine Zeitraum gehört nur Ihnen.

Gönnen Sie sich die kleine Auszeit – sie kommt nicht nur Ihnen, sondern auch Ihrem Partner oder Ihrem Kind vielfach zugute!

Wenn Sie jetzt noch einen Schritt weitergehen möchten, dann gibt es eine sehr wirkungsvolle Kraftlenkungsübung, die Sie wahlweise im Sitzen oder im Stehen ausführen können:

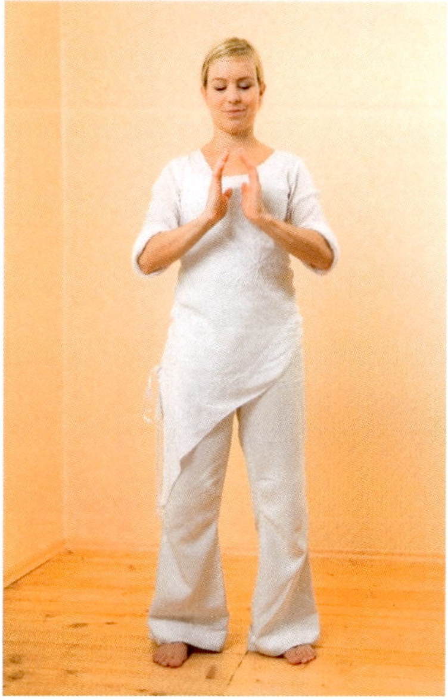
Die Kraft in den Händen spüren

- Stellen Sie sich vor, beim Einatmen Sauerstoff und Lebenskraft in Ihren Körper einströmen zu lassen, und zentrieren Sie diese Kraft beim Ausatmen in Ihrem Unterbauch und Beckenraum, bleiben Sie dabei in Kontakt mit Ihren Füßen. Die Atembewegung sollte für Sie leicht und angenehm sein, erzwingen Sie keine Atemvertiefung, die Ihnen unbehaglich ist. Bei dieser Übung ist die innere Vorstellung wichtiger als die tatsächliche Atembewegung.

Wenn Sie das Gefühl haben, dass Ihr Becken zu einer stabilen Basis geworden ist, können Sie beginnen, die Kraft mit dem Ausatmen in die Hände zu lenken.

- Stellen Sie sich vor, wie Lebenskraft und Heilkraft in Ihre Hände fließen. Sie können jede Stellung der Hände wählen, die Ihnen angenehm ist. Die stärkste Wirkung wird meist erreicht, wenn die Hände wie bei einer Gebetsstellung vor der Brust gehalten werden, aber mit einem kleinen Abstand, also ohne gegenseitige Berührung. Sie können mit dem Abstand und der Stellung der Hände zueinander experimentieren. Achten Sie darauf, was dabei geschieht: Wenn Sie in der Konzentration bleiben, werden Sie wahrscheinlich bald das Gefühl haben, dass Ihre Handflächen zu kleinen Wärmestrahlern werden, die gleichzeitig magnetische Kräfte besitzen, anziehend oder abstoßend – beides ist möglich, abhängig vom Abstand der Hände.

Wenn Sie sich so auf die Massage vorbereiten, wachsen nicht nur Kraft und innere Ruhe, sondern auch Intuition und Wahrnehmungsfähigkeit für Ihr Kind, für Ihren Partner und für jeden anderen Menschen.

Selbstbehandlung

Vielleicht überrascht Sie dieses Kapitel, vielleicht denken Sie: »Wofür brauche ich das?« Ich möchte Ihnen das breite Wirkungsspektrum näherbringen:

- Die Selbstbehandlung ermöglicht, zu üben und die Wirkung unmittelbar am eigenen Körper zu erfahren. Je vertrauter Ihnen so die »Technik« der Schmetterlingsmassage wird, je besser Sie Ihre Wirkung kennen und einschätzen können, umso wahrscheinlicher werden Sie bald beglückende Momente bei der Massage Ihres Babys erleben.
- Sie lernen eine Methode kennen, wie Sie selbst ihr vegetatives Nervensystem beeinflussen können – als entscheidende Voraussetzung für eine gelingende Massage.
- Sie werden feststellen, Selbstmassage ist sehr erholsam und hilft, in kurzen Pausen gut zu regenerieren.
- Neben der gegenseitigen Massage durch Ihren Partner oder einen Menschen Ihres Vertrauens bietet die Selbstmassage eine wunderbare Erfahrungsgrundlage, die auch dann einsetzbar ist, wenn kein anderer Mensch verfügbar ist.
- Die Position Ihres Körpers hat großen Einfluss auf die Wirkung der Massage. Wenn Sie selbst im Stehen, Sitzen und Liegen Erfahrung sammeln, können Sie leichter einschätzen, wie Ihr Baby darauf reagieren wird, und können geeignete Abwandlungen der Babymassage entwickeln.

- ➤ Manche Erwachsene (und auch Babys) reagieren zunächst überempfindlich und daher scheinbar abwehrend auf Berührung, doch gleichzeitig besteht unbewusst große Sehnsucht danach. Manchmal verbergen sich hinter der Ablehnung Verletzungen, manchmal ist das Nervensystem übersensibel, ohne leicht erkennbaren Grund. Hier kann die Selbstberührung ein erster Schritt zu mehr Berührungstoleranz und schließlich zur Freude an bindungsstärkender Berührung durch andere Menschen werden.
- ➤ Nicht zuletzt ist es für viele Menschen ein großer Schritt zur Eigenverantwortlichkeit und der Beginn der Selbstheilung, wenn Sie sich Zeit und Aufmerksamkeit widmen und eine ganz bewusste körperliche Zuwendung gönnen.

Im folgenden Abschnitt finden Sie Anregungen für Selbstbehandlungen in verschiedenen Positionen.

Stehend

Sie kann als erfrischende Kurzentspannung verwendet werden, die zwischen Ihren häuslichen Alltagsaufgaben leicht einen Platz finden wird. Nutzen Sie doch z.B. die drei Minuten, bis das Programm der Waschmaschine endet, für eine kleine Selbstversorgung, anstatt bis dahin noch mal durchzustarten. Eine kurze Selbstmassage ist auch ein wunderbares Anfangsritual für die Massage Ihres Kindes.

- ❖ Streichen Sie mit beiden Händen vom Scheitel aus seitlich über Ihren Kopf, über Ihre gesamte Körpervorderseite, soweit die Arme reichen, oder bis über die Füße, wenn Sie sich bücken mögen. (1)

- ❖ Schütteln Sie Ihre Brustmuskeln ein wenig, das entlastet auch den Rücken und tut der Milchproduktion gut, wenn Sie eine stillende Mutter sind. (2)

❖ Streichen Sie mit den Fingerspitzen beider Hände über Ihr Brustbein von oben nach unten, dann über den Rippenbögen nach rechts und links zu den Flanken. Als Abschluss wiederholen Sie den langen Strich vom Anfang. (3)

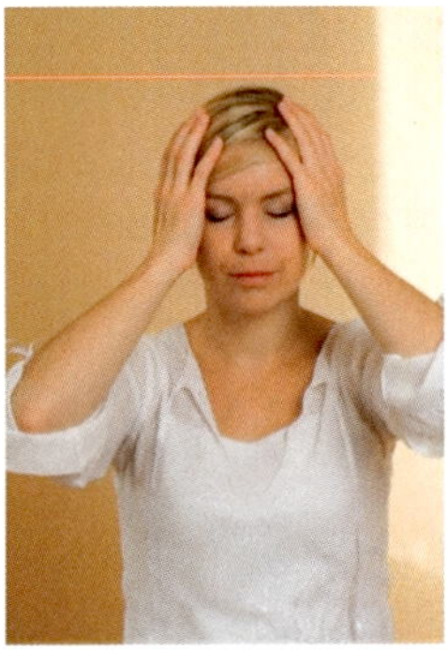

(1) Kopf abstreichen

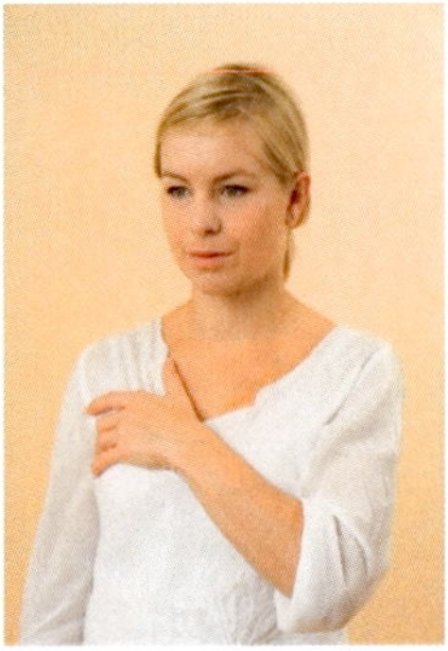

(2) Sanftes Schütteln der Brustmuskeln

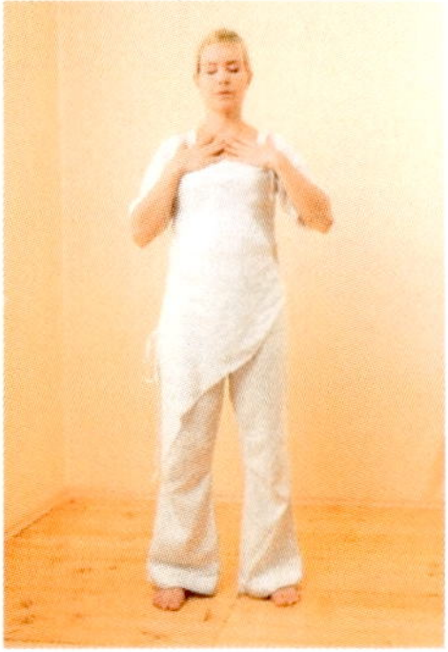

(3) Oberkörper abstreichen

Sitzend

Sitzend können Sie eine effektive kleine Erholungspause gestalten, die Sie bereits etwas tiefer mit sich in Kontakt bringt und wie eine kurze Meditation wirken kann. Sie können dafür einen bequemen Stuhl wählen und sich anlehnen.

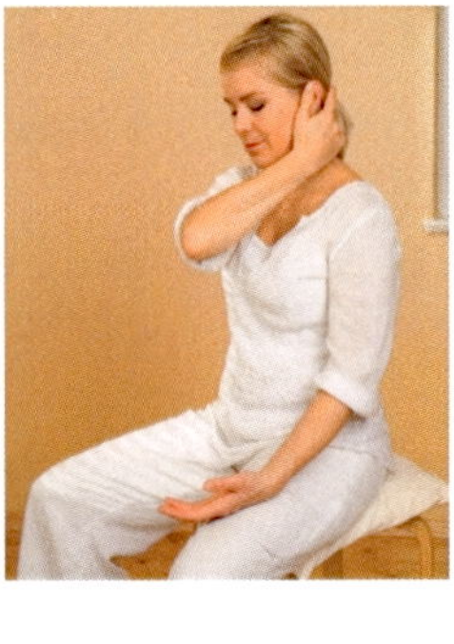

(1) Hals abstreichen

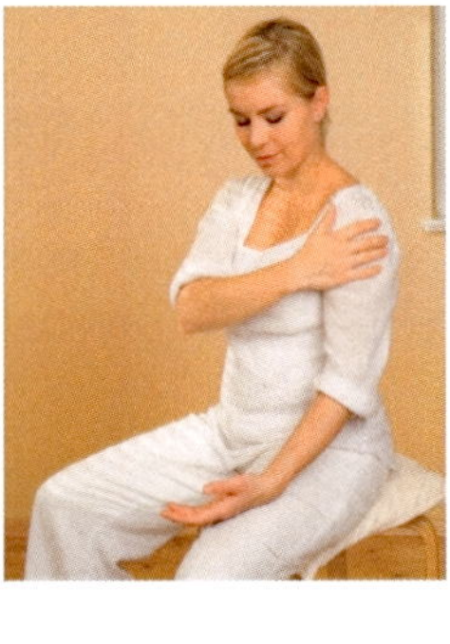

(2) Oberarm abstreichen

- Beginnen Sie ebenfalls mit den langen Verbindungsstrichen vom Kopf bis zu den Beinen oder bis zu den Füßen.

- Danach streichen Sie mit der rechten Hand über die linke Kopfseite, Schulter, Arm und Hand, dann auf der anderen Seite. (1, 2)

- Streichen Sie vom Scheitel aus nach vorne, zur Seite und über den Hinterkopf, als ob sie eine Haube glätten wollten, und verteilen Sie kleine Kreise auf der gesamten Kopfhaut. Diese Massage hilft oft bei leichten Kopfschmerzen! (3)

- Streichen Sie von der Stirnmitte nach außen zu den Schläfen. (4)

- Zeichnen Sie einen Kreis um die Augen: am inneren Ende der Augenbrauen beginnend, über die Brauen, um die Augenhöhle herum, bis der Kreis sich (fast) schließt. (5)

- Streichen Sie mit dem rechten und linken Mittelfinger von oben nach unten über den Nasenrücken. (6)

- Streichen Sie von der Nasenwurzel in einer gebogenen Linie nach rechts und links bis zur Mitte der Ohren. (7)

- Gleiten Sie entlang der äußeren Ränder der Ohrmuscheln von oben nach unten sowie im nicht behaarten Teil des Kopfes hinter den Ohren. (8, 9)

- Kreisen Sie auf den beiden Kaumuskeln. (10)

- Streichen und kreisen Sie oberhalb und unterhalb der Lippen, jeweils von innen nach außen, das entspannt Ihren Mund – und macht danach das Lächeln leichter. (11)

- Zeichnen Sie einen kleinen Strich von der Unterlippe zur Kinnspitze, danach auf der Kinnspitze sanft kreisen. (12)

❖ Streichen Sie sanft den Mundboden aus. Wenn Sie diese Bewegung als Selbstmassage ausführen, ist es bequemer, mit dem Handrücken zu streichen. (13)

❖ Streichen Sie auf der Schädelbasis von der Mitte nach außen, danach folgen kreisende Bewegungen. (14)

❖ Streichen Sie auf den Halsmuskeln rechts und links neben der Wirbelsäule von oben nach unten, es folgen kreisende Bewegungen. (15)

❖ Streichen Sie noch einmal den rechten und den linken Arm vom Scheitel bis zur Fingerspitze ab.

❖ Tupfen Sie leicht auf die Handfläche.

❖ Streichen Sie Ihre Hand vom Handballen bis zu den Fingern aus, dann jeden Finger einzeln »abschlüpfen«. (16)

❖ Schließen Sie noch einen Moment die Augen, lassen Sie sich Zeit, den Atem und die Massagenachwirkung zu spüren.

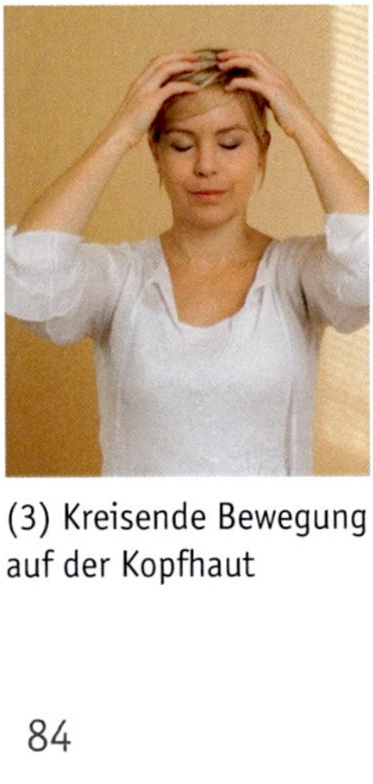

(3) Kreisende Bewegung auf der Kopfhaut

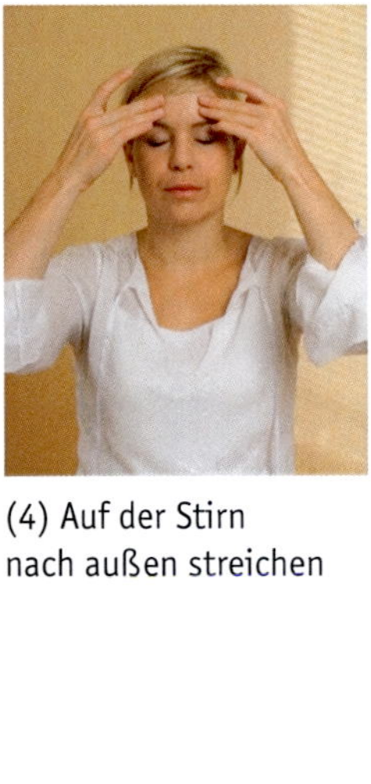

(4) Auf der Stirn nach außen streichen

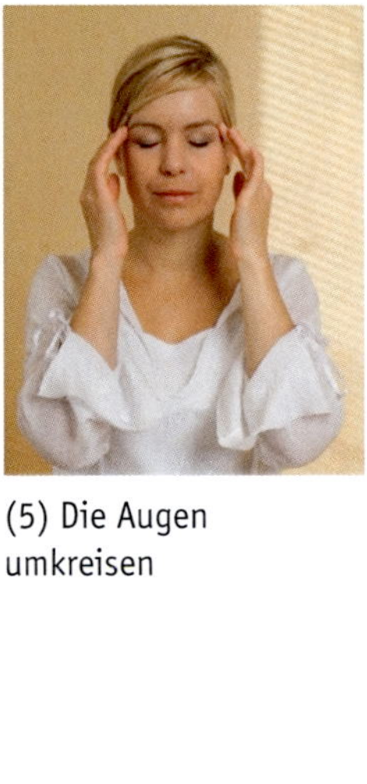

(5) Die Augen umkreisen

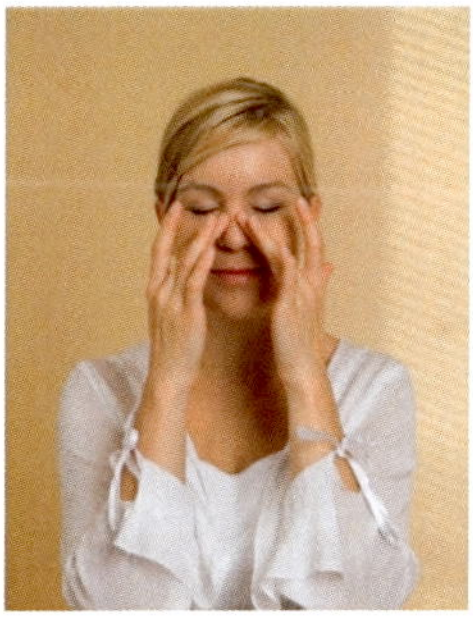

(6) Über den Nasenrücken abstreichen

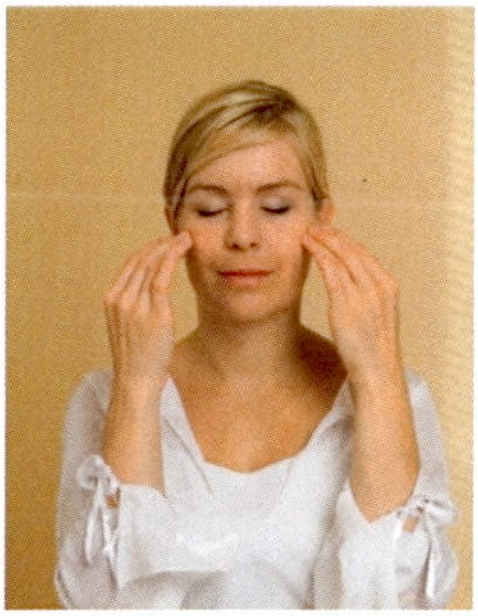

(7) Von der Nase zu den Ohren streichen

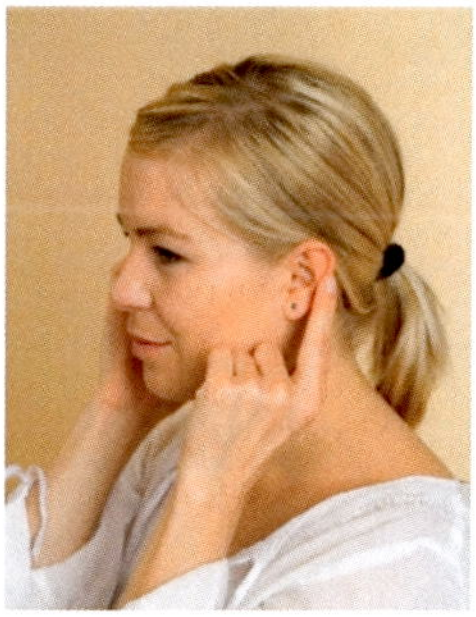

(8) Über die Ohren abstreichen

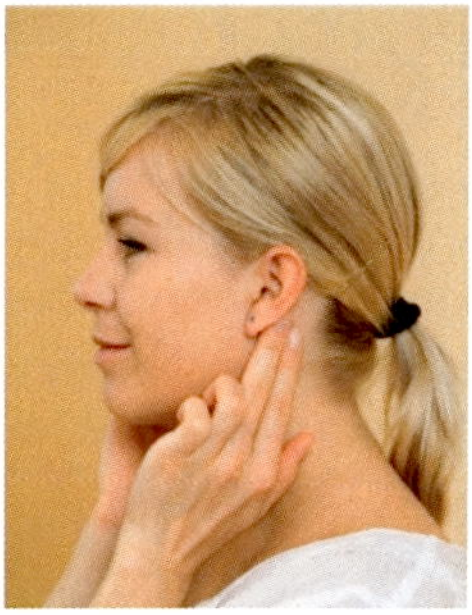

(9) Hinter den Ohren abstreichen

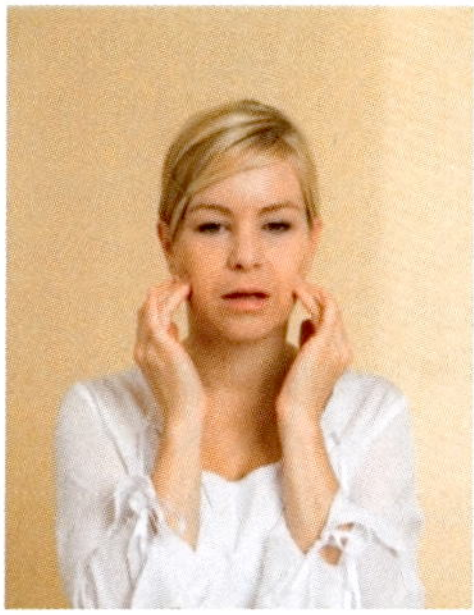

(10) Kleine Kreise auf den Kaumuskeln

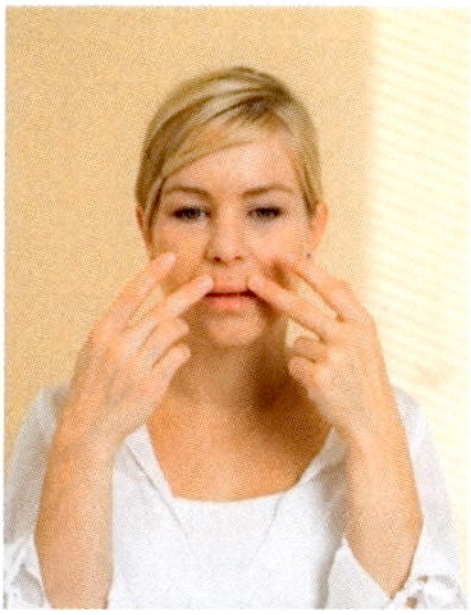

(11) Oberhalb der Oberlippe ausstreichen

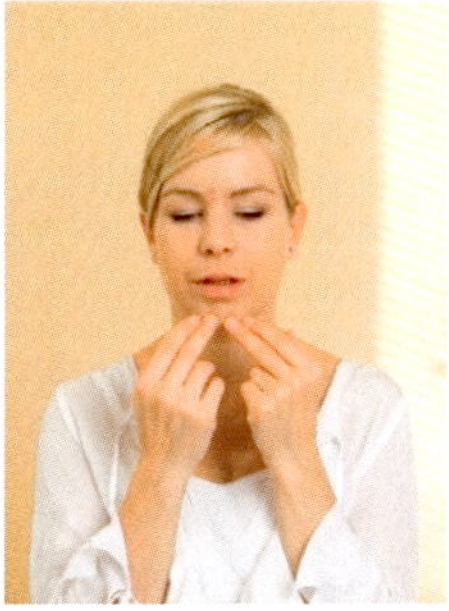

(12) Kreise auf der Kinnspitze

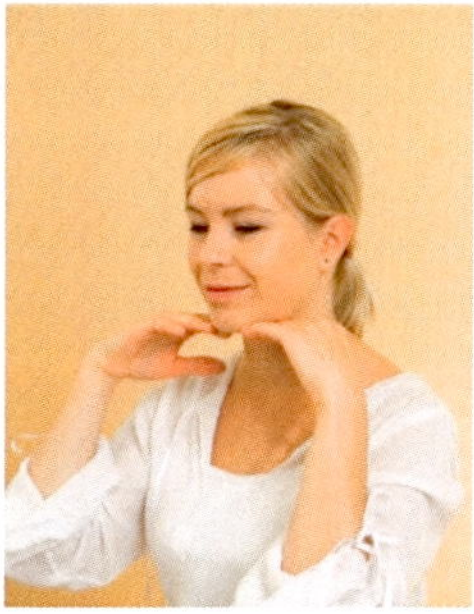

(13) Den Mundboden ausstreichen

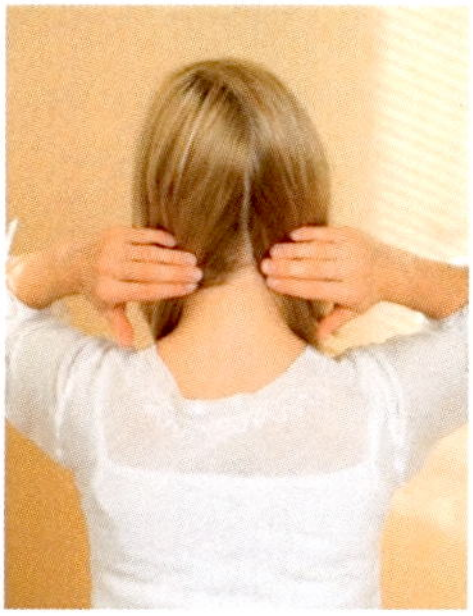

(14) Auf der Schädelbasis nach außen streichen

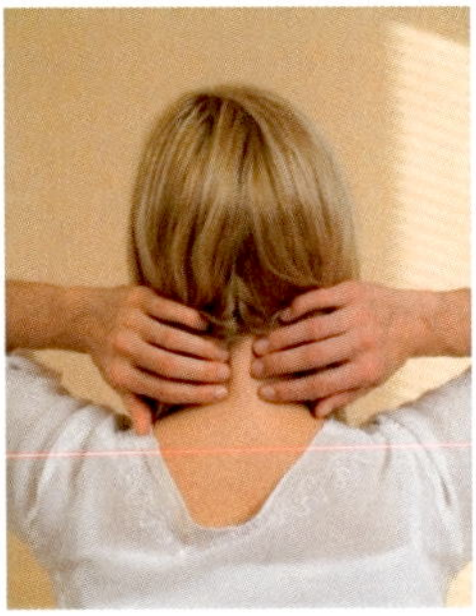

(15) Auf den Halsmuskeln abwärts streichen

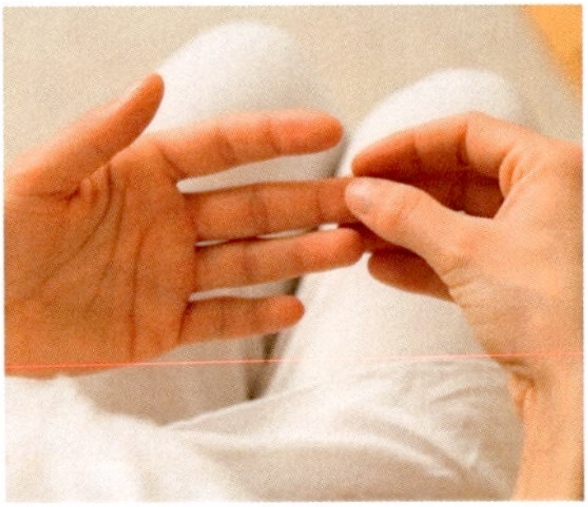

(16) Jeden Finger einzeln abstreichen

Liegend

Hier kann die Selbstbehandlung zu einer wirklich tiefen Entspannung, zu einer Selbstbegegnung und einer bewussten Selbstversorgung führen. Da die Wirbelsäule aufliegt, können die Rückenmuskeln ebenfalls loslassen und sich spürbar erholen. Ganz besonders in den ersten Wochen nach der Geburt ist diese entlastende Übung – auch als Ergänzung zur Rückbildungsgymnastik – sehr zu empfehlen.

Falls Sie noch unter körperlichen oder seelischen Verletzungen aus der Vergangenheit leiden, können Sie die Eigenanwendung der Schmetterlingsmassage sogar als einen Schritt auf dem Weg zur Selbstheilung nutzen. Sie selbst entscheiden nämlich jetzt, welche Berührung, in welchem Tempo, mit welcher Dauer, welcher Intensität Sie sich geben möchten. Sie können damit Ihre Selbstwahrnehmung und Selbstverbundenheit stärken – worauf Kinder so positiv reagieren!

Und wenn Sie sich entscheiden, selbst etwas für Ihre Heilung zu tun, übernehmen Sie mehr Verantwortung für sich. Körperliche Verletzungen oder der Mangel an Zuwendung können mit den sanften Berührungen noch einmal angenommen und vielleicht betrauert werden. Manchmal beginnen Tränen zu fließen. Sie haben Ihr Heilmittel – Ihre Hände und Ihre freundlichen Gedanken – zur Verfügung. Wenn es Ihnen in diesen Momenten gelingt, sich selbst gut zu versorgen, haben Sie gleichzeitig eine entscheidende Voraussetzung geschaffen, wirklich bindungsstärkende Berührung mit Ihrem Kind zu erleben.

Selbstverständlich können Sie die Behandlung im Liegen auf wenige Minuten begrenzen, etwa wenn Ihr Baby gerade eingeschlafen ist und Sie nur eine kleine Pause machen wollen. Bitte denken Sie daran: Wenn Sie erst vor wenigen Wochen ein Kind geboren haben, stärkt es Leib und Seele nachhaltig, sich wenigstens einmal am Tag eine kleine Erholungsphase zu gönnen und Ihren Haushalt zurückstellen.

Sie können mit dieser Übung eine tiefe Entspannung erreichen, wenn Sie sich noch ein wenig mehr Zeit nehmen und dafür sorgen, möglichst ungestört zu sein. Die beiligende CD enthält Musik und eine gesprochene Anleitung, um Ihnen die Anwendung zuhause zu erleichtern.

Wählen Sie eine angenehme Unterlage und legen Sie sich auf den Rücken. Sorgen Sie für eine bequeme Stellung der Beine, meist bewährt sich eine dicke Rolle unter den Kniekehlen oder ein Polster für die ganzen Unterschenkel, sodass sie etwas höher liegen. Manchmal ist ein kleines Kissen unter dem Gesäß angenehm, weil dadurch das Hohlkreuz leichter auf die Unterlage sinken kann. Ein kleines Polster unter den beiden Oberarmen macht die Selbstmassage noch komfortabler (siehe Foto S. 103).

Wenn Sie die Übung als werdende Mutter machen, drehen Sie sich bitte sofort auf die Seite, wenn Sie sich nicht mehr wohl fühlen, da der Kreislauf in Rückenlage mit zunehmendem Gewicht des Kindes instabil werden kann. Sie können einen Teil der Massage sinngemäß in Seitenlage, am besten mit einem Kissen zwischen den Beinen, weiterführen. Eine gute Alternative stellt auch die halbsitzende Stellung dar (siehe S. 102f.).

❖ Lassen Sie sich etwas Zeit für die Vorbereitung und spüren Sie, ob Sie wirklich bequem liegen oder ob Sie noch etwas verändern möchten.

❖ Nehmen Sie Kontakt zur Unterlage auf und spüren Sie, dass es einen sicheren Boden unter Ihnen gibt, der Sie zuverlässig trägt.

❖ Lockern Sie Ihre Kleidung besonders im Bauchbereich und beobachten Sie Ihren Atem. Vielleicht finden Sie die Vorstellung angenehm, beim Einatmen jede Zelle des Körpers mit Sauerstoff zu versorgen und beim Ausatmen Verbrauchtes oder Belastetes abfließen zu lassen.

- Streichen Sie vom Scheitel mit beiden Händen seitlich über den Kopf herunter, sanft über den Oberkörper, bis über die Oberschenkel. Wenn Sie beweglich genug sind, können Sie jeweils ein Bein anheben und bis über die Füße abstreichen.

- Streichen Sie mit der rechten Hand die linke Kopfhälfte und den linken Arm und die Hand ab, danach die andere Seite.

- Streichen Sie vom Scheitel aus über den Kopf ab (wie das Glätten einer Haube), ohne den Kopf anzuheben. Danach kreisen Sie langsam und sanft auf der Kopfhaut, so weit sie im Liegen erreichbar ist.

- Streichen Sie auf der Stirn mit den Fingerspitzen beider Hände von der Mitte nach außen ab.

- Beschreiben Sie je einen Kreis um die Augenhöhle, beginnend auf dem inneren Ende der Augenbrauen.

- Streichen Sie mit den beiden Mittelfingern von der Nasenwurzel bis zu Nasenspitze, dann von der Nasenwurzel über die Wangen bis zu den Ohren.

- Zeichnen Sie die äußeren Ränder der Ohrmuschel von oben nach unten nach sowie den nicht behaarten Teil des Kopfes hinter den Ohren.

- Kreisen Sie auf den beiden Kaumuskeln, lassen Sie den Unterkiefer dabei soweit wie möglich sinken.

- Streichen und kreisen Sie oberhalb und unterhalb der Lippen, jeweils von innen nach außen, verbinden Sie Unterlippe mit

Kinnspitze und streichen Sie den Mundboden von innen nach außen sanft aus.

- Greifen Sie unter den Kopf ohne ihn anzuheben. Streichen Sie auf der Schädelbasis von der Mitte nach außen auf und lockern Sie die Muskelansätze mit behutsamen Kreisen.

- Streichen Sie die Halsmuskeln soweit erreichbar von oben nach unten ab, danach folgen kleine Kreise.

Jetzt ist eine kleine Pause empfehlenswert: Lassen Sie die Arme einen Moment ausruhen und spüren Sie, wie sich Ihr Kopf jetzt anfühlt, wie Ihr Atem fließt und wie Sie sich insgesamt fühlen. Möchten Sie weitermachen oder ist es für diesen Moment genug? Wenn die Geburt noch nicht lange zurückliegt oder Sie viel leisten mussten, kann es sein, dass Sie nach dieser kleinen Übung »rechtschaffen« müde werden, aber auch erholsam schlafen können.

Wenn Sie sich entscheiden, den nächsten Teil der Massage anzuschließen, können Sie jetzt so vorgehen (siehe auch Abbildungen ab S. 111):

- Streichen Sie sanft vom Hals zur Schulter aus und verteilen Sie leichte Schüttelbewegungen auf dem oberen Rand der Schultermuskeln. Massieren Sie danach mit kleinen Kreisen auf der Rückseite der Schultermuskeln.

- Umfassen Sie das Schultergelenk und schütteln Sie es sanft.

- Setzen Sie die Fingerspitzen auf die Brustwand kurz vor dem Schultergelenk und vor der Achselhöhle und lockern Sie mit leichtem Schütteln die darunterliegenden Muskeln.

- Streichen Sie den oberen Brustkorb mit weichen Händen von der Mitte zur Seite flächig aus.

- Streichen Sie mit den Fingerspitzen die Zwischenräume der Rippen – soweit erreichbar – von innen nach außen zart aus, beginnen Sie dabei unter dem Schlüsselbein und setzen Sie die Bewegung bis an das untere Ende des Brustkorbs fort. Danach folgen kreisende Bewegungen.

- Streichen Sie mit den Fingerspitzen beider Hände über das Brustbein abwärts bis zum Ende des Brustkorbs, folgen Sie dann den Rippenbögen und streichen Sie auf beiden Seiten nach außen zu den Flanken.

- Streichen und kreisen Sie unmittelbar unter den Rippen sehr behutsam von der Mitte nach außen – Sie erreichen damit das Zwerchfell und den Solarplexus.

- Zeichnen Sie große Kreise auf Ihren Bauch: von rechts unten beginnend aufwärts bis nahe zum Rippenbogen, dort quer zur linken Seite und abwärts nach links unten, in der »Bikinifalte« nach rechts, zurück zum Ausgangspunkt. Auf diesem großen Kreis können Sie kleine, tiefe Kreise verteilen, wie die Ziffern einer Uhr.

- Streichen Sie zwischen den Beckenknochen von der Mitte nach außen aus, danach dort sanft kreisen.

- Wenn Sie eine frische Kaiserschnittnarbe haben oder den letzten Teil der Massage nicht angenehm finden, können Sie zur Selbstheilung beitragen, wenn Sie die Hände sanft und bequem auf den Unterbauch legen und sich vorstellen, beim Einatmen Kraft aufzunehmen und beim Ausatmen durch die Hände in den Beckenraum einzustrahlen.

- Streichen Sie als Abschluss vom Kopf bis zum Oberschenkel und bis zu den Armen aus.

Gönnen Sie sich danach eine kleine Pause zum Nachruhen und zum Nachspüren.

Wie der Zauber der Schmetterlingsmassage entsteht

Die wichtigste Voraussetzung für eine beglückende Massage ist, dem anderen Menschen diese Berührung gerne zu geben. Jeder Mensch ist eine Kostbarkeit, und wenn wir dies mit der Schmetterlingsberührung ausdrücken, schaffen wir für den Gebenden und den Annehmenden eine innere Erfahrung von Wertschätzung und Dankbarkeit. Darüber hinaus können Sie die Wirkung der Berührung wie folgt verstärken:

- Nehmen Sie immer wieder bewusst Verbindung zu Ihrem Atem auf und stellen Sie sich vor, wie sich Ihr Atem mit Ihren Massagebewegungen verbindet: »Er fließt in die Hände hinein.«

- Lösen Sie immer wieder ein wenig die Spannung in Ihren Kiefermuskeln (»Mund lockern«), das macht Ihre Hände weich und anschmiegsam.

- Bleiben Sie in Kontakt mit Ihrem eigenen Körper und sorgen Sie dafür, dass Ihre Haltung möglichst bequem ist.

- Versuchen Sie, viel Aufmerksamkeit zu Ihren Händen zu lenken – sie sind die »Ver-Bindungs-Stelle«, dort spüren Sie sowohl sich selbst als auch Ihren Partner. Es lohnt sich zu entdecken, wie viel Begegnung und Innigkeit über den Kontakt durch die Hände möglich ist. Diese Erfahrung steigert die Wahrnehmungsfähigkeit und setzt diesen so besonderen körperlichen »Informations«-Austausch in Gang. Wenn diese Fähigkeit wächst, dann bereichert und erfüllt sie auch die Sexualität.

- Lassen Sie sich Zeit. Langsame Bewegungen erreichen den Partner intensiver, ermöglichen das vegetative »Umschalten« hin zur Entspannung.

- Gönnen Sie sich lieber eine Pause oder beenden Sie mit einem Abstreichen die Massage, wenn Sie nicht mehr bequem sitzen können, Anstrengung empfinden oder müde werden.

❖ Gestalten Sie die Schmetterlingsmassage als bindungs- und liebesstiftende Meditation für sich selbst, Ihren Partner – und für Ihre Kinder.

Schmetterlingsmassage

für Erwachsene

1. Schmetterlingsmassage – Nahrung für Leib und Seele

»Meine frühen Jahre sind mit meiner Mutter verbunden ...
Ich erinnere mich, wie wohl ich mich auf ihrem Rücken fühlte ...
Wenn ich hungrig oder durstig war,
gab sie mir ihre vollen Brüste ...
In der Nacht, wenn mich keine Sonne wärmte,
machten das ihre Arme und ihr Körper. Als ich älter wurde,
konnte ich von meinem sicheren Platz auf ihrem Rücken
beobachten, soviel ich wollte, und wenn ich müde wurde,
brauchte ich nur die Augen zu schließen.«
Kabongo, ein ostafrikanischer Kikuyu-Häuptling,
erinnert sich an seine frühe Kindheit[15]

In vielen Völkern gibt es wunderschöne Rituale, die eine Kinderseele willkommen heißen, manchmal sogar schon vor der Empfängnis. So wird Bindung zwischen den Eltern und ihrem ungeborenen Kind von Anfang an gestärkt. Auch wenn die Frauen einen Teil ihrer alltäglichen Pflichten weiter erfüllen, so gibt es in den meisten Traditionen Schutz und Rücksichtnahme der Familie oder der sozialen Gemeinschaft für die werdende Mutter. Unser menschlicher Urinstinkt weiß, dass gute vorgeburtliche Erfahrungen nicht nur die Mutter stärken, sondern auch dem Kind zugutekommen. Die Fürsorge in der Schwangerschaft bereitet Mutter und Kind auf die Herausforderung der Geburt und auf das Leben mit dem Baby vor. Doch unser immer schneller werdender Lebensrhythmus, die große Mobilität, verbunden mit einem häufigen Wechsel der sozialen Beziehungen, und hohe Leistungsanforderung machen es in unserer Gesellschaft vielen Eltern schwer, genug Ruhe und wirkliche Aufmerksamkeit für sich selbst und ihr Baby sowohl vor als auch nach der Geburt aufzubringen.

Inzwischen gibt es viele sehr genaue wissenschaftliche Untersuchungen, die belegen, wie prägend gerade die frühesten Erfahrungen sind. Ein chronisch hohes Niveau an Stresshormonen belastet nicht nur eine werdende Mutter sondern auch das Nervensystem des heranwachsenden Kindes.[16]

Die wachsende Zahl unruhiger Säuglinge in den industrialisierten Ländern legt nahe, dass die Anfänge des Lebens nicht nur medizinische, sondern in viel größerem Maß emotionale Unterstützung und konkrete Hilfe im Alltag brauchen.

Viele Erwachsene haben in unserem Kulturkreis nur wenig »nährenden« Körperkontakt erfahren und gleichzeitig gibt es wohl kaum eine junge Mutter, die sich nicht nach liebevollem Körperkontakt sehnt.

Der Körper der Mutter erinnert sich in der Schwangerschaft, während und nach der Geburt verstärkt an frühe Erfahrungen – und das gilt in etwas abgeschwächter Form auch für werdende Väter. In dieser Zeit öffnet sich die körpereigene »Erinnerungskassette«: Sowohl nährende als auch belastende Erfahrungen werden zugänglich, wieder spürbar. So manche Stimmungsschwankung von werdenden Müttern hat darin ihren Ursprung. Genau hier besteht die große Chance, mit einfachen Mitteln ausgleichend, manchmal sogar heilend zu wirken. Jede wirklich wohltuende körperliche Zuwendung hat eine stärkende Wirkung, sowohl für Mutter oder Vater als auch für das ungeborene oder geborene Baby, und wirkt in dieser sensiblen Phase ganz besonders tiefgehend.

Da die spezielle Berührungsqualität der Schmetterlingsmassage besonders geeignet ist, frühkindliche Bedürfnisse anzusprechen, setzt sie sich wie von selbst mit der »Erinnerungskassette« in Verbindung und versorgt sowohl den Erwachsenen als auch das »innere Baby«, das in ihm wohnt. Die Zartheit und Langsamkeit der Schmetterlingsmassage eignen sich dazu, ein bindungsstärkendes und nervenberuhigendes Ritual zu werden, das nicht nur wohltuend wirkt, sondern auch eine objektiv stressreduzierende Wirkung hat.

Schmetterlingsmassage für Paare

Sie schaffen die beste Voraussetzung, sich intuitiv auf Ihr Baby einzustellen, wenn Sie – wie im vorausgegangenen Kapitel beschrieben – zunächst einzelne Teile der Massage an sich selbst kennen lernen und dann mit Ihrem Partner Schritt für Schritt den Ablauf erproben. Vielleicht mögen Sie sich dabei vorstellen, Ihre Partnerin oder Ihren Partner so zu massieren, als sei sie oder er für diesen Moment ein neugeborenes Baby.

Oft entsteht durch diese Erfahrung ganz spontan der Wunsch des empfangenden Partners, ebenfalls zu massieren – nicht nur, um die Zuwendung zurückzugeben, sondern auch, weil diese Form der Berührung beide, den Gebenden und den Annehmenden erfüllt und im doppelten Sinn des Wortes »berührt«.

Wenn Sie sich darauf einlassen, werden Sie den Zauber dieser zarten Berührungen immer besser verstehen. Gleichzeitig lernen Sie zu erahnen, wie Sie später die Schmetterlingsmassage speziell für Ihr Baby anpassen können.

Ideal sind kleine Massagesequenzen, die beide Partner kennen und sich – am besten regelmäßig – gegenseitig schenken. Je früher in der Schwangerschaft damit begonnen wird, umso besser für Eltern und Babys – aber auch nach der Geburt entfaltet die Schmetterlingsmassage ihre wunderbare Wirkung.

Durch die Massageerfahrung wächst sowohl die Wahrnehmung für den eigenen Körper als auch für die körperliche Befindlichkeit des Partners. Wenn Paare lernen, wie leicht und gleichzeitig wirkungsvoll sie das Befinden des Partners verbessern und kleine Beschwerden abbauen können, dann stärkt das die Paarbeziehung in dieser Lebensphase in ganz besonderer Weise.

Die Qualität dieser liebevollen Berührungen schafft auch eine besondere Vertrautheit und wachsende emotionale Nähe. Schmetterlingsberührung kann für Paare einen inneren Raum öffnen, der liebevolle, versorgende Berührung unabhängig von der Erfüllung sexueller Bedürfnisse ermöglicht. Gleichzeitig ist diese Art der Berührung aber auch eine besonders gute Basis für beglückende sexuelle Erfahrung. In unserer Kultur ist die bindungsstärkende Kraft bislang wenig bekannt und genutzt, die in einer spannungsausgleichenden und liebevollen, nicht-sexuellen Berührung liegt, die jede Grenze des Partners respektiert. Ganz besonders in der vor- und nachgeburtlichen Phase erweitert die Schmetterlingsmassage die Möglichkeiten der zärtlichen körperlichen Begegnung, kann vorübergehend die Sexualität ersetzen und später helfen, ihren Platz in der Paarbeziehung neu zu finden.

Wenn Paare diesen intensiven und doch behutsamen körperlichen Kontakt immer wieder aufbauen, verkraften die Frauen Geburt und Wochenbett nachweislich besser. Aber auch die Männer durchlaufen eine Zeit, in der sie sich ihrer eigenen frühen Kindheit näher fühlen und gleichzeitig mit ihren neuen Rollen in der Partnerschaft und als Vater zurechtfinden müssen. Jede Zuwendung, aber auch jeder Mangel werden in dieser Zeit wie durch ein Vergrößerungsglas wahrgenommen.

Die bindungsstärkende Erfahrung erleichtert den emotionalen Übergang vom Paar zur Familie oder zur Familienvergrößerung. Die tragfähige Bindung der Eltern zueinander gibt den Kindern eine sichere Basis, auf der sie sich wohl und geborgen fühlen und entspannt aufwachsen können.

Schmetterlingsmassage für alleinstehende Mütter

Unabhängig davon, ob Sie sich aktiv für ein Kind ohne Partner entschieden haben, oder die Situation – vielleicht verbunden mit viel Schmerz und Enttäuschung – ungeplant entstand, für Sie ist die Selbstfürsorge ganz besonders wichtig. Jeder Zugewinn an Stabilität und Wohlbefinden stärkt Sie und Ihr Kind. Gerade in dieser Situation glauben die Frauen oft, sich selbst und der Umgebung besonders viel Ausdauer und Unabhängigkeit beweisen zu müssen. Aber Sie werden Inseln zum körperlichen und seelischen Auftanken brauchen – nur müssen Sie leider vielfach auch dafür selbst sorgen. Gerade wenn Sie sehr stark und selbständig wirken, wird Ihnen vielleicht kaum Hilfe angeboten werden.

Im Kreis der Familie oder der Freunde gibt es jedoch fast immer jemanden, der ansprechbar ist, die junge Kleinfamilie ein wenig zu unterstützen. Auch der Kontakt zu anderen Alleinerziehenden ist oft hilfreich und es lohnt sich, rechtzeitig ein soziales Netz zu knüpfen.

In ihrer Zartheit ist die Schmetterlingsmassage so beschützend, dass sie auch für Menschen geeignet ist, die sich zwar mögen, aber (noch) nicht ganz nahestehen. Hemmschwellen unter Erwachsenen lassen sich oft leichter überwinden, wenn es darum geht, Babymassage zu lernen und zu üben.

Da man in kleinen Abschnitten üben kann und die Ausführung kaum anstrengend ist, kann der erste Massageschritt auch durchaus von Ihnen ausgehen, z. B. wenn der oder die Übungspartner/in die Schmetterlingsberührung noch nicht kennt. Wenn Gegenseitigkeit entsteht, ist das ein großer Gewinn für Mutter und Kind; denn Massageerfahrungen tragen dazu bei, dass sich zu Ihren Familien-Begleitern verbindliche und warme Beziehungen entwickeln und festigen.

2. Elemente der Schmetterlingsmassage für Erwachsene

In diesem Kapitel möchte ich Ihnen wichtige praktische Informationen rund um die Schmetterlingsmassage für Erwachsene vermitteln und den kompletten Ablauf vorstellen.

Zuerst gute Voraussetzungen schaffen

Mit einigen kleinen Vorbereitungen schaffen Sie geeignete Voraussetzungen für gute Massageerfahrungen:

- Sorgen Sie dafür, dass Sie in dem geplanten Zeitraum möglichst ungestört sind.

- Sorgen Sie für angenehme Raumtemperatur.

- Wählen Sie zwischen Massage auf dünner bequemer Kleidung oder auf der bloßen Haut – beides ist möglich.

- Angenehmes gedämpftes Licht, evtl. leise Musik und eine Duftlampe mit natürlichen Ölen fördern die Wirkung.

- Sie können auf einer weichen Unterlage auf dem Boden oder auf dem Bett massieren.

- Legen Sie ein Polster für bequeme Lagerung und eine Decke bereit. Lagerungsbeispiele finden Sie im folgenden Text.

- ❖ Für den Massierenden: Ist ein Sitzkissen oder ein Polster unter den Knien hilfreich? Ist die Kleidung weich und ausreichend gelockert? Sind die Hände warm und die Nägel kurz?

- ❖ Stimmen Sie sich ein, bevor Sie beginnen: Räkeln Sie sich ein wenig, um eigene Verspannungen zu lösen, gönnen Sie sich ein paar bewusste langsame, tiefe Atemzüge, die Bauch und Becken erreichen, um gut im eigenen Körper anzukommen; vielleicht eine kleine Handmassage oder ein Abstreichen des eigenen Körpers, um sich für diese zarte Massage zu öffnen.

Lagerungsmöglichkeiten

Position wählen

Wählen Sie eine wirklich günstige Lagerung – auch das ist für die Wirkung der Massage von entscheidender Bedeutung. Eine gute Position erleichtert von Anfang an körperliches Entspannen. Wenn Sie Ihrem Partner oder Ihrer Partnerin diese kleine Fürsorge zu Beginn der Massage zukommen lassen und ihn oder sie mit passenden Polstern versorgen, beginnt meist bereits hier eine emotionale Öffnung.

Hier einige praktische Tipps:

Rückenlage

Probieren Sie aus, wie hoch oder wie flach das Kopfpolster als angenehm empfunden wird. Eine kleine Rolle (Decke oder Nackenrolle) unter den Kniekehlen wirkt rückenentlastend und entspannungsfördernd.

Halbsitzende Position

Besonders bei werdenden Müttern ist eine halbsitzende Lagerung oft eine gute Lösung, weil der Kreislauf stabiler ist, als in flacher Rückenlage. Gegen Ende der Schwangerschaft ist eine Seitenlage oft günstiger, da sie weniger leicht zu Blutdruckabfall und Atemnot führt. Bitte richten Sie sich diesbezüglich nach Ihrem Empfinden. Manchmal ist die Rückenlage am Anfang der Massage sehr angenehm, trotzdem entsteht nach kurzer Zeit ein Unwohlsein. Mit einem Positionswechsel in Seitenlage verschwindet es wieder.

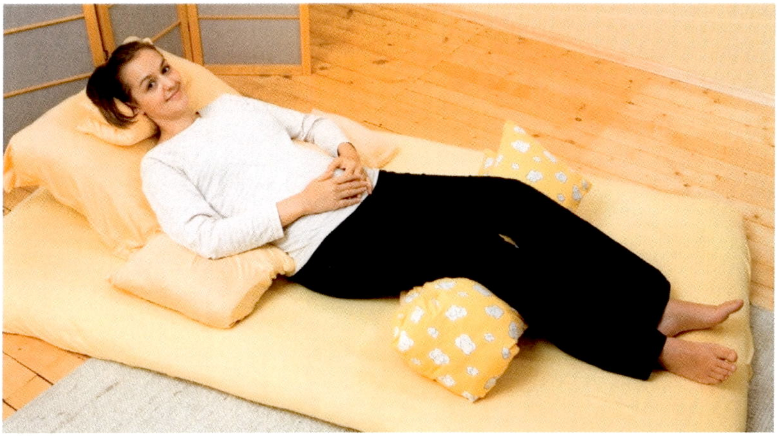

Halbsitzende Position, der Oberkörper kann bei Bedarf noch höher gelagert werden

Seitenlage
Auf der Seite liegend stützen Sie das obere Bein mit einem zusätzlichen Polster ab, evtl. auch den oberen Arm.

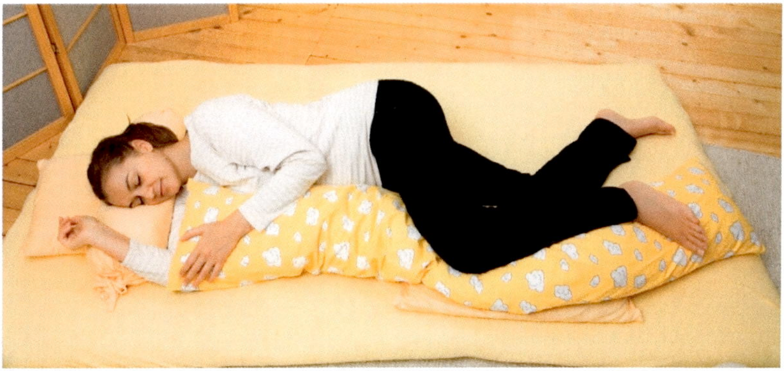

Seitenlage mit Polster

Stabile Seitenlage

Legen Sie den rechten Arm nach unten, rechtes Bein gestreckt, linker Arm und linkes Bein angewinkelt – oder umgekehrt. Es ist (vor allem für werdende Mütter) sehr angenehm, eine dicke zusammengerollte Decke oder ein Stillkissen unter den Arm und das Bein der oberen, gebeugten Seite zu legen.

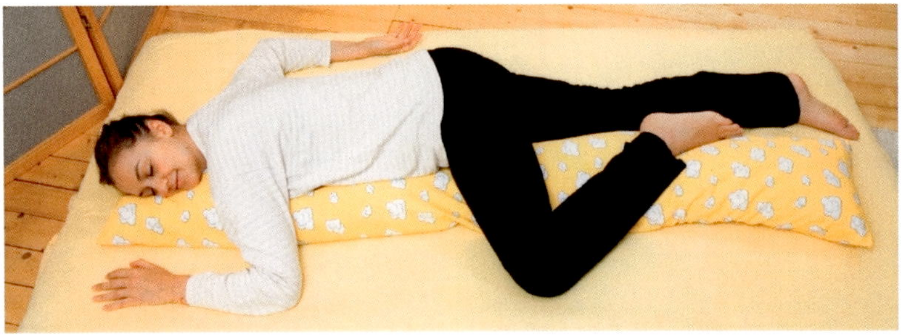

Stabile Seitenlage

Bauchlage

Legen Sie ein weiches Kissen unter den Bauch, damit die Wirbelsäule etwas gestreckt und bei den Frauen die Brust entlastet wird. Ein kleines Kopfkissen nach Wunsch, die Arme möglichst neben den Körper oder neben den Kopf legen. Eine kleine Rolle unter den Fußgelenken schafft zusätzliche Entspannung.

»Schwangeren-Bauchlage«

Dazu benötigen Sie ein Stillpolster o. ä., das ca. 1,5 Meter lang und nicht zu drall gefüllt ist, also noch gut beweglich.

Legen Sie das Polster zu einem Kreis zusammen, sodass Ihr Bauch in der Mitte Platz findet und sich die Brust oberhalb oder unterhalb des Polsters befindet.

Das Kopfkissen sollte so hoch sein, dass der Kopf weder nach unten hängt noch nach oben gedrückt wird. Eine Rolle unter den Füßen entspannt zusätzlich.

Für manche werdende Mutter ist diese Lagerung (meist werden 10–20 Minuten als angenehm empfunden) eine große Entlastung der

Wirbelsäule, häufig verringert sie Ischiasbeschwerden und Sodbrennen.

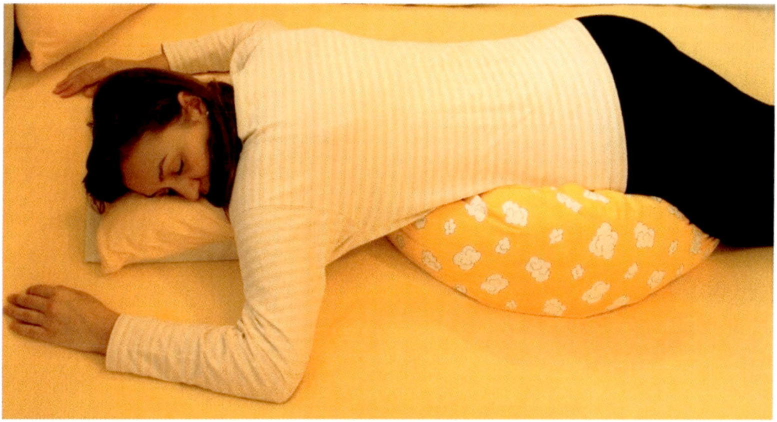

Schwangeren-Bauchlage

Reihenfolge der Griffe

Hier finden Sie alle Elemente der Schmetterlingsmassage in der ursprünglichen Reihenfolge beschrieben. Sie können sowohl den gesamten Ablauf, als auch einzelne Abschnitte oder einzelne Griffe üben. Eine gesamte Behandlung ermöglicht ein intensives Erleben des ganzen Körpers, aber vielfach ist es für den Gebenden und den Empfangenden sinnvoller, nur einzelne Teile der Massage zu erproben, dabei aber entspannt und aufmerksam zu bleiben.

Die Sicherheitsstation

Der Kontaktaufbau mit der Sicherheitsstation eignet sich, wie beschrieben, als Beginn jeder Massage und ist für jede Position geeignet.

Wählen Sie eine Stelle des Körpers aus, auf die Sie Ihre Hand ruhig und flächig auflegen, entspannen Sie sich, bleiben Sie in Kontakt mit

Ihrem Atem und beginnen Sie, die Aufmerksamkeit allmählich auch auf den Körper und auf den Atem Ihres Partners zu lenken. Dieser ruhige Erstkontakt beeinflusst die Qualität der Massage ganz wesentlich, weil sich in dieser Einstimmungsphase Ihr Partner auf die öffnende Berührung einstellen kann und weil Sie als Behandelnder einen intuitiven Kontakt aufbauen, der nicht vom Denken abhängig ist. Je öfter Sie das üben, umso selbstverständlicher und sicherer geschieht das – ohne weitere Anstrengung.

Behandlungsablauf in Rückenlage

Die langen Verbindungen

- Streichen Sie vom Scheitel aus seitlich über den Kopf und den Hals, dann über den ganzen Körper – wenn möglich – bis zu den Zehen. Sie können den langen Verbindungsstrich auch in eine obere und eine untere Hälfte aufteilen. Wenn Sie Ihre Partnerin massieren, sprechen Sie sich bitte ab, ob sie ein flächiges Ausstreichen der Brust wünscht. In allen anderen Fällen wird bei einer Frau nur der Zwischenraum zwischen den Brüsten ausgestrichen.

- Streichen Sie vom Scheitel über den Kopf bis zu den Fingerspitzen. Das Ausstreichen der Arme kann auch nacheinander erfolgen.

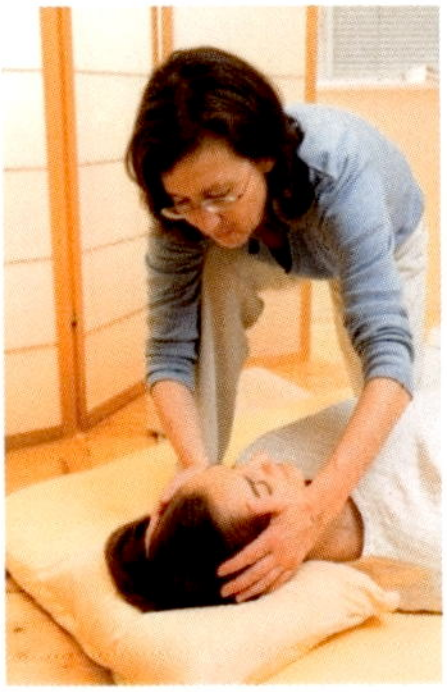
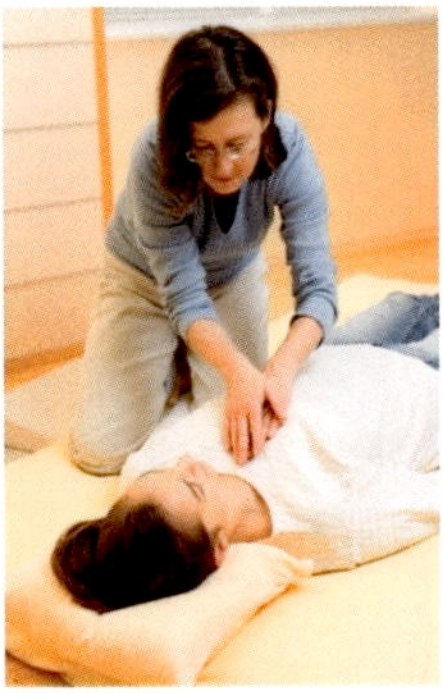
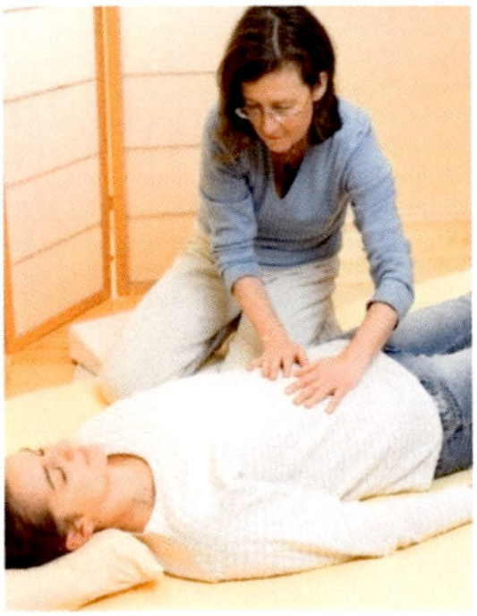

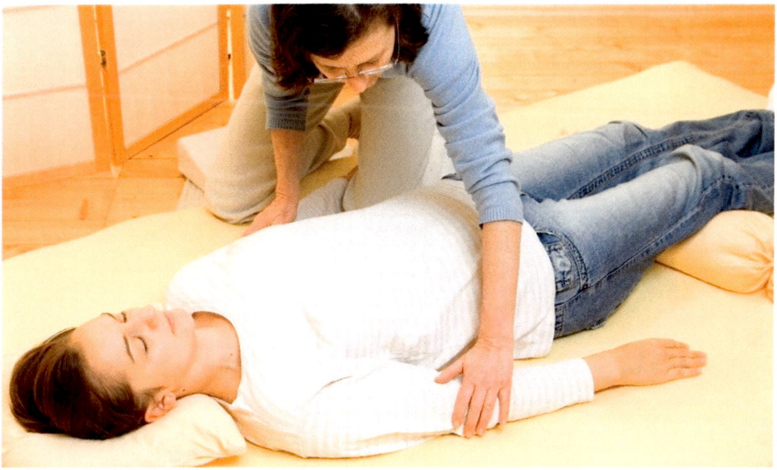

Arme symmetrisch austreichen

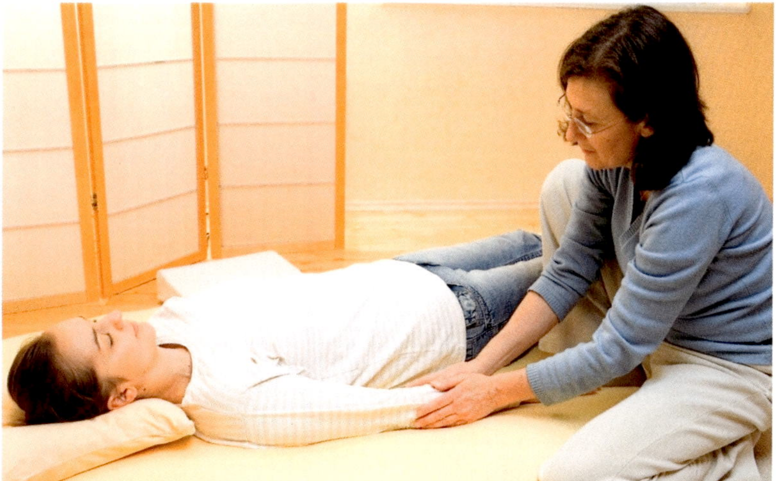

Die Arme nacheinander ausstreichen

Kopf und Hals

Orientieren Sie sich bitte an den Fotos zur Sebstmassage ab S. 82.

- Streichen Sie vom Scheitel aus über den Kopf, als ob Sie eine Haube glätten wollten, dann kreisen Sie auf der Kopfhaut.

- Streichen Sie mit den Fingerspitzen von der Stirnmitte nach außen zu den Schläfen, danach kreisen Sie von innen nach außen.

- Zeichnen Sie einen großen Kreis um jedes Auge, beginnend am inneren Ende der Augenbrauen, folgen Sie der Augenhöhle bis in die Nähe des Ausgangspunktes.

- Streichen Sie mit den Zeige- oder Mittelfingern von der Nasenwurzel zur Nasenspitze, dann von der Nasenwurzel über die Wange zu den Ohren.

- Streichen Sie auf dem äußeren Rand der Ohrmuschel von oben nach unten, danach zeichnen Sie einen Halbkreis hinter den Ohren (im nicht behaarten Bereich).

- Massieren Sie mit kleinen Kreisen die Kaumuskeln (sie liegen in der Mitte zwischen Ohr und Mund).

- Streichen sie um den Mund herum einen Kreis oder streichen Sie oberhalb der Oberlippe und unterhalb der Unterlippe von der Mitte aus zu den Mundwinkeln. Dementsprechend verteilen Sie kleine Kreise.

- Streichen Sie mit ein oder zwei Fingern von der Mitte der Unterlippe bis zur Kinnspitze und streichen Sie danach den Mundboden flächig aus. Zeichnen Sie kleine Kreise auf und unter der Kinnspitze.

- Greifen Sie behutsam unter die Schädelbasis und streichen Sie von der Mitte nach außen aus, dann kreisen.

- Wenn Sie eine Pause machen möchten, dann streichen Sie noch einmal vom Scheitel bis zum Becken ab und entspannen sich.

Arme, Hände und Brustkorb

- Streichen Sie vom Scheitel seitlich über den Kopf die Schultern, Arme und Hände aus.

- Streichen Sie Hals und Schultern noch einmal aus und verteilen Sie kleine Kreise oder Schüttelbewegungen auf den Muskeln neben der Halswirbelsäule und auf dem oberen Rand der Schultermuskeln von der Mitte nach außen sowie auf deren Rückseite. (1, 2)

- Fassen Sie das Schultergelenk und schütteln Sie es sanft. Schütteln Sie jeweils einen Arm (oder beide Arme zugleich, wenn Sie groß genug sind) an mehreren Stellen, bis Sie das Handgelenk erreichen. Bleiben Sie nicht zu lang an einer Stelle – die Bewegung soll unverkrampft bleiben! (3)

- Umfassen Sie mit einer Hand das Handgelenk Ihres Partners und streichen Sie diese Hand auf der Vorder- und Rückseite vom Handballen zu den Fingerspitzen hin ab oder streichen Sie mit beiden Händen ab. (4)

- »Tupfen« Sie kurz auf der Handfläche und massieren Sie die einzelnen Fingerzwischenräume von innen und außen mit kleinen Kreisen, die von Daumen und Zeigefinger gemeinsam ausgeführt werden.

- »Schlüpfen« Sie jeden einzelnen Finger sorgfältig zur Fingerspitze hin ab. Meist ist es sehr angenehm, wenn die Fingerspitze von der Bewegung »eingehüllt« wird, d. h. Daumen und Zeigefinger des Behandlers berühren sich am Ende der Bewegung.

- Wechseln Sie zur anderen Hand.

❖ Wenn Sie eine Pause machen möchten, dann streichen Sie noch einmal vom Scheitel bis zur Fingerspitze ab und entspannen sich.

❖ Als nächstes streichen Sie den oberen Brustkorb von der Mitte zu den Seiten hin flächig aus.

❖ Setzen Sie die leicht geöffneten Finger auf der Brustwand kurz vor der Achselhöhle auf, atmen Sie bewusst dabei weiter und lockern Sie mit schüttelndem Kreisen oder Vibrieren den darunterliegenden großen Brustmuskel. (5)

❖ »Zeichnen« Sie zart mit den Fingerspitzen die Zwischenräume der Rippen von innen nach außen nach, beginnend unter dem Schlüsselbein bis zum unteren Ende des Brustkorbs. Wenn Sie als Frau massiert werden, sprechen Sie sich bitte ab, ob Sie ein sinngemäßes Streichen auf der Brust spüren möchten. Nach dem »Zeichnen« können Sie kleine Kreise in den Zwischenrippenräumen von der Mitte nach außen symmetrisch verteilen. (6)

❖ Streichen Sie mit den Fingerspitzen beider Hände über das Brustbein, dann über die beiden Rippenbögen am Ende des Brustkorbs, bis Sie die Unterlage berühren. Das Brustbein ist ein sehr sensibler Bereich. Seien Sie hier ganz besonders achtsam. (7)

❖ Streichen Sie sanft unmittelbar unter dem Rippenbogen von der Mitte nach außen – Sie erreichen damit das Zwerchfell. Danach kreisen Sie von der Mitte nach außen, entweder mit den Fingerspitzen (kurze Nägel!) oder mit den beiden Daumen (dann können die Finger auf dem Brustkorb seitlich aufliegen). Vergessen Sie nicht weiterzuatmen, um dadurch Ihr eigenes Zwerchfell zu entspannen. (8, 9)

❖ Wenn Sie eine Pause machen möchten, dann streichen Sie noch einmal vom Scheitel bis zum Becken ab und entspannen sich.

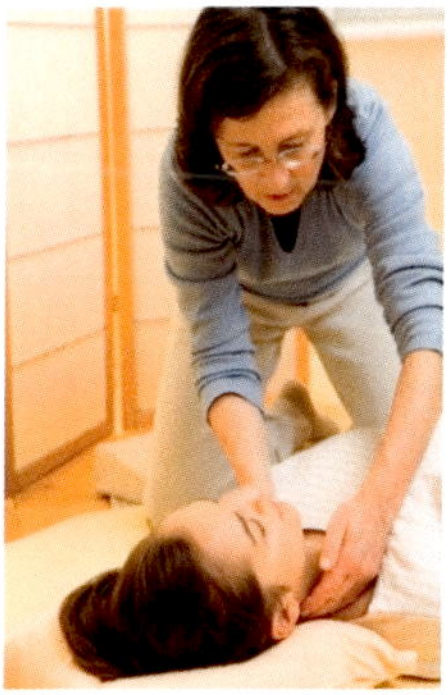

(1) Kreisende Bewegungen neben der Halswirbelsäule

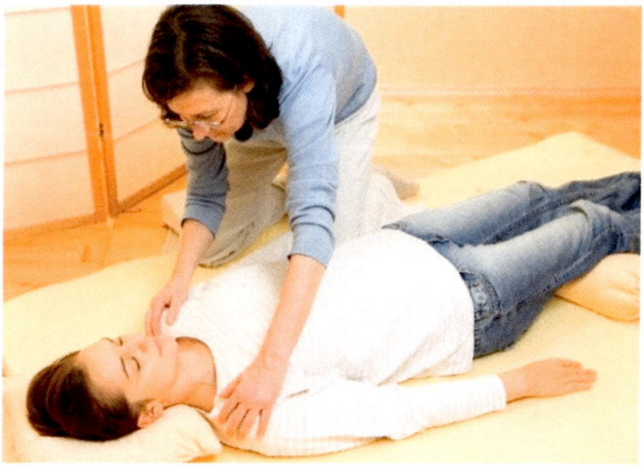

(2) Sanftes Schütteln der Schultermuskeln

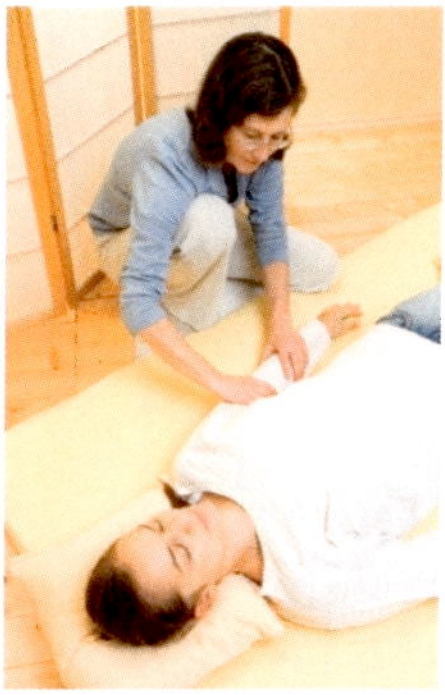

(3) Einen Arm schütteln

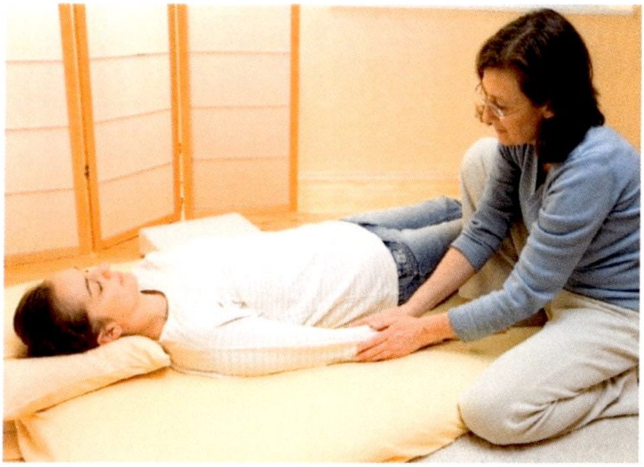

(4) Mit beiden Händen die Hand des Partners abstreichen

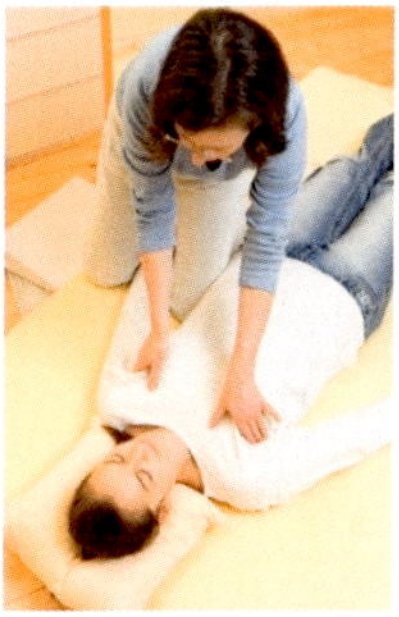

(5) Die Brustmuskeln lockern

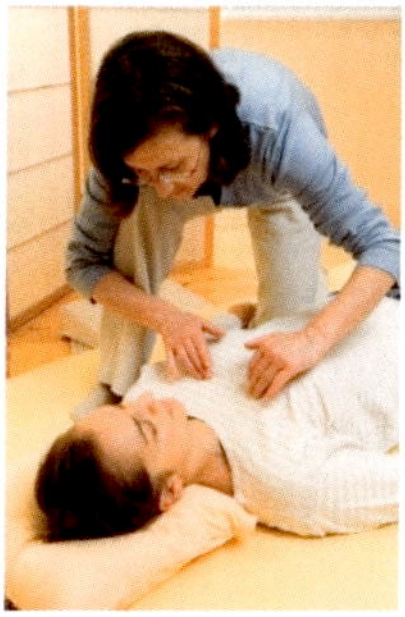

(6) Die Zwischenräume der Rippen ausstreichen

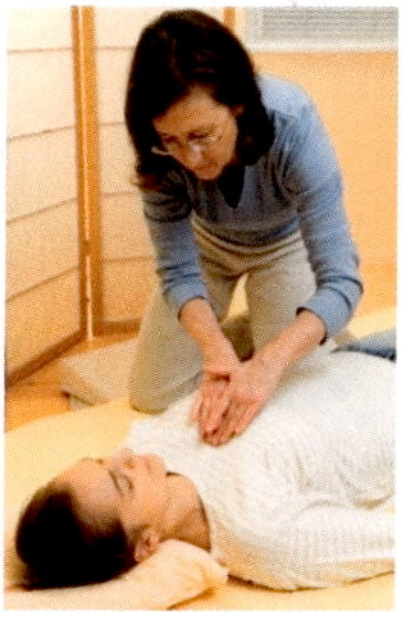

(7) Das Brustbein ausstreichen

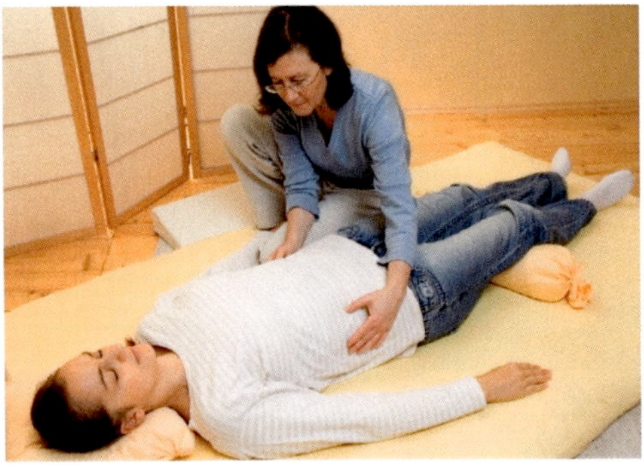

(8) Zwerchfell mit den Daumen ausstreichen

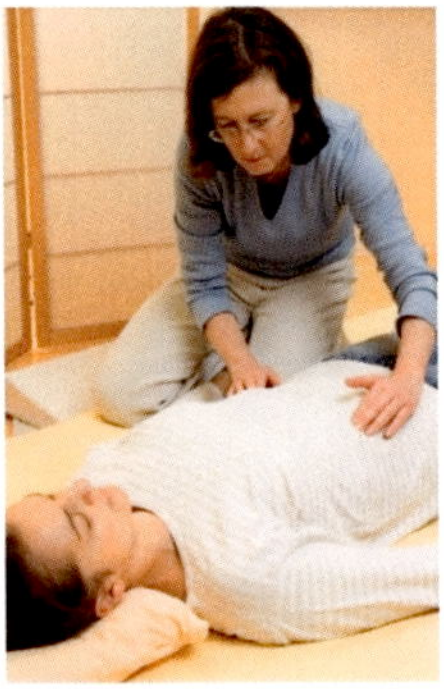

(9) Ausstreichen des Zwerchfells mit den Fingerspitzen

Bauchraum, Becken und Beine

❖ Zeichnen Sie mit den Fingerspitzen einen großen Kreis im Uhrzeigersinn auf den Bauchraum, beginnen Sie – sozusagen kurz nach sechs Uhr. Der Kreis endet nur wenig oberhalb des Schambeins und unterhalb des Rippenbogens, damit der Verlauf des Dickdarms sanft erfasst wird. (1)

❖ Auf dem großen Kreis verteilen Sie dann (wie die Ziffern einer Uhr) kleine Kreise oder kleine Schüttelkreise, nach Wunsch.

❖ Streichen Sie auf der »Bikini-Falte« zwischen den Hüftknochen von innen nach außen, dann verteilen Sie kleine Kreise. (2)

❖ Streichen Sie von der Taille über das Becken bis zu den Zehen ab. (3)

❖ Schütteln (oder schaukeln) Sie die Beine von oben nach unten sanft durch. Sie können die Beine auch nacheinander schaukeln, dann umfassen beide Hände ein Bein – denken Sie dabei an den weichen »Katzenpfotengriff«! Diese Bewegung kann Spannungen bis tief in den Beckenraum hinein lösen und ist auch zur Geburtsvorbereitung sehr empfehlenswert! (4)

- Halten Sie einen Fuß am Fußgelenk und streichen Sie ihn von der Ferse bis über die Zehenspitzen aus. (5)

- Kreisen Sie in den Muskeln der Fußsohle (ein etwas festeres Kreisen ist beim Erwachsenen hier meist empfehlenswert, auch ein Beklopfen ist möglich). (6)

- Kreisen Sie im Bereich der Schwimmhäute (die Haut zwischen den Zehen), wenn Sie dabei Ober- und Unterseite des Fußes gleichzeitig massieren, wird die Bewegung mit Daumen und Mittelfinger ausgeführt. Gleichzeitig wird der Fuß von der zweiten Hand gestützt. (7)

- Schlüpfen Sie über die einzelnen Zehen ab, beginnend am großen Zeh, mit einer sanft schließenden Bewegung über der Zehenspitze. (8)

- Beenden Sie die Massage der Körpervorderseite mit ein- oder mehrmaligem Streichen der beiden langen Verbindungen.

Decken Sie Ihren Partner zu, machen Sie beide eine kurze Pause und lassen Sie die Massage nachwirken.

Sie können die Massage der Rückseite natürlich gleich anschließen, aber meist ist der Körper erst einmal »gesättigt«, sodass es oft sinnvoller ist, der Rückenbehandlung einen eigenen Zeitraum zu ermöglichen.

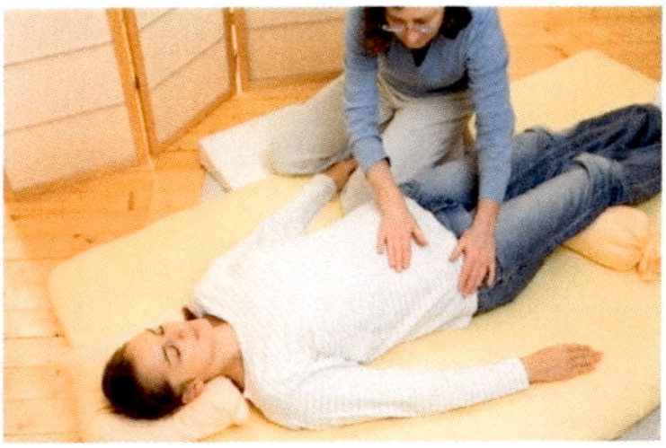

(1) Einen großen Kreis auf dem Bauch streichen

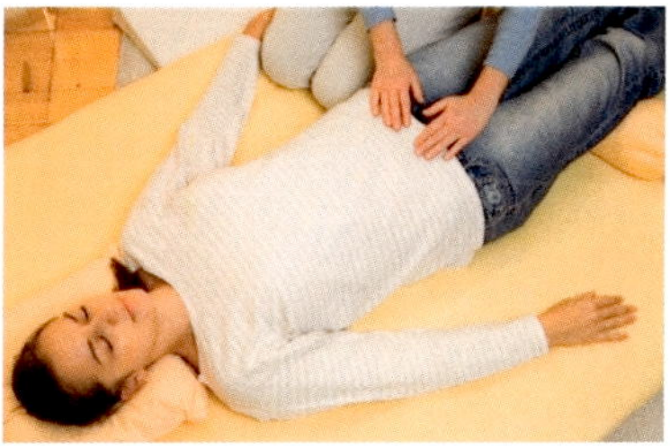

(2) Die »Bikini-Falte« ausstreichen

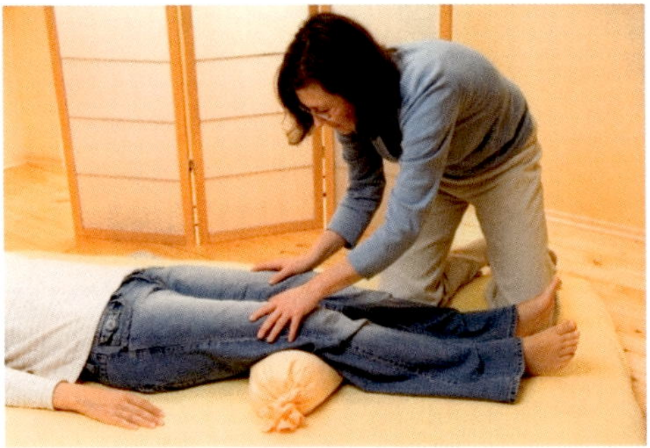

(3) Taille bis Zehen sanft abstreichen

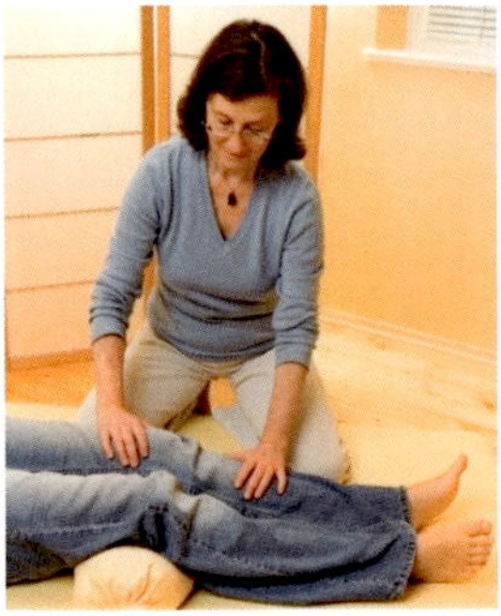

(4) Ein Bein einzeln schütteln

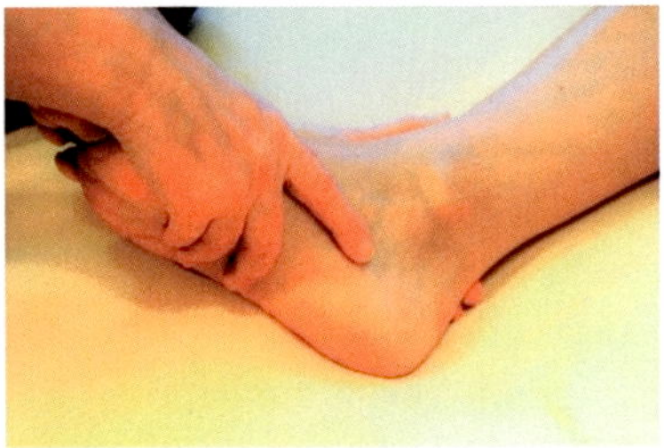

(5) Den Fuß flächig ausstreichen

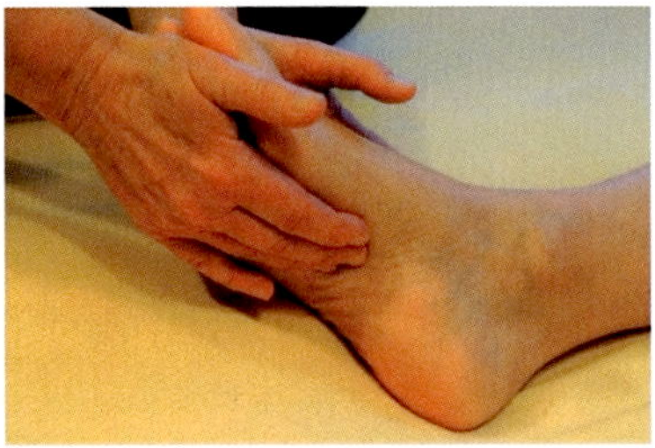

(6) Kreisende Massage auf der Fußsohle

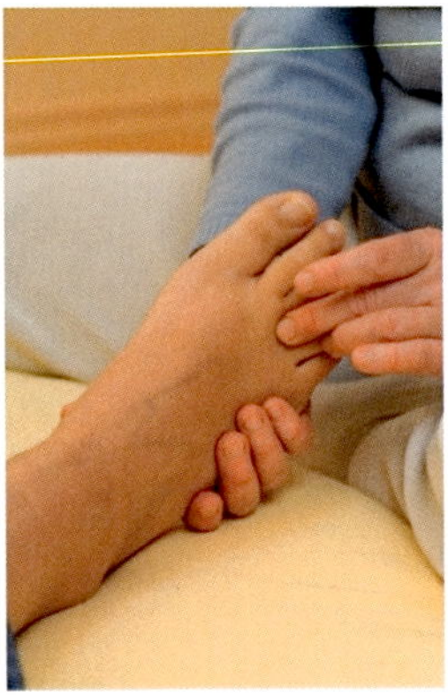

(7) In den Schwimmhäuten kreisen

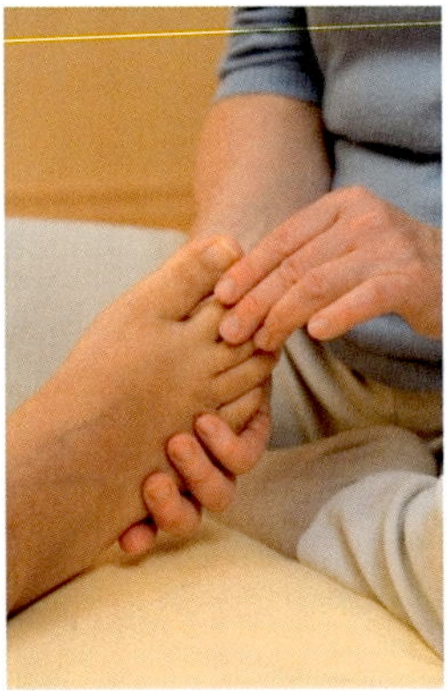

(8) Über die einzelnen Zehen abstreichen

Behandlungsablauf in Bauchlage

Lange Verbindungen

- Streichen Sie vom Scheitel bis zu den Fußspitzen in einer langen Bewegung ab oder teilen Sie die Bewegung in zwei Teile: Vom Scheitel bis zum Becken, dann von der Taille bis zu den Fußspitzen. (1–4)

- Streichen Sie vom Scheitel bis zu den Fingerspitzen ab. (5)

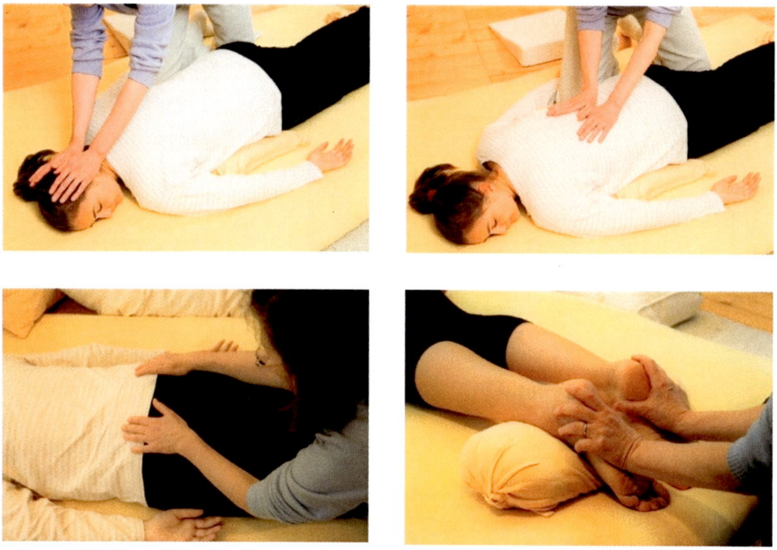

(1–4) Den ganzen Körper abstreichen

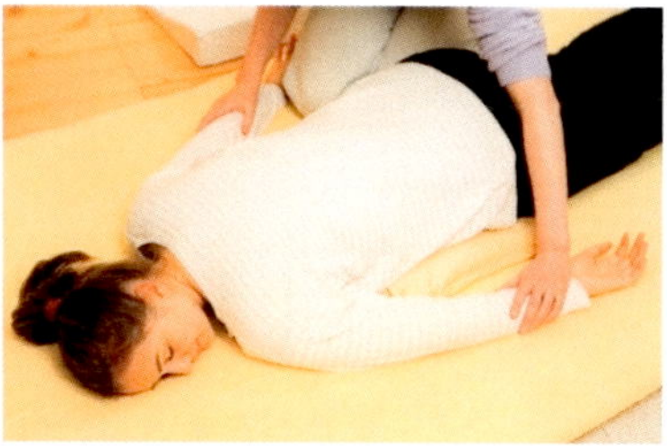

(5) Vom Scheitel zu den Fingerspitzen streichen

Kopf und Rücken

- Streichen Sie den Hinterkopf vom Scheitel bis zur Schädelbasis aus und kreisen Sie auf der Haut des Hinterkopfes.

- Streichen Sie von der Mitte nach außen quer über die Schulterblätter. Dabei liegen die Hände flächig auf. Anschließend die Fingerspitzen aufsetzen, um das Schulterblatt mit schüttelnden Kreisen zu lockern. (1, 2)

- Streichen Sie sanft, langsam und einfühlsam auf der Wirbelsäule abwärts, mit dem Mittelfinger allein oder zusammen mit Zeige- und Ringfinger. Sie befinden sich in der Nähe des Rükkenmarks und von Nervenaustrittsstellen – Sie können hier sehr ausgleichend wirken. Dieser sensible Bereich der Wirbelsäule ist jedoch irritierbar, wenn Sie zu schnell, zu stark oder unachtsam ausstreichen. (3)

- Streichen Sie ausgehend von den einzelnen Wirbeln mit den Mittelfingern feine Linien quer über den Rücken bis zu den Schultern bzw. fast bis zur Unterlage. setzen Sie diese Linien bis zum oberen Rand des Beckens fort. (4)

- Kreisen Sie auf den Muskelsträngen rechts und links der Wirbelsäule. Auch ein Schütteln ist möglich. Sie können beide Seiten gleichzeitig oder nacheinander behandeln. (5)

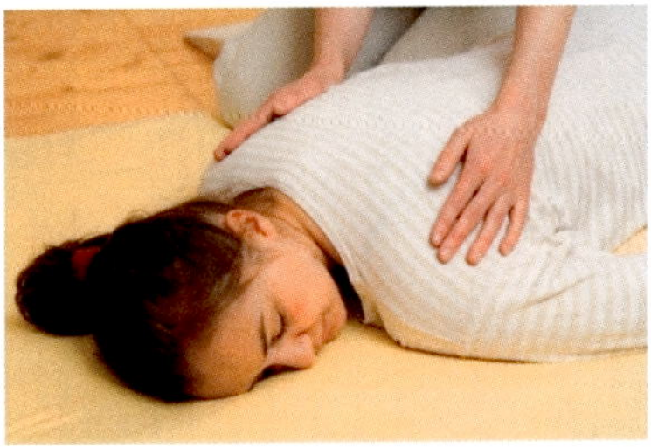

(1) Schulterblätter ausstreichen

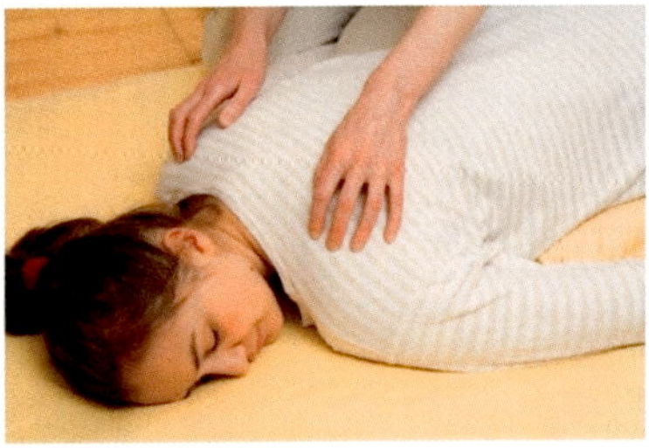

(2) »Schüttelkreise«, nur die Fingerspitzen liegen auf

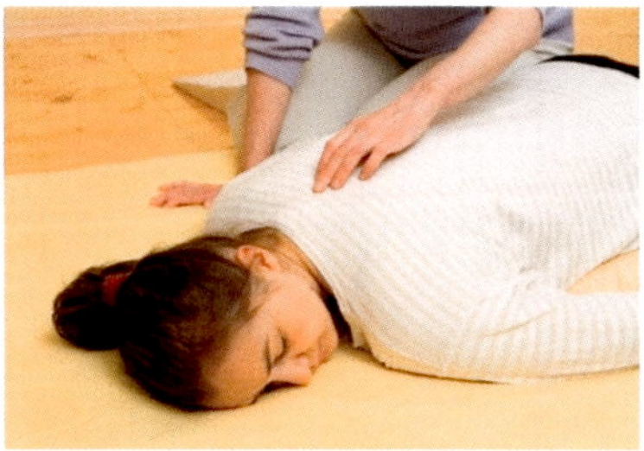

(3) Die Wirbelsäule ausstreichen

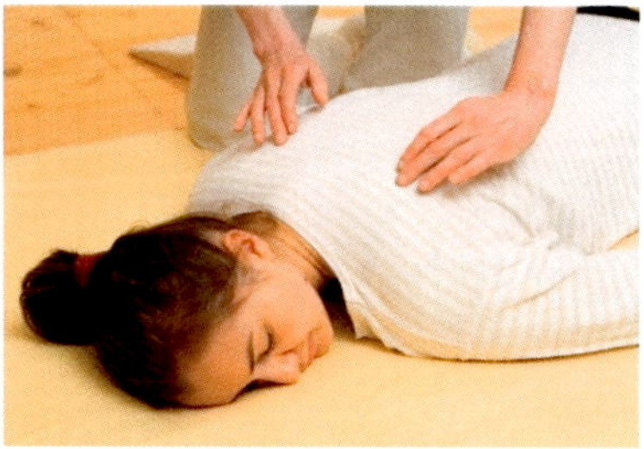

(4) Feine Linien von der Mitte zur Seite ausstreichen

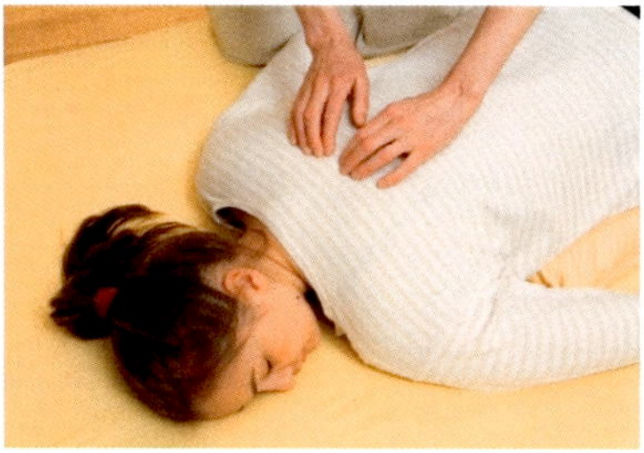

(5) Kreisende Massage der Rückenstreckermuskeln

Becken und Beine

- Streichen Sie von der Taille bis zu den Fußspitzen aus.
- Streichen Sie von innen schräg nach unten außen flächig über das Gesäß, danach schüttelndes Kreisen. (1)
- Schütteln (schaukeln, bzw. rollen) Sie die Beine einwärts-auswärts von oben nach unten. (2)
- Streichen Sie die Fußsohlen aus.
- Beenden Sie die Rückenmassage mit den langen Verbindungsstrichen, streichen Sie noch ein paar Zentimeter über die Fußspitzen

hinaus aus oder verweilen Sie einen Augenblick am unteren Ende des Körpers.

Decken Sie Ihren Partner liebevoll zu. Das anschließende Einhüllen verstärkt die Wirkung. Sie sollten sich beide (vielleicht gemeinsam) eine anschließende Ruhepause gönnen.

Wenn Sie tief in das Spüren eingetaucht sind, haben Sie vielleicht eine kleine Begegnung mit Ihrem »inneren Kind« erlebt. Manchmal ist es für die Wirkung besser, nicht gleich zu sprechen, sondern diese nährende Erfahrung zunächst in der Stille wirken zu lassen.

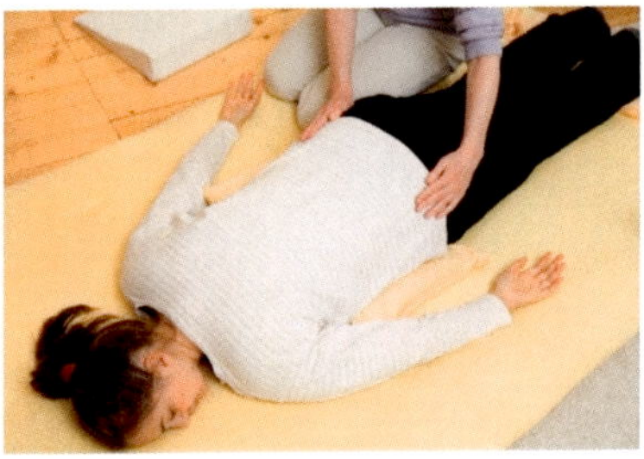

(1) Das Gesäß ausstreichen

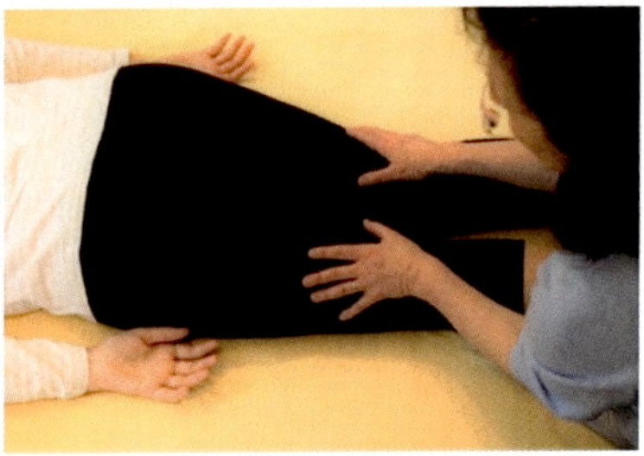

(2) Beine sanft schütteln

3. Einsatzmöglichkeiten für Eltern rund um die Geburt

Selbstverständlich kann die Massage auch in kleine Einheiten aufgeteilt werden, im Verwandten- oder Freundeskreis oder durch professionelle Helfer zum Einsatz kommen. Im Folgenden möchte ich Ihnen dazu Anregungen geben:

Die »Minimassage«

Auch im Sitzen oder Stehen belebt Sie ein achtsames Abstreichen des Rückens – es dauert nur ein paar Sekunden! Legen Sie Ihre Hände flächig und möglichst entspannt auf die Schultern und streichen Sie über den ganzen Rücken, dann etwas weiter seitlich auch über das Becken. Bitte bewusst weiteratmen und den Mund lockern! Das Ausstreichen fühlt sich mit und ohne Kleidung sehr wohltuend an. Es lockert Verspannungen und lässt sie abfließen. Langsam ausgeführt wirkt es beruhigend, schneller ausgeführt wirkt es leicht anregend. Sie schenken Ihrem Partner eine liebevolle Zuwendung im Tagesablauf, die dem anderen mitteilt: »Auch wenn ich gerade nicht viel Zeit habe, du bist mir wichtig und ich unterstütze dich gern!« Unterschätzen Sie diese Wirkung nicht! Je mehr diese kleine Zuwendung auf Gegenseitigkeit beruht, umso mehr kann sie zu einer beziehungsstärkenden Gewohnheit werden.

Die »Unter-der-Bettdecke-Massage«

Besonders empfehlenswert für den partnerschaftlichen Alltag ist diese einfache und leicht umsetzbare Massage im gemeinsamen Bett. Der

Clou dabei ist, dass beide zugedeckt liegen bleiben und es sich bequem machen können. Denn die Massage soll auch für den Behandelnden mit möglichst wenig Anstrengung, vielmehr mit Entspannung verbunden sein. Die meisten Griffe der Schmetterlings-Rückenmassage eignen sich dafür sehr gut. Legen Sie Ihren Arm beim Massieren bequem auf ein Polster oder auf den Rücken des Partners und experimentieren Sie mit der Stärke der Berührung – speziell am Rücken sind manchmal etwas festere Griffe von Vorteil. Wenn Sie es erst einmal ausprobiert haben, werden Sie das kleine Ritual vor dem Einschlafen oder am Sonntagvormittag, vielleicht zusammen mit Ihrem Baby im Bett, nicht mehr missen wollen. Auch hier sind wenige Minuten schon sehr viel wert! Direkter Hautkontakt ist jetzt zu empfehlen – aber wiederum keine Voraussetzung.

Speziell bei Einschlafschwierigkeiten beispielsweise in der Schwangerschaft bewährt sich ein bewusstes, Ruhe vermittelndes Halten an einer gewünschten, oder intuitiv gewählten Stelle. Voraussetzung ist, dass Sie sich als Ausführende(r) selbst in einem ausgeglichenen Zustand befinden und sich auch mental darauf einstellen, beruhigend zu wirken – allerdings ohne etwas erzwingen zu wollen, denn das erzeugt wiederum eine höhere Anspannung. Auch ist ein entspanntes, leicht vertieftes Atmen eine wichtige Hilfe. Betont langsames Ausstreichen, das bei Bedarf auch ein wenig fester ausgeführt werden kann, wirkt ebenfalls beruhigend. Am besten ist es, wenn Sie bei dieser kleinen Massage bereits in Ihrem Bett liegen. Dann wirkt die Massage unmittelbar und Sie werden meist schnell einschlafen können.

Zur Geburtsbegleitung

Um Berührung bei der Geburt als Hilfe nutzen zu können, spielen erfahrungsgemäß zwei Aspekte eine entscheidende Rolle: Der Partner oder eine Geburtsbegleiterin braucht die Fähigkeit, eine sichere Körperrückbindung aufnehmen zu können und die Berührungen müssen langsam und haltgebend sein. Jedes Zuviel an Reizen oder an Tempo wirkt störend.

Anwendungsbeispiele, die sich sehr oft bewähren:

- Während der Wehe: Ein ruhiger, haltgebender Körperkontakt beispielsweise auf dem Kreuzbein oder an den Füßen unterstützt die Wehenatmung, lenkt vom Wehenschmerz ab, reduziert ihn möglicherweise sogar und erzeugt ein Gefühl von Sicherheit und Geborgenheit. Gerade in der fortgeschrittenen Geburtsphase, wenn eine mentale Unterstützung nur noch begrenzt möglich ist, werden diese scheinbar kleinen Hilfen als wesentliche Unterstützung erlebt. Massagebewegungen sind während der Wehe meist nicht geeignet, sie können irritierend oder sogar schmerzverstärkend wirken. Da jede Geburt anders erlebt wird, können hier nur allgemeine Hinweise gegeben werden, das genaue Vorgehen wird sich erst während der Geburt entscheiden.
- Nach der Wehe: Ein langsames Abstreichen des Rückens (meist nur einmal, schmetterlingsleicht oder ein wenig fester) am Ende einer Wehe ist hilfreich, verbliebene Anspannung zu lösen, um die Wehenpause zum Kraftschöpfen möglichst gut nutzen zu können. Sie können als Partner die Wirkung verstärken, wenn Sie sich vorstellen, die Spannung der Wehe aus dem Körper »herauszustreichen«, um in der Wehenpause möglichst rasch zur Entspannung beizutragen. Vielleicht helfen Ihrer Partnerin zusätzliche Worte, wie »die Wehe ist vorbei, es kommt eine Pause«, um den Effekt zu verstärken.

4. Einsatzmöglichkeiten für professionelle Helfer rund um die Geburt

Dieses Kapitel richtet sich an alle Berufsgruppen, die Eltern vor, während oder nach der Geburt begleiten. Es zeigt Beispiele, wie die Schmetterlingsberührung in die berufliche Arbeit Eingang finden und integriert werden kann. Rückmeldungen, die ich von vielen TeilnehmerInnen meiner Fortbildungskurse bekomme, besagen, dass die Schmetterlingsarbeit nach kurzer Zeit einen selbstverständlichen und beinahe unverzichtbaren Platz in ihrer Arbeit erhalten hat.

Die verbindliche Kraft, die in dem erweiterten Konzept der Bindung durch Berührung® liegt, baut oft auch Brücken zwischen den einzelnen Begleitern und Helfern aus unterschiedlichen Berufen. Besonders in gemeinsamen Fortbildungen entsteht ein intensiver und im wörtlichen Sinne »berührender« Kontakt, der sich in der weiteren beruflichen Zusammenarbeit oft als so tragfähig erweist, dass er sogar das Arbeitsklima positiv beeinflusst.

Nicht selten erleben auch einzelne Fortbildungsteilnehmer, dass kleine Veränderungen ihrer Arbeit von den KollegInnen wahrgenommen werden und sich nach und nach mehr Verbindlichkeit innerhalb des ganzen Teams entwickelt.

Da das Konzept der Bindung durch Berührung® von der kurzen Entspannungshilfe bis zur präventiven oder therapeutischen Ganzkörperbehandlung reicht, lässt sich die Schmetterlingsberührung mit ein wenig Phantasie und ausreichend Eigenerfahrung in fast allen Arbeitsbereichen rund um die Geburt einsetzen.

Im Folgenden einige Anregungen.

Geburtsvorbereitung

In Geburtsvorbereitungskursen bietet sich die Schmetterlingsmassage sowohl als Bestandteil eines Partnerkurses, als auch eines Frauenkurses an. Erfahrungsgemäß schätzen werdende Mütter gegenseitige kleine Massagesequenzen sehr. Meist sind sie erstaunt, in welch kurzer Zeit und mit welch geringem Aufwand etwas mehr Entspannung und eine Verbesserung des Wohlbefindens zu erreichen ist. Ganz besonders bewährt sich die Arbeit am Rücken, die auch Menschen mit wenig Berührungserfahrung leicht zu vermitteln ist. Viele Frauen greifen die Anregung auf, lassen ihren Partnern »Kostproben« zukommen und im Idealfall etablieren sich regelmäßige gegenseitige Massagen.

Eine gegenseitige Schmetterlingsbehandlung bietet sich aus vielen Gründen auch als wirkungsvoller Einstieg in die Geburtsvorbereitung für Paare an:

- Beide können unter Anleitung eine Basiserfahrung mit der Massage machen, eine erfahrene Kursleitung kann dafür sorgen, dass eine Atmosphäre der Ruhe, Achtsamkeit und Bequemlichkeit entsteht.
- Die Berührungsarbeit hilft, vom Alltagstempo auf einen langsameren Rhythmus »umzusteigen«, und macht dadurch die Vermittlung von wesentlichen Inhalten der Geburtsvorbereitung leichter.
- Der Zusammenhang von Atmung und Entspannung, der für die Wehenverarbeitung wichtig ist, kann bereits hier spürbar gemacht werden. Wege zu mehr Entspannungsfähigkeit (auch für den begleitenden Partner!) werden erfahrbar.
- Manche Elemente der Schmetterlingsmassage (insbesondere die haltenden Griffe und das langsame Abstreichen am Ende einer Wehe, siehe oben) können die Partner als mögliche Hilfe während der Geburt verwenden.
- Nicht zuletzt trägt die – meist unerwartete – Zuwendung auch für die Männer zu einem entspannten und offenen Klima im Kurs bei.

Vertrauensstiftende Behandlung für werdende Mütter

Wenn Sie einer werdenden Mutter eine vorgeburtliche Schmetterlingsmassage geben, stärken sie ihre Selbstwahrnehmung und den Kontakt zu ihrem Kind. Sehr oft reagieren die Babys auf die Massage und beginnen sich zu bewegen. Das fühlt sich oft wie ein Schwimmen oder ein Streicheln im Bauch an. Die Mütter erleben diese Bewegung als besonders angenehm und haben das Gefühl, dass die Babys »mitmachen« und sich ebenfalls sehr wohl dabei fühlen. Eine wunderbare Hilfe, den Dialog zwischen Mutter und Kind anzuregen oder zu begleiten!

Die körperliche Behandlung gibt der werdenden Mutter Ruhe, Sicherheit und Selbstvertrauen. Sie können damit einen intensiven Kontakt zu den Müttern aufbauen, die Sie während oder nach der Geburt betreuen. Es entsteht bereits jetzt eine Vertrautheit, die es Ihnen leichter machen wird, gute und wirksame Hilfe zu leisten. Dieses Vertrauen entspringt einer tieferen Ebene, die durch die Sprache allein nicht leicht zu erreichen ist.

Wenn Sie als Hebamme oder auch als Doula (Geburtsbegleiterin) eine Behandlung gegeben haben, die zu einer wirklichen Begegnung geworden ist, kommen oft spontane Äußerungen, wie zum Beispiel: »Zusammen mit Ihnen kann ich mir jetzt wirklich vorstellen, das Kind gut zur Welt zu bringen.« So ein Vertrauensvorschuss hilft allen Beteiligten.

Nach der Geburt

Wenn eine Frau in den ersten Tagen und Wochen nach der Geburt eine Schmetterlingsmassage erhält, dann wirkt das für ihren gesamten Organismus besonders stärkend und heilend. In dieser Zeit sind Körper und Seele so weit geöffnet und so empfänglich, dass auch Verletzungen oder mangelnde Fürsorge aus der frühen Kindheit wirkungsvoll versorgt und nach-genährt werden können, wie in kaum einer anderen Lebensphase. Jede gute Berührung lässt den Wunsch wachsen, das Baby ebenso wohltuend zu berühren.

Je nachdem, wie es der Mutter geht, wird sie selbst gern das Baby

– zunächst mit wenigen Griffen – massieren. Aber auch der Vater kann damit beginnen. Oft sind junge Eltern sehr dankbar, wenn Sie Ihre professionelle Erfahrung für den Anfang zur Verfügung stellen und die Eltern zunächst zuschauen und sich inspirieren lassen, wie das ja auch in traditionellen Kulturen gehandhabt wird.

Wenn die Mutter durch Sie bereits Schmetterlingsmassagen erlebt hat und so auf der Körperebene guter Kontakt und Vertrauen entstanden sind, wird sie ein Massageangebot für das Baby gern von Ihnen annehmen. Durch ihr vegetatives Mitempfinden wird sie eine liebevolle Massage ihres Babys ebenfalls genießen. Dennoch erfordert es ein wenig Fingerspitzengefühl, herauszufinden, wie viel Anleitung gewünscht und als hilfreich erlebt wird. Mehr darüber lesen Sie im Kapitel »Massage eines Neugeborenen«.

In der Stillberatung

Hier möchte ich die Expertin Márta Guóth-Gumberger, Still- und Laktationsberaterin, IBCLC, Autorin des Ratgebers »Stillen« zu Wort kommen lassen:[17]

»Stillberatung hat das konkrete Ziel, Mutter und Kind beim Stillen zu unterstützen. Die Ausbildung der Stillberaterinnen ist an Beratung orientiert, nicht an Körperarbeit. Verständnisvolles Zuhören und für die Situation hilfreiche Informationen und Anleitungen sind wichtig, gleichzeitig ist die emotionale Unterstützung ein wesentlicher Beitrag dazu, dass sich das Stillen gut entwickeln kann. Aktives Zuhören, das Bemühen, die Situation und das Anliegen der Mutter im Gespräch gut zu erfassen und es ihr zu spiegeln sind eine emotionale Unterstützung mit Worten.

Es hat sich herausgestellt, dass die Schmetterlingsmassage eine geeignete Möglichkeit ist, die sprachliche Ebene durch eine körperliche Komponente zu bereichern. Dabei sind Schritte in unterschiedlicher Intensität möglich. Die Stillberaterin ist sehr nah an der Beziehung zwischen Mutter und Kind, daher ist es wichtig, genau zu spüren, was für die momentane Situation passend ist. Eine Veränderung des Beratungsplatzes schafft neue Möglichkeiten: Statt gegenüber auf Stühlen zu sitzen, kann eine Stillberaterin eine Matratze auf dem Boden und reichlich Lagerungsmaterial anbieten. Sich bewusst Zeit zu nehmen, für die Mutter eine rundum bequeme Lagerung zu finden, lenkt den Focus bereits auf ihre körperliche Selbstwahrnehmung. Bewusste Selbstzentrierung der Stillberaterin hilft beiden, in einen entspannteren Zustand zu finden, wodurch das Gespräch leichter zu führen ist und an Tiefe gewinnt.

Während des Stillens kann eine kleine, verbindliche Berührung am Rücken oder an der Schulter bindungsstärkend genutzt werden. Haltende oder sanft massierende Arbeit am Fuß der Mutter oder des Babys kann die Entspannung fördern, trägt zum Wohlbefinden, aber auch konkret zum leichteren Fließen der Milch bei.

Auch eine beruhigende Berührung des Babys, die gleichzeitig die Mutter mit einbezieht, kann eine stillfördernde und bindungsstärkende Wirkung entfalten.

Es ist eine grundlegende Regel in der Stillberatung, die Mutter um ihr Einverständnis für körperliche Berührung zu bitten. In Einzelfällen kann jedoch eine einfühlsame spontane Berührung die Mitfreude ausdrücken, wenn das Baby spontan an der Brust saugt oder als Unterstützung in der aktuellen Situation dienen.

Die Berührung des Kindes oder, falls notwendig, eine Untersuchung der Brust erfordern grundsätzlich eine respektvolle Frage nach dem Einverständnis und ein langsames, behutsames Vorgehen, verbunden mit dem Hineinfühlen in den eigenen Körper. Manchmal kann eine ausführliche Schmetterlingsmassage eine Stillberatung ergänzen, besonders dann, wenn durch das Stillen tiefere Ebenen berührt worden sind.«

Babymassagekurse

Wenn eine Elterngruppe, bereits über Massageerfahrungen verfügt, z. B. aus einem Geburtsbereitungskurs, ist das eine besonders gute Voraussetzung für einen Babymassagekurs.

Meist treffen jedoch die Kursteilnehmer/Innen erst nach der Geburt zusammen. Auch sie erleben bald eine erstaunliche Wirkung innerhalb der Gruppe: Durch die Atmosphäre der Achtsamkeit, durch Zentrierungs- und Entspannungsangebote für die Eltern und durch das babygerechte, langsame Tempo baut sich ein Gruppenfeld auf, das eine besondere Qualität von Vertrauen, Respekt, und allmählich auch Hilfsbereitschaft beinhaltet. Wenn Schmetterlingskurse von der nötigen Ruhe und Sicherheit der Kursleitung getragen werden und jedem Teilnehmer ein angemessener Platz in der Gruppe eingeräumt wird, tragen diese Kurse auch zur Bildung eines sozialen Netzes der Eltern untereinander bei.

Besonders in den Städten gibt es viele Frauen, die außer ihren Partnern kaum weitere soziale Kontakte haben. Eltern und Geschwister leben oft weit entfernt. Bevor das erste Kind geboren wird, stammt der Freundeskreis nicht selten aus dem Berufsumfeld, hat wenig Zeit und andere Interessen. Kontaktmangel und soziale Isolation stellen ein gravierendes Problem dar. Umso wichtiger sind in diesem Fall Angebote, die tragfähige Kontakte ermöglichen und bereits für die frühe Babyzeit geeignet sind.

Babygruppen

Auch in anderen Eltern-Baby-Gruppen (z. B. Rückbildungsgymnastik, Stillgruppen, Krabbel-Gruppen) ist es äußerst hilfreich, wenn es Momente der Sammlung, der Zentrierung und der Verlangsamung gibt. Eine gegenseitige »Minimassage« oder Elemente aus der Selbstbehandlung, wie Gesichts- oder Handmassage, können ohne zusätzlichen Aufwand in beinahe jede Eltern-Baby-Gruppe integriert werden.

Wenn Sie als Kursleiterin während der Übungsanleitung mit Ihrem Körper bewusst in Verbindung treten, Ihren Atem etwas vertiefen, sich selbst verlangsamen, strahlen Sie eine beruhigende Wirkung auf die Gruppe aus. Es verändert die Atmosphäre im Raum, wenn der Körper wahrgenommen wird und das Sprechen für kurze Zeit zur Ruhe kommt, vielleicht zugunsten einer kleinen Atem- oder Bewegungsübung oder eines gesummten Wiegenliedes.

5. Speziell für Hebammen und Geburtshelfer

Elemente der Schmetterlingsmassage, ganz besonders der beruhigende Einsatz der »Sicherheitsstation« lässt sich in fast allen Tätigkeitsbereichen rund um die Geburt spannungslösend, angstreduzierend und gleichzeitig bindungsstärkend einsetzen. Im Folgenden einige Beispiele.

Untersuchungen

Vaginale Untersuchungen in der Schwangerschaft oder während der Geburt sind zwar in unserem Vorsorgesystem selbstverständlich und vielfach sinnvoll. Dennoch muss die Patientin dafür ihre Intimsphäre öffnen. Für viele Frauen kostet das mehr Überwindung, als sie gerne zugeben. Es fällt ihnen wesentlich leichter, sich auf eine Untersuchung einzulassen, wenn Sie Ihrer Patientin einen Moment Zeit geben, sich auf diese intime Berührung einzustellen.

Atmen Sie ruhig durch, spüren in Ihren eigenen Körper hinein (das dauert mit etwas Körpererfahrung nur Sekunden) und bauen Sie dann einen ruhigen haltgebenden Körperkontakt auf – wählen Sie intuitiv eine geeignete, neutrale Stelle. Diese kleine Verlangsamung, verbunden mit der Stärkung der Selbstwahrnehmung und einer freundlichen Berührung, wird es Ihrer Patientin leichter machen, sich Ihnen körperlich und, soweit erforderlich, emotional anzuvertrauen.

Während der Geburt

Im frühen Stadium der Geburt können nahezu alle Schmetterlingsgriffe kurzzeitig – meist in den Wehenpausen – Verwendung finden. Jetzt ist es wichtig, flexibel die Berührungsqualität, aber auch die Quantität und das Tempo an die Bedürfnisse der Frau anzupassen.

Einige Anregungen, die sich besonders bewährt haben:

- Sehr oft eignet sich ein flächiges Abstreichen des Rückens, um am Ende der Wehe zu signalisieren: »Die Wehe ist vorbei, sie verlässt jetzt den Körper, jede Wehe bringt dich ein Stückchen weiter, aber nutze nun die Pause und ruhe dich aus.«
- Ein leichtes Schaukeln der Beine in halbsitzender Stellung oder ein Schaukeln des Beckens in Seitenlage beruhigt und kann Spannungen lösen. Hierbei hängt die Wirkung ganz besonders davon ab, ob die Ausführende selbst entspannt ist und sich die erwünschte Wirkung auch tatsächlich vorstellen kann.
- Eine öffnende, streichende Bewegung über das Beckensegment auf der Körpervorder- oder -rückseite unterstützt manchmal den ersehnten Geburtsfortschritt (siehe Massage des Beckens).
- In der Übergangsphase lässt sich besonders die Sicherheitsstation wirkungsvoll einsetzen, um die Frau in dieser herausfordernden Phase noch zu »erreichen« und zu unterstützen. Erfahrungsgemäß bewährt sich bei vielen Geburten ein schlichtes »Haltgeben« am Kreuzbein, an den Händen oder Füßen.

Wenn Sie einen begleitenden Partner ermutigen oder anleiten, seine Frau auf diese Weise zu unterstützen, kann das auch ihm helfen, seinen Platz als aktiver Begleiter und Helfer bei der Geburt seines Kindes zu finden.

Bei differenzierten Geburtsberichten fällt auf, dass Frauen ihre persönliche Bewertung der Geburtserfahrung vielfach stärker vom Betreuungserlebnis abhängig machen als vom tatsächlichen Ablauf. Wohltuende und verbindliche Berührung spielt dabei erfahrungsgemäß eine wichtige Rolle.

6. Einsatzmöglichkeiten in anderen Bereichen

Die Schmetterlingsmassage bewährt sich immer dann in besonderer Weise, wenn der Organismus geschwächt ist oder Verletzungen vorausgegangen sind. Die einfühlsame seelische Zuwendung verbunden mit der wohltuenden Berührung des Körpers öffnet den Weg zur erwünschten Rückverbindung, stärkt den Fluss der Lebensenergie und setzt heilende Prozesse in Gang. Die folgenden Anregungen sind für Fachkräfte und Angehörige gleichermaßen gedacht.

Die Schmetterlingsberührung

- weckt das Körperempfinden.
- baut Vertrauen zu den pflegenden Personen auf.
- führt zu größerer Aufgeschlossenheit bei Patienten und Betreuenden und verbessert so die Kommunikation.
- reduziert Angst und Verspannungen, wodurch jede weitere Behandlung leichter durchzuführen ist und Erfolge begünstigt werden.
- setzt Endorphine (körpereigene schmerzstillende Opiate) und Oxytocin (Glücks- und Bindungshormone) frei.
- stärkt den Lebenswillen.
- erhöht durch die positiven gegenseitigen Erfahrungen nicht zuletzt auch für die Betreuenden die Freude an der Arbeit.

Behandlungen nach einer Operation oder einem Trauma

Nach einer Verletzung oder nach einer Operation ist der Energiefluss im Körper noch eine Zeitlang gestört. Meist bestehen Schmerzen,

Funktionseinschränkungen und ein Mangel an Vertrauen in die verletzte Körperregion - sie wird »ausgeblendet« oder überdimensional erlebt, was den Gesamtzustand noch mehr beeinträchtigt.

Die Schmetterlingsmassage kann hierbei als sanfte Körperstimulation zunächst im »gesunden« Bereich verwendet werden, dadurch treten bereits eine generelle Entspannung und eine Öffnungsreaktion des Organismus ein. Über den verwundeten Bereich kann je nach Befinden (auch über Verbänden) hauchzart mit Körperkontakt gearbeitet werden oder auch im Energiefeld mit einem Abstand von wenigen Millimetern. Dabei ist das innere Bild, beruhigend und ausgleichend zu wirken, ebenso wichtig wie der ungestörte Atemfluss, die Heilungszuversicht und Angstfreiheit des Behandlers.

Die Schmetterlingsberührung kann beispielsweise eine professionelle Physiotherapie vorbereiten und erleichtern, kann aber ebenso von Angehörigen sehr erfolgreich ausgeführt werden. Schmetterlingsberührung ist ein effektiver Weg, eine anfängliche Hilflosigkeit und Unsicherheit dem Patienten gegenüber zu überwinden und sogar nennenswert zum Heilungsprozess beizutragen.

Nach einem Halten oder sanften Ausstreichen kommen manchmal spontan Tränen bei dem Patienten. Erschrecken Sie jetzt nicht, Sie haben keinen Fehler gemacht, im Gegenteil: Anspannung, die durch Verletzung, Erkrankung oder Operation entstand, beginnt sich zu lösen und steht dem Heilungsprozess danach nicht mehr im Weg. Meist fühlen sich die Menschen wohler und entlastet. Aber es ist wichtig, in einem ruhigen, liebevollen Kontakt mit Ihrem Angehörigen zu bleiben, evtl. die Hand zu halten und auf zu viele tröstende Worte lieber zu verzichten, bis das entspannende Weinen sich beruhigt hat. Anschließend wird vielleicht ein stärkendes Gespräch möglich und als hilfreich empfunden.

Behandlung chronisch kranker oder behinderter Menschen

Chronisch kranke oder körperbehinderte Menschen erleben diese systematische Berührung des ganzen Körpers als große Unterstützung. Hier weist die Schmetterlingsmassage Ähnlichkeit mit der sogenannten

»Basalen Stimulation« auf, einer wissenschaftlich anerkannten Methode zur aktivierenden Pflege im Schwerstbehindertenbereich.[18]

Die Schmetterlingsberührung kann auch hier nach Bedarf abgewandelt werden, z. B. durch leichtes Erhöhen der Berührungsintensität. Die Körperwahrnehmung wird dabei gefördert, was emotional zu einem besseren »Selbst-Gefühl« und zu einer Funktionsverbesserung der Muskulatur beiträgt. Nachweislich werden bei der Massage Endorphine freigesetzt, unsere körpereigenen Opiate, die Schmerzen erträglicher machen und Glücksgefühle erzeugen.

Begleitung alter Menschen

Alte Menschen, besonders dann, wenn sie keinen Lebenspartner mehr haben, erleben den »nährenden« Körperkontakt meist als große Bereicherung. Leider ist jedoch in unserer Kultur die selbstverständliche und warmherzige, gleichzeitig angemessene körperliche Berührung nur wenigen Menschen vertraut.

Die Schmetterlingsmassage eignet sich auch für Senioren als Berührungserfahrung hervorragend: Das »Einhüllen« des Körpers durch die feine bioenergetische Berührung kommt dem Bedürfnis des alternden Menschen mit seiner zunehmenden Empfindsamkeit sehr entgegen. Die Massage kann individuell angepasst, in kleinen Teilen oder als Ganzkörperbehandlung, mit oder teilweise ohne Bekleidung durchgeführt werden, sowohl von Familienmitgliedern als auch von professionell Pflegenden. Auch beim alten Menschen steigert die Massage die Produktion von Hormonen, die Glücksgefühle auslösen und Schmerzen lindern, sie lässt das Vertrauen in Betreuungspersonen wachsen, weckt neue Lebenskraft und Lebensfreude. Gerade alte Menschen erleben diese Art der Behandlung als eine enorme Zuwendung und als ein wirkliches Geschenk.

Begleitung eines sterbenden Menschen

Mit der Schmetterlingsmassage können wir die Seele begleiten. Die zarte Berührung gibt dem sterbenden Menschen eine Zeitlang erstaunlich viel

Kraft, erleichtert die letzte Phase seines Lebens, stärkt ihn vielleicht sogar, damit er Ungelöstes noch zu einem Abschluss bringen oder Konflikte befrieden kann.

Etwas später, wenn der Tod sich nähert, kann ein hauchzartes Abstreichen helfen loszulassen, oder ein sanftes Halten hilft, Angst zu überwinden und Frieden zu finden.

Wenn sich der sterbende Mensch nicht mehr äußern kann, ist allerdings äußerste Behutsamkeit und genaues Beobachten der oft minimalen Reaktionen erforderlich, um das für diesen Moment geeignete Maß zu finden. In der Endphase des Sterbeprozesses ist die liebevolle, beruhigende Nähe eines Menschen, der gut mit sich selbst in Kontakt steht und das Sterben seelisch begleiten kann, manchmal geeigneter als die körperliche Berührung.

Schmetterlingsmassage

für Babys

1. Warum brauchen wir Babymassage?

»Massage für ein Baby – wozu braucht denn ein Baby bereits eine Massage?«

Diese Frage wird mir gelegentlich gestellt, manchmal aus Interesse, manchmal aus Verwunderung.

Wenn Sie als erwachsener Leser bereits ein wenig Erfahrung mit den vorausgegangenen Vorschlägen gesammelt haben und dabei das wohlige Körpergefühl, wachsende Verbundenheit und Momente inniger Nähe erlebt haben, wird es Ihnen beinahe selbstverständlich erscheinen, auch Ihr Kind in ähnlicher Weise zu berühren. Dabei reicht das Spektrum der bindungsstärkenden Schmetterlings-Babymassage von der kleinen haltgebenden Berührung bis zu einer ausgiebigen Ganzkörpermassage je nach Alter und individuellem Bedürfnis Ihres Kindes.

In vielen Ländern, wo die Menschen noch traditionell und naturverbunden leben, findet man genaue Anweisungen, wie Babys massiert werden sollen, und die von Generation zu Generation weitergegeben werden. Die bekannteste Form ist hierzulande die indische Babymassage, die durch Frederic Leboyer nach Europa gebracht wurde. Hier ist das ursprüngliche Wissen noch lebendig, dass geeignete Berührung Kinder körperlich stärkt, ihr Immunsystem aktiviert und damit die Wahrscheinlichkeit erhöht, gesund zu überleben. Gleichzeitig sorgt der intensive Körperkontakt dafür, dass die emotionale Verbundenheit zwischen Eltern und Kindern immer sicherer und verlässlicher wird.

Inzwischen haben zahlreiche wissenschaftliche Untersuchungen, wie z. B. von Tiffany Field, dieses intuitive Wissen bestätigt und bewiesen, dass liebevolle Berührung nicht nur die körperliche Entwicklung, sondern auch die emotionale und mentale Intelligenz fördert.[19]

In unserer westlichen Zivilisation gibt es jedoch viele Menschen, die als Kinder kaum mit liebevollem Körperkontakt versorgt wurden. Vielfach wurde den Eltern früher regelrecht abgeraten, ihrem Kind zu viel Nähe zu geben, um es keinesfalls zu verwöhnen – selbst bei Babys wurde bereits Abhärtung gefordert. Strenge äußere Regeln verunsicherten und ersetzten das natürliche Betreuungsbedürfnis der Eltern. Beispielsweise mussten Still- bzw. Fütterabstände genauestens eingehalten werden, getrennte Schlafplätze für Eltern und Babys wurden kompromisslos gefordert und Zärtlichkeit wurde als Schwäche ausgelegt. Für manche Regeln gab es nachvollziehbare Gründe, die in der Kinderzahl, dem Geburtenabstand und nicht zuletzt in gesellschaftlichen und sozialen Gegebenheiten lagen. Manche dieser Regeln forderten von Eltern und Kindern aber eine mitunter fast unmenschliche Anpassung, die deutliche Spuren in den Seelen beider hinterließ.[20]

So wird auch verständlich, dass mancher Erwachsene, der als Kind wenig körperliche Nähe erlebt hat, Sinn und Wirkung einer Babymassage nicht gleich nachvollziehen kann – umso hilfreicher sind zunächst eigene Erfahrungen mit bindungsstärkender Berührung.

Wenn Sie das Glück hatten, bei Eltern aufzuwachsen, die aufgrund ihrer Lebensumstände in der Lage waren, Sie wirklich mit Leib und Seele zu versorgen, oder wenn Sie später in Partnerschaften gute Erfahrungen machen konnten, dann wird es Ihnen leichtfallen, Ähnliches an Ihre Kinder weiterzugeben. Sie werden vermutlich oft beglückenden Körperkontakt mit Ihrem Kind haben, aber auch wahrnehmen, wann Ihr Kind »gesättigt« ist und sich zufrieden für eine Weile in sich selbst zurückziehen kann und möchte. Hier ist die Schmetterlingsmassage das »Tüpfelchen auf dem i« – eine innige Begegnungszeit zwischen Ihnen und Ihrem Kind. Es ist eine intensive Zuwendung, ganz besonders geeignet für die jungen Babys in den ersten drei bis vier Lebensmonaten, später in Form vieler kreativer Abwandlungen, die sich nach dem Entwicklungsstand Ihres Kindes richten. Sie werden die Massage vermutlich sofort »be-greifen« (unsere Sprache ist hier sehr aussagekräftig) und sie wird Ihnen und Ihrem Baby bald auch als Bereicherung des Alltags große Freude machen.

Wenn Sie jedoch durch Komplikationen im Verlauf von Schwangerschaft oder Geburt einen schweren Start hatten, wenn eigene Kindheitserfahrungen Sie verunsichern oder wenn Ihr Baby häufig weint und kaum zu beruhigen ist, stehen Sie vor einer großen Herausforderung als Mutter oder Vater – ganz besonders beim ersten Kind. Während manche Babys eher »pflegeleicht«, also leicht zu verstehen und zu versorgen sind, gehören andere Kinder zu den »Babys mit besonderen Bedürfnissen«, wie der amerikanische Kinderarzt William Sears sie nennt.[21]

Im medizinischen Bereich spricht man von einer »Regulationsstörung«, wenn Babys häufig und scheinbar ohne Grund heftig schreien, wenig schlafen und sich manchmal nur unter Schwierigkeiten füttern lassen. Dies wird in den Industrienationen immer häufiger beobachtet.[22]

Zum Glück stabilisieren sich die meisten Babys nach den ersten drei schwierigen Lebensmonaten, doch bei einzelnen Babys bleibt die Tendenz zur Unruhe bestehen. Für betroffene Eltern stellen die schwierigen Erfahrungen eine enorme Herausforderung dar, die vom familiären Umfeld oft kaum wahrgenommen oder völlig unterschätzt wird. Ohne Hilfe können sie zu einem ernstzunehmenden Belastungsfaktor für Bindung, Beziehungssicherheit und die spätere Entwicklung werden.

Wenn aber bindungsstärkende Berührung zu einem Teil der alltäglichen Familieninteraktion wird, stellt sie einen wertvollen Beitrag zur Selbsthilfe, oft sogar zur Selbstheilung dar.

Da gerade in der jungen Babyzeit ein wesentlicher Teil der Kommunikation und des Bindungsaufbaus mittels Berührung stattfindet, ist es naheliegend, diesem natürlichen Potential entsprechende Aufmerksamkeit zu widmen.

Die Schmetterlingsmassage bietet Ihnen dazu viele Anregungen, aber auch jede Freiheit, die Ihnen ermöglicht, Ihre ganz individuelle Form – Ihren Weg zur Bindung durch Berührung® entstehen zu lassen. Sie ist als zarte Berührungsqualität bereits für Neu- und Frühgeborene geeignet, kann sowohl als kurze Sequenz im normalen Baby-Alltag »zwischendurch« Anwendung finden oder in Form eines strukturierten Massageablaufs eine wundervolle Kontakt- und Zuwendungszeit für kleinere und größere Babys darstellen.

Das Potential der Schmetterlings-Babymassage als bindungsstärkende Berührung

Möglicherweise haben Sie bestimmte Ziele, Vorstellungen oder Hoffnungen hinsichtlich dessen, was Sie mit der Schmetterlings-Babymassage bewirken möchten. Zunächst möchte ich Sie jedoch bitten, alle Zielvorstellungen über Verlauf und Wirkung der Babymassage zurückzustellen, sondern sich auf die unmittelbare Begegnung mit Ihrem Baby einzulassen, auf ein inniges Miteinander, das eher einer Berührungsmeditation gleicht als einer Massage. Je mehr Sie sich entspannen und mit sich selbst in Kontakt treten, je weniger Sie erwarten, desto besser.

Jeder winzige Moment einer gelungenen Begegnung zwischen Ihnen und Ihrem Baby ist beziehungsstärkend, wenn Sie ihn wahrnehmen und ihm Wert zumessen: Vielleicht ist es ein kurzer inniger Blickkontakt, ein wohliges Entspannen in ihren Händen, ein wenig Atemvertiefung, vielleicht ein kleines Aufseufzen. Sie müssen keinerlei Ziele erreichen, es ist kein »Gelingen« nötig, Sie schenken Ihrem Baby Zeit und lassen es zu, sich aufeinander einzuschwingen. Daher gibt es zwar beschreibbare Anleitungen, aber kein Erfolgsrezept – und keinen Erfolgsdruck!

Wenn es Ihnen gelingt, sich von festen Zielen und Erwartungen zu lösen, wird die Schmetterlingsmassage viele Erfahrungen ermöglichen, die sich auch im übrigen Alltag mit Ihrem Baby auswirken werden. Die Vorbereitung durch Selbstwahrnehmung, Selbst- oder Partnermassage, die ich Ihnen im ersten Teil des Buches vorgestellt habe, wird Ihnen dabei hilfreich sein, bald genau zu spüren, wie Sie den Berührungskontakt für Ihr Baby geeignet gestalten.

Lassen Sie sich daher Zeit, Ihr Baby anfangs vor der Massage nur ein wenig zu beobachten. Versuchen Sie, sich einzufühlen und gleichzeitig wahrzunehmen, welche Impulse Ihnen Ihr Körper dabei sendet. Viele Babys genießen es sehr, wenn Mama oder Papa sie zuerst ein wenig anschauen und abwarten, bis eine kleine Aufforderung zur Berührung kommt. Dieses Spiel mit dem Schauen, Zuhören und einem kleinen Gespräch dient nicht nur der Einstimmung des Babys, es ist bereits eine wichtige frühe Kommunikation, die dem Erlernen der Sprache dient und vor allem dem Baby das Gefühl gibt, wirklich gesehen, gehört und wahrgenommen zu werden.

Erlauben Sie sich langsam zu werden, wenn Sie mit Ihren Kindern in Kontakt sind. Das schafft gute Voraussetzungen, in Ihnen eine immer größere Feinfühligkeit und Wahrnehmungsfähigkeit fast von allein zu entwickeln.

Im Gegensatz zu traditionellen Formen der Babymassage, die stärker strukturiert sind, hat die Schmetterlingsmassage ein Schwingen zwischen Führen und Folgen zum Ziel: Die Eltern stimmen sich ein, nehmen Kontakt zu sich selbst und zum Baby auf, entwickeln daraus ein Massageangebot, spüren die Reaktion und beziehen sie in den nächsten Schritt ein.

Das Baby lernt dabei seine Selbstwirksamkeit kennen: Es spürt, dass seine Äußerungen wahrgenommen und verstanden werden und dass es in seiner Umgebung (meist bei seinen Eltern) etwas bewirken kann. Ein frühes Vertrauen in Kommunikationsfähigkeit entsteht.

So ist es bei der Babymassage beispielsweise wichtig herauszufinden, wie lange dieser intensive Kontakt angemessen ist und wann es Zeit ist, mit einem Einhüllen, Wiegen oder einer Mahlzeit die Massage zu beenden. Denken Sie dabei aber auch an sich selbst: Wenn Sie anfangen, die Massagesitzung als anstrengend zu erleben, ist es entweder für Sie selbst genug oder Ihr Körper zeigt an, dass Ihr Kind eine Pause braucht. Dort, wo Ihr Baby bereits kompetent ist, können Sie als Eltern seinem Bedürfnis nachgeben, ohne Sorge zu haben, Ihr Baby zu verwöhnen. Beispielsweise ist ein Stillen »nach Bedarf« für Mütter und Kinder körperlich und seelisch bei weitem befriedigender und bewirkt mehr positive Gegenseitigkeit als der früher geforderte, aber unnatürliche Vier-Stunden-Rhythmus, insbesondere gilt dies für Neugeborene. Im Gegenteil: Es ist Ihre Stärke, nicht Ihre Schwäche, wenn Sie fähig werden, die Bedürfnisse Ihres Kindes zu erfassen und angemessen zu beantworten, und es geht Eltern und Kindern gut miteinander, wenn eine bedürfnisbefriedigende Abstimmung entstehen darf. Je jünger das Baby ist, umso mehr ist haltgebendes Tragen, vielleicht verbunden mit Wiegen, Singen oder Sprechen, und eine minimale wohltuende Berührungsstimulation ein geeigneter Weg, Kontakt, Kommunikation und schließlich eine sichere Bindung aufzubauen. Nutzen Sie die Schmetterlingsmassage als Chance, viele wichtige Erfahrungen gemeinsam mit Ihrem Kind zu sammeln.[23]

Hier ergibt sich eine grundsätzlich andere Sichtweise als bei früheren Erziehungsidealen, die starre Konsequenz verlangten, um Kinder vor allem zu Gefügigkeit zu erziehen. In der bindungsstärkenden Schmetterlingsarbeit bildet sich ein Erziehungskonzept ab, in dem Sie als Eltern dem Kind Halt und Orientierung geben, gleichzeitig wahrnehmungsfähig für seine Bedürfnisse und als »sicherer Hafen« erlebt werden. Gelingende Bindungserfahrungen lassen im Baby das Vertrauen in Sie als Eltern wachsen – die beste Voraussetzung, dass Ihr Kind mit einem positiven Lebensgefühl aufwächst. Später wird es ein gutes Maß finden zwischen dem Bedürfnis, die Welt zu entdecken und dem Wunsch nach Sicherheit und Nähe. Eine sichere Bindung wird auch Ihnen helfen, Ihrem größeren Kind sowohl angemessene Autonomie einzuräumen, als auch klare Grenzen zu setzen.

Jede Mutter und jeder Vater kann diesen Weg erlernen. Sie benötigen nur ein wenig Geduld und Freude an liebevoller Berührung. Allmählich werden Sie in der Lage sein, Ihr Baby immer besser zu verstehen und ihm zunehmend Wohlbefinden und Geborgenheit zu schenken. Die Anleitung durch professionelle Helfer oder in der unterstützenden Atmosphäre eines Kurses für Schmetterlingsbabymassage kann über Hürden hinweghelfen, und ist besonders dann sehr zu empfehlen, wenn Sie noch »Startschwierigkeiten« verkraften müssen.

Daher werde ich Ihnen im Folgenden eine detaillierte und praxistaugliche Beschreibung zur Verfügung stellen, die auch auf mögliche Reaktionsformen des Babys eingeht.

Als Einleitung dazu möchte ich zwei Babys zu Wort kommen lassen, die uns aus ihrer Sicht über ihre Erfahrungswelt berichten.

Zwei Babys berichten aus ihrem Leben

Hallo, ich heiße Jens und bin drei Monate alt. Ich bin schon richtig groß geworden, kann meine Finger in den Mund stecken und manchmal rolle ich sogar schon auf die Seite. Wenn ich Hunger habe, rufe ich meine Mami, die sich dann gemütlich mit mir auf die Couch setzt, und ich darf ihre leckere Milch trinken, bis ich satt bin. Manchmal werde ich dann müde und mache ein Schläfchen und manchmal bin ich ganz munter und freu mich auf ein bisschen Schmusen mit Mami. Fast jeden Tag kommt eine ganz besonders schöne Zeit: Mami bringt mich zu einem warmen Platz mit einem kleinen Fell, weichen Tüchern und ein paar Kissen und ich weiß schon, sie wird mich jetzt gleich ausziehen und meinen ganzen Körper von oben bis unten massieren, manchmal ganz zart, ein einziges Streicheln, manchmal ein wenig fester, aber auch das gefällt mir richtig gut. Manchmal bleibt sie an einer Stelle ein wenig länger, vor allem an den Händen und Füßen ist das Halten besonders schön. Dabei unterhalten wir uns dann meistens und schauen uns ganz lange an und ich bin glücklich, dass es die Mami gibt! Wenn ich mir etwas Neues wünsche, dann versuche ich es ihr zu zeigen und Mami findet fast immer heraus, was mir gerade besonders gut tut, sie scheint irgendwie genau zu verstehen, was ich meine. Früher hat sie nur die Strampelhose und die Windel ausgezogen und ganz kurze Massagen gemacht. Das war mir damals ganz recht so, weil ich noch ein ganz kleines Baby war. Aber jetzt bin ich ja schon ziemlich groß und es ist herrlich, wenn sie viel Zeit hat und wir ein kleines Massagefest veranstalten – danach bin ich meistens sehr müde und kann richtig gut schlafen.

Manchmal macht auch Papi mit mir eine Massage. Das fühlt sich ganz anders an, auch wenn er so ähnlich massiert wie Mami. Das gefällt mir aber auch – ein ganz neues Erlebnis und ich habe endlich mal Zeit, mich mit Papa lange zu unterhalten. Danach darf ich bei ihm im Tragetuch schlafen und das ist einfach himmlisch!

Hallo, ich heiße Anna und bin gerade drei Wochen alt geworden. Das war ja gar nicht so einfach, mein Leben bisher. Als ich noch in Mamas Bauch war, haben die Ärzte gemerkt, dass etwas nicht stimmt. Ein bisschen klein bin ich, haben sie gesagt, und Mami hat natürlich angefangen, sich Sorgen zu machen. Von da an wurde alles aufregend, irgendetwas war immer los. Manchmal hat Papa die Mama massiert, das hat ihr wohl sehr gut getan, denn da hat sie sich immer wieder ein wenig beruhigt. Eines Tages ging es uns beiden nicht gut und ich habe gemerkt, da passiert jetzt gleich etwas. Ich habe Mami gar nicht mehr richtig gespürt und auf einmal habe ich helles Licht gesehen und fremde Hände haben in meine warme Höhle gegriffen und mich einfach herausgeholt! Statt mich in Mamis Arme zu legen, haben sie mir einen Schlauch in den Mund gesteckt und daran gesaugt, und mir beim Atmen geholfen, weil ich das so schnell gar nicht allein geschafft habe. Es war ziemlich viel Aufregung um mich herum und irgendwie haben sich diese vielen Menschen wohl Sorgen um mich und meine Mama gemacht. Mir war das alles viel zu viel und ich habe irgendwann nichts mehr mitbekommen. Zum Glück durfte mich Papa nach einer Weile in den Arm nehmen. Er war noch ganz aufgeregt, aber auch sehr glücklich, mich im Arm zu halten. Endlich eine Stimme, die ich schon kannte!

Eine nette Frau hat uns beide ein wenig beruhigt und gesagt, dass wir in ein paar Minuten zur Mami gehen dürfen. Mami war noch ziemlich müde und konnte mich noch nicht halten, aber wir konnten uns wenigstens anschauen. Es war schön, dass jetzt Mama und Papa endlich da waren!

Ich war noch zu schwach, um an Mamas Brust zu trinken und irgendwie habe ich es auch nicht gleich kapiert, wie das geht. Und weil ich noch so klein war, war ich oft bei den Schwestern, die mir Milch aus der Flasche gegeben haben.

Aber die nette Frau kam immer wieder und hat angefangen, mich jeden Tag ein klein wenig zu massieren. Sie hat die Füße gehalten und ganz ruhig mit mir gesprochen, das hat mir ziemlich gut getan. Manchmal hat sie den Rücken abgestrichen, das war schön und aufregend zugleich. Ich mochte das angenehme Gefühl auf meinem Rücken und gleichzeitig kam die Aufregung wieder, so ähnlich, wie damals nach der Geburt, wo mir alles zu viel wurde. Die Frau hat das wohl gespürt, weil sie mich nur ganz wenig massiert hat und mich danach noch in ihrem Arm beruhigt hat. Sie hat übrigens auch die Mami massiert und das hat ihr anscheinend auch sehr gut gefallen. Seltsamerweise habe ich aber auch manchmal danach weinen müssen, irgend etwas hat mich an den aufregenden Anfang erinnert. Aber wenn mich Mama oder Papa oder die nette Frau gehalten und beruhigt haben, ging es mir danach jedes Mal besser als zuvor. Ich war froh, dass Mama langsam zu Kräften kam und dann selbst angefangen hat, kleine Massagen zu geben. Besonders gern mochte ich, wenn sie meine Füße gehalten und meinen Rücken ganz langsam ausgestrichen hat, während ich auf ihrem Schoß lag. Und manchmal hat Papa uns beide massiert, während ich auf Mamas Bauch lag, das war herrlich!

Inzwischen sind wir zuhause und das gefällt mir sehr. Mami legt mich immer wieder an die Brust und größtenteils ist alles ganz einfach, aber hin und wieder werde ich beim Trinken ganz unruhig, ähnlich wie bei der Massage. Meistens genieße ich es ja, wenn Mami ein wenig massiert und auch gleich aufhört, wenn es mir zuviel wird. Aber manchmal kommen trotzdem Erinnerungen an die Aufregung im Krankenhaus. Mama oder Papa nehmen mich dann in den Arm und ich darf mich noch mal bei ihnen ausweinen. Ich weiß, sie bleiben bei mir, bis ich mich beruhigt habe. Danach geht es mir richtig gut. Am allerschönsten ist es, wenn ich nach einer kleinen Massage an Mamas Brust ungestört trinken kann und dann in Ruhe einschlafe. Und das gelingt jetzt immer öfter.

Nähe entstehen lassen

Die große Chance der Schmetterlingsmassage besteht darin, mit Ihrem Baby – vielleicht anfangs nur für Sekunden – eine wirkliche Begegnung zu erleben. Darin liegt bereits der besondere Wert, denn Sie haben gerade die Keimzelle für das Wachsen eines gegenseitigen Verstehens erlebt, das aus tiefstem Herzen stammt. Die feinfühligen Bewegungen der Schmetterlingsberührung sind ein wunderbarer Weg, um im wörtlichen Sinn »hautnah« liebevollen Kontakt mit dem Baby aufzunehmen, der allmählich zur Beziehung wird und schließlich zu einer sicheren Bindung führt. Berührung, die Eltern und Babys füreinander öffnet, macht uns Erwachsene jedoch auch ein wenig verletzlich, weil wir uns vor eigenen Gefühlen nicht mehr verschließen können. Achten wir Erwachsenen daher auf den freundschaftlichen Umgang mit uns selbst! Innige Berührung bereitet den Boden für eine Herzensfreundschaft. Wenn diese Momente entstehen, verändert sich die Atmosphäre im Raum: Es breitet sich etwas Besonderes aus, das vielleicht am ehesten mit Stille, Wärme, Verlangsamung zu beschreiben ist, verbunden mit einem berührenden Gefühl von Nähe. Es ist etwas im Fließen und in

Resonanz, das jeder in sich spürt und gleichzeitig alle Beteiligten auf ihre eigene Weise wahrnehmen. Manchmal scheint die Zeit in so einem Moment stillzustehen.

Dieser tiefe Kontakt ist das wichtigste Ziel der bindungsstärkenden Schmetterlingsmassage.

2. Was Sie als Eltern wissen sollten

Um Sie möglichst umfassend anzuleiten, möchte ich Ihnen hier einige wichtige Informationen und Anregungen für den gemeinsamen Alltag geben, die auch im Zusammenhang mit der Babymassage von großer Bedeutung sind.

Frühkindliche Reflexe

Im Laufe seiner Entwicklung entstehen im Nervensystem Reflexe, die für bestimmte Zeiträume hilfreich sind, notwendige Vorläufer für weitere Entwicklungsschritte darstellen und später wieder abgebaut oder von einem weiterentwickelten Reflex abgelöst werden. Ihr Auftreten und anschließend ihr allmähliches Verschwinden sind wichtige Bestandteile der Bewegungsentwicklung.

Reflexe sind Bewegungen, die durch einen Auslöser in Gang gesetzt werden und autonom ablaufen, d. h. sie unterliegen nicht unserem Willen. Diese Reflexe sind von Kind zu Kind unterschiedlich leicht auslösbar und unterschiedlich stark ausgeprägt.

Bei den frühen Reflexen spielen der Schwangerschaftsverlauf, der Geburtszeitpunkt und der Geburtsverlauf eine wesentliche Rolle: Wenn ein Reflex »ungestört« zum richtigen Zeitpunkt und im richtigen Maß genutzt werden konnte, wie das bei einer normalen Geburt ohne Medikamente mit durchschnittlicher Dauer und gutem Verlauf der Fall ist, dann ist seine Integration, d. h. sein angemessenes Zurücktreten, am besten gewährleistet. Wurden Geburtsreflexe nicht genutzt (wie z. B. bei einem geplanten Kaiserschnitt), entwickeln sie sich nur unzureichend oder wurden sie überdurchschnittlich stark gefordert (z. B. bei langer Austreibungsphase), wirken sie lange nach.[24]

Die beiden symmetrischen Geburtsreflexe

Der »Tonische Labyrinthreflex vorwärts« (TLRv)

Er bewirkt ein »Einrollen« in der Eröffnungsphase der Geburt und sorgt dafür, dass das Köpfchen des Babys lange genug in einer gebeugten Stellung bleibt, die für die Öffnung des Muttermundes und für das Tiefertreten des Kindes am günstigsten ist.

Der »Tonische Labyrinthreflex rückwärts« (TLRr)

Dieser bewirkt ein Strecken des ganzen Körpers einschließlich der Beine. Die Halswirbelsäule ist überstreckt, der Kopf liegt nahe des Nackens.

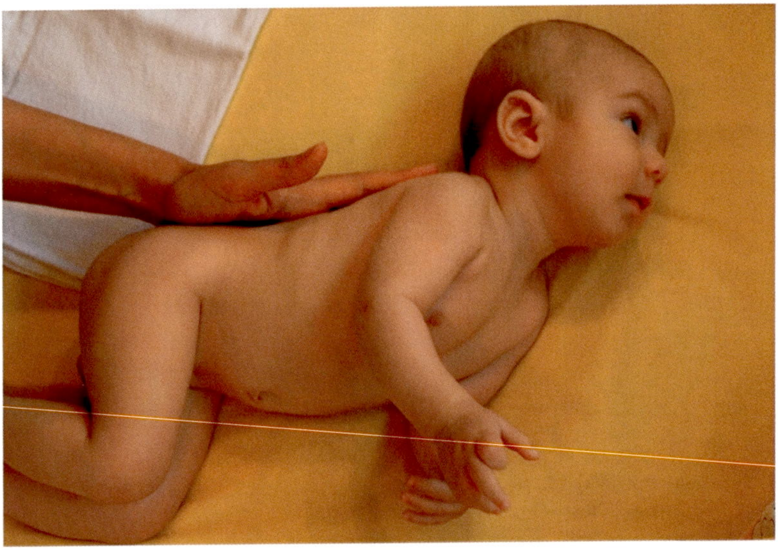

Hier ist ein Teil des TLRr zu sehen, in der vollen Ausprägung sind auch die Beine gestreckt.

Dieser Reflex tritt am Ende der Austreibungsphase auf. Er bewirkt eine höchst dynamische Geburtsunterstützung – die Babys helfen normalerweise mit großer Kraft bei der Geburt mit. Der Reflex verliert nach drei Monaten zunehmend an Einfluss und sollte mit ca. drei Jahren komplett verschwunden sein.

Stemmen sich Babys vom Körper der Eltern weg, dann hat das häufig damit zu tun, dass dieser Reflex ausgelöst worden ist. Dabei kann eine kurze Geburtserinnerung eine Rolle spielen, aber auch die momentane Anspannung der Eltern gespiegelt werden. Ähnliches kann auch nach einer Operation des Babys auftreten, wenn der Körper noch unterbewusste Abwehrbewegungen gespeichert hat.

Diese Reaktion kann für Eltern äußerst verunsichernd sein, weil sie leicht die Vermutung auslöst, dass das Baby sich von ihnen wegstemmt und vielleicht sogar Ablehnung ausdrückt! Zudem ist es auch recht belastend und wenig einladend, ein Baby zu halten, das sich nicht anschmiegt, sondern mit großer Kraft nach hinten biegt!

Wenn Sie dies erleben: Zuerst durchatmen! Machen Sie sich klar, dass das Baby Sie nicht persönlich meint, sondern dass es sich im Moment nicht anders bewegen kann, weil seine Reflexbewegungen noch zu stark sind. Sie können Ihrem Baby am besten helfen, wenn Sie der Bewegung zunächst kurz nachgeben, gleichzeitig aber Ihr Kind sicher halten. Sorgen Sie bewusst für Ihre eigene Zentrierung: Boden spüren, ruhige Bauchatmung, Mund lockern, soweit wie möglich entspannen. Wenn Sie die Spannung des Babys zu sehr aufnehmen, würde ein Spannungskreislauf entstehen. Wenn es Ihnen aber gelingt, die Orientierung zu behalten oder wiederzufinden, ist viel gewonnen. Helfen Sie anschließend Ihrem Baby, aus der Überstreckung herauszufinden, indem Sie es sanft, aber wirksam in eine leicht gerundete Position bringen (siehe ab S. 153).

Es ist nicht ungewöhnlich, dass das Überstrecken in den ersten Lebenswochen in unterschiedlicher Stärke auftaucht und immer mehr abklingt. Später hilft dieser Reflex sogar beim Erlernen von neuen Bewegungen.

Wenn das Baby diese Position allerdings häufig einnimmt und sich immer mehr anspannt, oder die Streckung in Situationen auftritt, wo sie das Baby behindert, beispielsweise beim Stillen, sollten Sie Ihrem Baby durch entsprechende Positionen helfen, diese hohe Spannung aufzulösen.

Der »Asymmetrische tonische Nackenreflex«

Der Reflex mit der Abkürzung ATNR (siehe Foto S. 203) trägt während der Geburt zu der letzten Drehung bei, mit der die Schultern des Babys schließlich geboren werden. Später bewirkt dieser Reflex, dass das Baby vermehrt in eine Richtung schaut, wobei sich diese Körperseite etwas streckt, die andere leicht beugt. Wenn das Baby zwar bevorzugt in eine bestimmte Richtung schaut, die Drehung zur anderen Seite aber problemlos möglich ist, bewirkt meist nur der Reflex diese Einseitigkeit, mit deutlicher Abschwächung ist im dritten oder vierten Lebensmonat zu rechnen. Wenn aber die Drehung des Kopfes erschwert scheint oder dem Baby offenbar Unbehagen bereitet, ist davon auszugehen, dass die Halswirbelsäule oder die Muskulatur belastet ist, meist als Nachwirkung der Geburt. (Im Kapitel «Das Baby hat eine Lieblingsseite« finden Sie weitere Informationen darüber.)

Vor allem die symmetrischen Griffe der Schmetterlingsmassage und die langsamen Arm- und Beinbewegungen sprechen beide Seite des Körpers an und unterstützen eine gleichmäßige Entwicklung.

Der Moro-Reflex

Der Moro-Reflex ist ein Schreckreflex, der vor allem durch laute Geräusche, helles Licht oder schnellen Lagewechsel ausgelöst wird. Insbesondere lösen rasche Rückwärtsbewegungen des Kopfes diesen Reflex aus, z. B. beim Ablegen des Babys oder wenn der Kopf beim Hochheben zu wenig abgestützt wird. Der Reflex besteht aus einem ruckartigen Öffnen der beiden Arme. Manchmal öffnen sich die Arme vollständig, manchmal ist nur ein kleines Zucken zu beobachten. Bei vielen Babys wird er auch im Schlaf durch Träume aktiviert und kann zum Erwachen führen, oft verbunden mit Weinen. Der Moro-Reflex setzt eine Ausschüttung der Stresshormone Adrenalin und Noradrenalin in Gang und ist von Natur aus dazu gedacht, bei einem Neugeborenen in Notfällen viel Energie zu mobilisieren, um lautstark Hilfe zu holen. Immer häufiger sind Kinder zu beobachten, bei denen der Reflex überdurchschnittlich leicht auslösbar ist, manchmal auch ohne erkennbaren äußeren Anlass. Das spielt bei der Entstehung chronischer Unruhe eine wichtige Rolle. Der Reflex schwächt sich durch die Reifung des Gehirns nach ca. drei Lebensmonaten ab, was die Beruhigung vieler Babys nach diesem Zeitraum zumindest teilweise erklärt.

Bei einer Schmetterlingsmassage (und auch sonst) brauchen diese Babys besonders viel Halt, Klarheit und Langsamkeit, meist hilft ihnen eine Abschirmung (z. B. ein Stillkissen um den Massageplatz), gedämpftes Licht und evtl. leise beruhigende Musik. Es ist besonders wichtig, dass die Kinder bei Massagebeginn nicht bereits zu müde sind, da jeder neue Reiz überfordernd wirken kann. Im Kapitel »Wenn das Einschlafen schwer fällt« finden Sie hierfür weitere Informationen.

Hier noch eine wichtige Empfehlung für das Hochheben und Hinlegen Ihres Kindes (Fotos S. 152): Um den Moro-Reflex nicht unnötig auszulösen und um dem Baby eine altersgerechte Bewegungsstimulation zu geben, ist es hilfreich, das Baby grundsätzlich mithilfe einer Drehung zur Seite hochzunehmen bzw. hinzulegen: Bei kleinen Babys werden dabei Brustkorb, Schultern und Arme mit beiden Händen umfasst, sodass eine schützende Schale gebildet wird, bei etwas größeren Kindern nur der Brustkorb. Sagen Sie zuvor Ihrem Baby, dass Sie es gleich hochheben werden, so kann es sich leichter darauf einstellen. Drehen Sie es langsam ganz auf eine Seite und warten Sie ab, bis Ihr Kind auch den Kopf in diese Richtung dreht, stützen Sie, soweit nötig, den Kopf, dann können Sie das Baby zunächst im Bereich des Oberkörpers, dann das Becken und schließlich die Beine hochheben. Beim Hinlegen verfahren Sie genauso, aber in umgekehrter Reihenfolge: Zuerst die Füße auf den Boden legen, dann Beine, Becken und den Oberkörper ablegen. So können ganz junge Babys bereits ein wenig mithelfen, ihren Kopf zu halten und etwas später auch ihre Arme aktiv einsetzen, sie behalten ihre räumliche Orientierung und das Auslösen des »Moro«-Reflexes wird vermieden. Wenn Sie dabei darauf achten, bewusst weiter zu atmen – was gar nicht so einfach ist – tragen Sie zusätzlich zur Entspannung beider bei.

Dieser hier beschriebene Lagewechsel ist auch vor und nach der Schmetterlingsmassage sinnvoll: Der Massagestart wird nicht durch unnötigen Stress beeinträchtigt und das Baby fühlt sich auch nach der Massage, während es seine Eindrücke verarbeitet, ruhig und sicher. Ein zu schnelles Hochheben kann, gerade weil sich das Baby ein wenig geöffnet und entspannt hat, die Wirkung der Massage weitgehend zunichte machen!

Hochheben des Babys

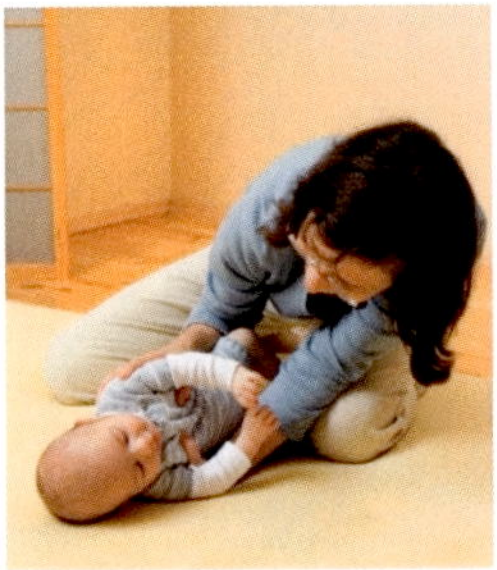

Drehung zur Seite

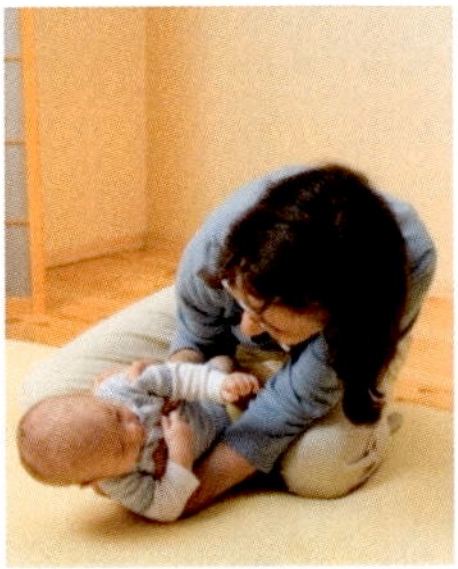

Anheben der Schultern

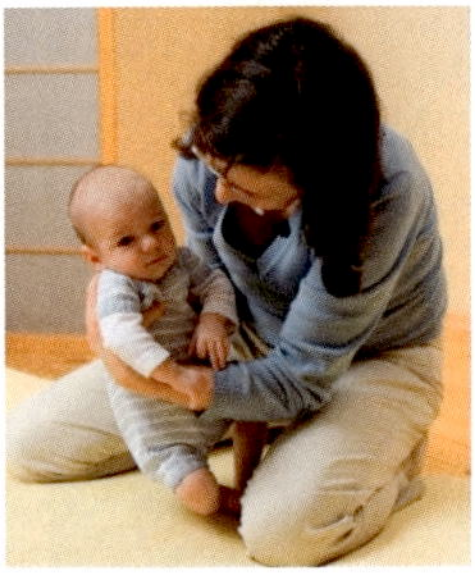

Zunehmende Aufrichtung

Hinlegen des Babys

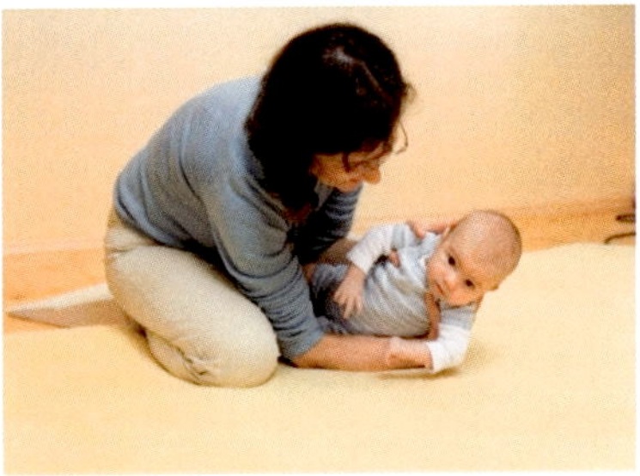

Das Baby ist sicher gehalten, bereitet sich auf das Abstützen vor.

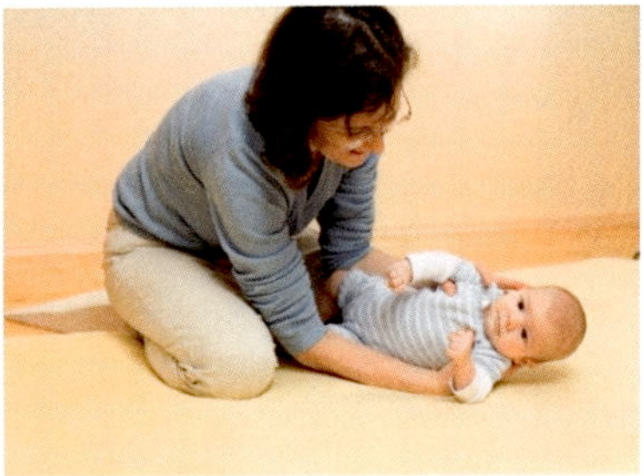

Es hilft mit seinem Arm bereits mit.

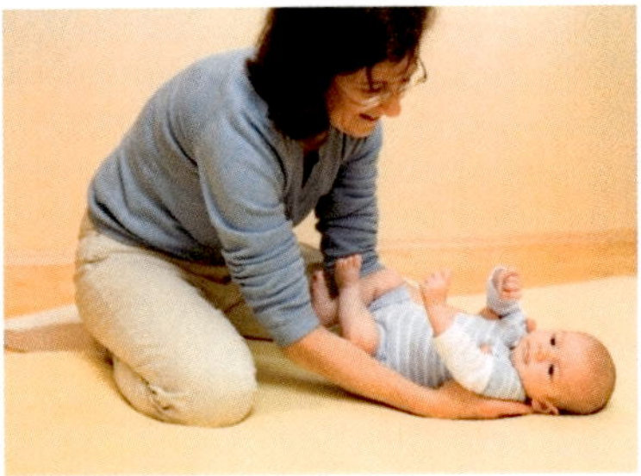

Es landet sanft,

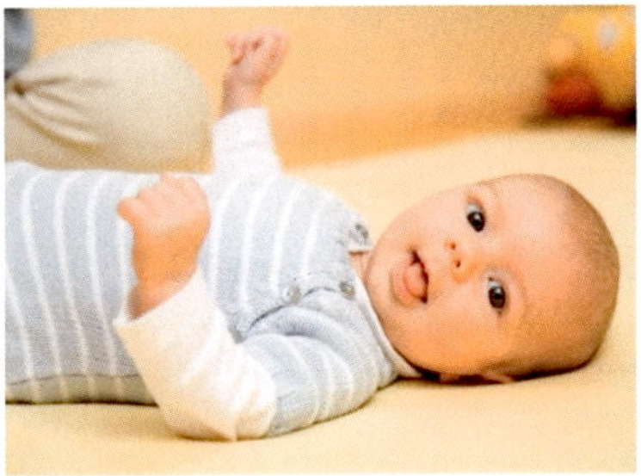

ist sicher zurück auf dem Boden.

Beruhigende Positionen

Es gibt drei Positionen, die besonders gut geeignet sind, ein aufgeregtes Baby zu beruhigen. Gleichzeitig unterstützen Sie dadurch die Integration des Streckreflexes. Bitte achten Sie wieder darauf, Ihren eigenen Körper, z. B. den Kontakt zum Boden und Ihren Atem wahrzunehmen:

Aufgerichtet über die Schulter legen

Schmiegen Sie das Baby aufgerichtet an Ihre Brust, sodass es den Kopf auf die Schulter legen kann, wenn es beginnt, sich zu entspannen. Mit der zweiten Hand stützen Sie Oberkörper und Kopf des Babys und helfen ihm dadurch, sich nicht zu weit nach hinten zu biegen und dadurch in noch größere Spannung zu gelangen. Wenn das Baby allmählich den Kopf sinken lässt, können Sie ganz langsam und weiteratmend seinen Rücken abstreichen. Richten Sie die Festigkeit der Berührung nach Ihrem Kind, das Abstreichen soll ihm helfen, noch mehr zu entspannen, und kein neues Überstrecken hervorrufen.

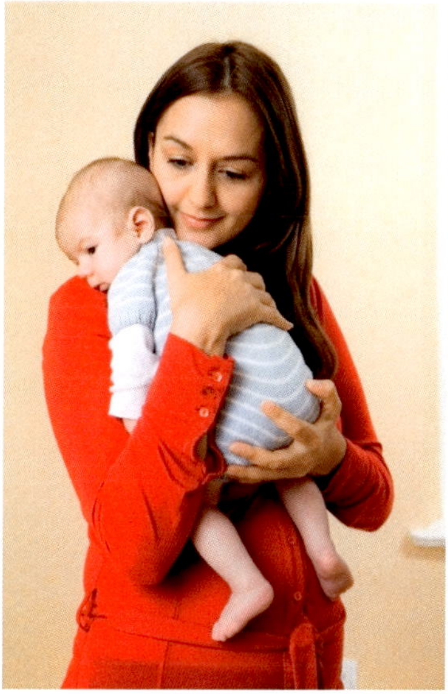

Sicherer Halt, wenn das Baby aufgerichtet gehalten wird.

Der Fliegergriff

Manche Babys entspannen sich leichter, wenn sie in Bauchlage gehalten werden. Das gilt besonders für Babys, die viele Blähungen haben. Sie können sich in dieser Position leichter lösen. Es gibt zwei Ausführungen: Legen Sie das Baby auf eine Hand, der Kopf kann auf Ihren Unterarm sinken. Halten Sie mit der anderen Hand seinen Rücken oder streichen Sie ihn langsam und beruhigend ab.

Bei der anderen Ausführung liegen beide Hände unter dem Bauch des Kindes.

In beiden Fällen ist es wichtig, die Stellung so zu gestalten, dass sich der Rücken einschließlich der Halswirbelsäule allmählich wirklich »runden« kann, d. h. der Kopf liegt ein wenig tiefer als der Rücken, wenn das Baby ihn hinlegt. Bei Babys, die noch einen sehr aktiven TLRr haben, kann eine zu starke Streckung der Wirbelsäule zu erneuter Spannung führen.

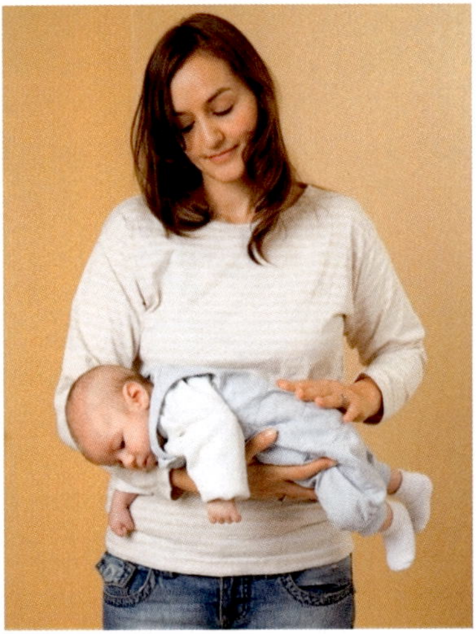

Fliegergriff mit Ausstreichen des Rückens

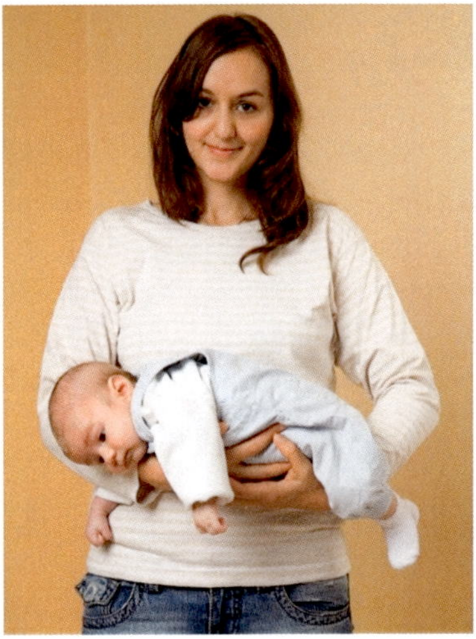

Fliegergriff mit beiden Händen

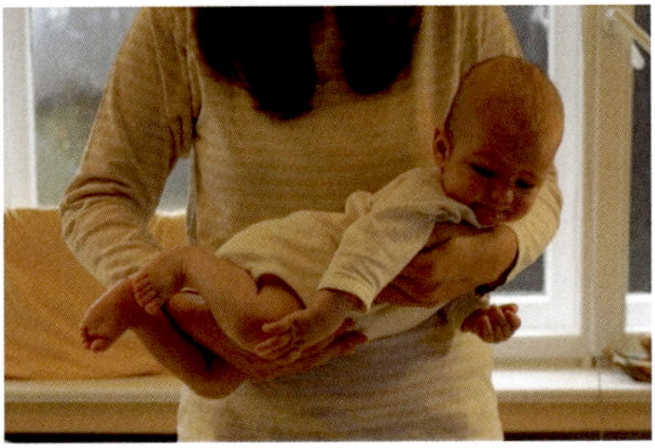

Diese überstreckte Position kann zu weiterer Spannungserhöhung führen und ist daher meist ungünstig.

Die halbsitzende, gerundete Stellung auf dem Schoß

Wir wollen eine behutsame Rundung des Rückens und allmähliche Atemberuhigung und -vertiefung beim Baby erreichen und es einladen, sich vertrauensvoll an den Erwachsenen anzulehnen. Wenn das Baby dabei eine eng geschlossene Windel trägt, erhöht sich der Druck auf seinem Bauch, beengt den Atem und die Verdauungstätigkeit – daher die Windel bitte grundsätzlich lockern! Sorgen Sie mithilfe Ihrer Hände und Ihres Oberkörpers dafür, dass beide Arme des Babys nach vorne gerichtet sind und dort behutsam, aber sicher und beruhigend gehalten werden. Zusätzlicher sanfter Halt für die Füße des Babys entspannt zusätzlich. Kopf und Hals sollten weder nach hinten noch stark nach vorne gebogen sein, sondern sich in einer leichten Rundung befinden.

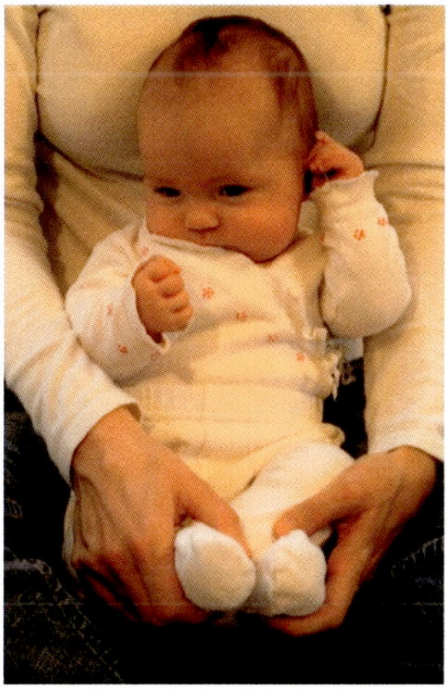

Das Halten der Füße und die Ausrichtung der Arme nach vorne stabilisieren das Baby. Die Füße können übereinander oder nebeneinander liegen.

Die halbsitzende Stellung im Arm

Wenn das Baby in Ihrem Arm sitzt, bilden Sie mit einer Hand eine Schale für das Becken, der andere Arm gibt den nach vorne gerichteten Babyärmchen Halt, um Unruhe verstärkendes »Zappeln« zu begrenzen.

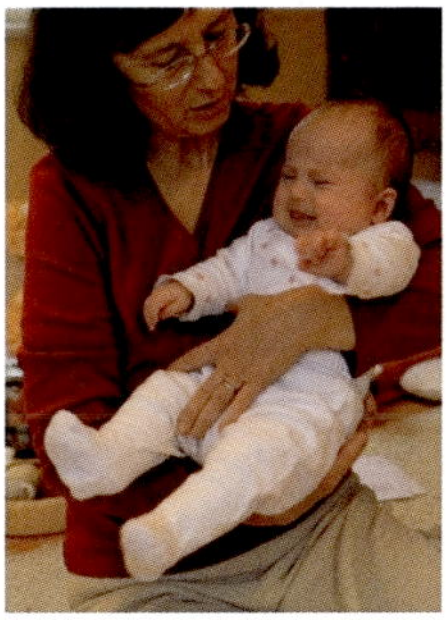

Arm und Hand stützen das Becken, die zweite Hand stabilisiert den Bauchraum.

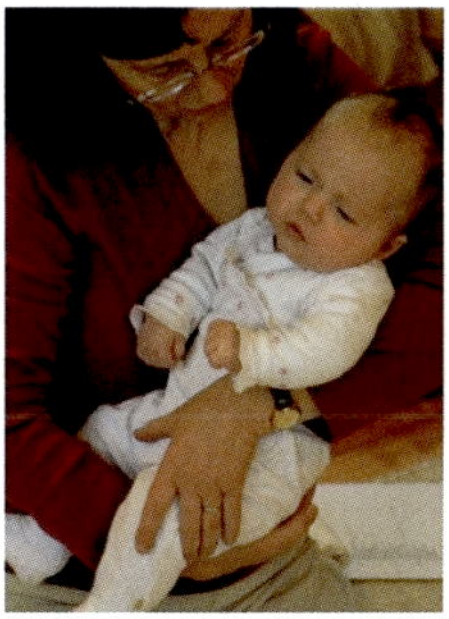

Der Arm des Erwachsenen liegt zwischen den Beinen.

Die genannten Positionen sind besonders zu empfehlen, wenn Ihr Baby weint und andere Bedürfnisse, wie Hunger, volle Windel, zu enge Kleidung etc. nicht zu erkennen sind. In einer dieser Halt gebenden Positionen können Sie Ihr Baby auch sicher durch ein Weinen begleiten, das sich nicht gleich beruhigen lässt. Im Kapitel »wenn das Baby nach der Massage weint« werde ich Ihnen weitere Informationen dazu geben.

In welcher Position fühlt sich mein Baby am sichersten?

Warum haben die meisten Erwachsenen den Impuls, ein Baby hoch zu heben, wenn es weint? Weil wir instinktiv wissen, dass sich das Baby so am ehesten beruhigen wird.

Für den Alltag, aber besonders für die Massage spielt die Position des Babys eine große Rolle. Zunehmende Aufrichtung von Eltern und Babys bewirken für beide Beruhigung durch ein Gefühl von äußerer Sicherheit, lässt sich doch so die Umgebung leichter beobachten und auch »unter Kontrolle« behalten. Abnehmende Aufrichtung und vor allem verringerter Körperkontakt erfordern vom Baby, aber auch von den begleitenden Erwachsenen mehr innere Sicherheit sowie Entspannungs- und Selbstregulationsfähigkeit. In den ersten Lebenswochen brauchen die Babys viel Unterstützung durch Körperkontakt, sie sind noch richtige »Traglinge«. Je älter sie werden und je entspannter sie sind, umso mehr nimmt das Tragebedürfnis ab.

Sowohl für die Wahl einer geeigneten Massageposition, wie für die Begleitung eines weinenden Babys ist es hilfreich, die Hierarchie der Sicherheitsstufen (nach Thomas Harms) zu kennen:

Höchste Sicherheitsstufe

↓ Kind ist aufgerichtet am Körper der Eltern, gleichzeitig sind auch die Eltern aufgerichtet und in Bewegung.

↓ Kind liegt in den Armen der Eltern, bei gleichzeitiger Aufrichtung und Bewegung der Eltern.

↓ Kind ist aufgerichtet am Körper der Eltern, während die Eltern ruhig stehen.
↓ Kind liegt in den Armen der Eltern, während die Eltern ruhig stehen.
↓ Kind ist aufgerichtet am Körper der Eltern, während die Eltern sitzen.
↓ Kind liegt in den Armen der Eltern, während die Eltern sitzen.
↓ Kind auf der Matte liegend, während die Eltern neben ihm sitzen.

Niedrigste Sicherheitsstufe

Für die ersten Massageerfahrungen ist es manchmal von Vorteil, das Baby in einer höheren Sicherheitsstufe, also im Körperkontakt zu behalten, besonders, wenn es noch recht jung oder leicht erregbar ist. Auch hier ist es sinnvoll, sich von klassischen Massagekonzepten zu lösen und zunächst die Aufmerksamkeit auf die Frage zu lenken, auf welche Weise kann ich meinem Baby Berührung anbieten, um liebevollen Kontakt und Wohlbefinden für beide zu ermöglichen.

Wann hat mein Baby Hunger?

Der häufigste Grund, warum Babys weinen, ist zunächst Hunger bzw. Durst. Da sie manchmal jedoch in Zusammenhang mit der Massage zu weinen beginnen, möchte ich hier einige Gedanken zum Füttern voranstellen, um Missverständnisse zu vermeiden.

Bitte gehen Sie davon aus, dass Ihr Baby in den ersten Tagen nur sehr kleine Mengen zu sich nehmen kann, dementsprechend häufig wird es für kurze Zeit saugen wollen. Dieses häufige Anlegen wirkt sich langfristig positiv auf die Milchbildung aus, da es die Prolaktinproduktion in der Hypophyse aktiviert und die Bildung neuer Prolaktinrezeptoren anregt. Es macht den Milcheinschuss sanfter und eine Neugeborenengelbsucht weniger wahrscheinlich.

Die Brust benötigt etwa vier bis sechs Wochen für den Milchaufbau, in dieser Zeit wirken Einschränkungen des Stillens hinsichtlich Dauer und Stillabstand in der Regel schwächend auf Milchbildung und die Abstimmung zwischen Mutter und Kind. Die Speicherkapazität der Brust und das Fassungsvermögen des Babymagens sind unterschiedlich groß und müssen sich in diesen ersten Wochen aufeinander einstellen.

Nach ca. sechs Wochen verlängern sich bei den meisten Babys die Stillabstände, bleiben aber variabel. Nach einer Trinkpause von fünf oder mehr Stunden ist ein kürzerer Abstand zwischen den nächsten Mahlzeiten wahrscheinlich.

Der feste Vier-Stunden-Rhythmus, der noch gelegentlich empfohlen wird, ist eine unnatürliche Forderung, die einer glücklichen und erfolgreichen Stillbeziehung fast immer im Weg steht und von Naturvölkern nirgends praktiziert wird.

Solange das Baby noch damit beschäftigt ist, sein angemessenes Gewicht zu erreichen und sich die Milchbildung noch im Aufbau befindet, kann das rechtzeitige Beachten der frühen Hungerzeichen helfen, Häufigkeit und Dauer des Schreiens zu reduzieren.

Frühe Hungerzeichen der Babys in den ersten sechs Wochen sind:

- Lecken der Lippen
- Zunge herausstrecken
- Sauggeräusche
- Hand zum Mund und Saugversuche
- deutliches Drehen des Gesichts zur Brust und suchende Bewegungen
- zunehmende Unruhe

Quengeln und Weinen sind bereits späte Hungerzeichen, so lange nicht sichergestellt ist, dass das Baby satt und ausreichend versorgt ist.

Hinweise, dass die Versorgung in den ersten sechs Wochen ausreichend ist, liefert der Allgemeinzustand des Babys, die Gewichtskurve sowie die ausreichende Füllung der Windeln (ca. 7–8 Windeln, die deutlich Gewicht beinhalten, davon 2–4 Stuhlwindeln pro Tag, vorausgesetzt, Ihr Baby trinkt nur Muttermilch). Nach etwa sechs Wochen behalten nur wenige Babys den häufigen Stuhlgang bei, voll gestillte Kinder haben oft nur noch im Abstand von mehreren Tagen Stuhlgang, bis zu zehn Tagen Abstand ist noch völlig normal. Allerdings sind die

Babys in diesem Fall für die Bauchmassage und die entlastenden Bewegungen meist sehr dankbar[25] (siehe auch ab S. 200).
Wenn die Babys älter sind, haben sie gelernt, die Hand als allgemeine Selbstberuhigung zum Mund zu führen, es ist dann kein sicheres Hungerzeichen mehr. Wenn das Baby in den ersten sechs Wochen ausreichend zugenommen hat, gesund ist, die Stillabstände aber dauerhaft kurz bleiben und das Baby häufig quengelt, sind andere Gründe für die Unruhe wahrscheinlich. Dazu finden Sie wichtige Hinweise in dem Kapitel »Wenn mein Baby nach der Massage weint«.

Werden Babys mit der Flasche gefüttert, ist es natürlich einfacher, die Nahrungsmenge zu kontrollieren. Flaschengefütterte Babys sollten nahezu täglich den Darm entleeren, bei einer Mischung zwischen Flaschen- und Brustfütterung hängt die Verdauung von der Zusammensetzung der Nahrung ab. Falls Sie Fragen bezüglich der Fütterung, Verdauung und Gewichtszunahme haben, wenden Sie sich bitte an Ihre Hebamme, Ihren Kinderarzt oder an eine Stillberaterin – sie ist für diese Themen speziell ausgebildet und kann sie betreuen, bis Ihr Baby abgestillt ist.

Sollte Ihr Baby (zu) langsam zunehmen, ist die stoffwechsel- und appetitanregende Wirkung der Schmetterlingsmassage eine hervorragende Unterstützung. Im Kapitel über spezielle Anwendungsbereiche der Schmetterlingsmassage gehe ich darauf noch ein. Wenn Ihr Baby aus erhöhter Anspannung heraus besonders häufig und lange nuckeln möchte, hilft die spannungslösende Wirkung der Massage, ein besseres Gleichgewicht zu finden. Neben den physiologischen Wirkungen der Schmetterlingsberührungen wird der intensive Kontaktaufbau dazu beitragen, den Hunger Ihres Babys unmittelbar zu erspüren, Sie müssen dann immer weniger auf äußere Zeichen achten. So entwickelt sich der sicherste und einfachste Verständigungsweg, der sogar im Schlaf funktionieren kann.[26]

3. Signale des Kindes verstehen und beantworten

Das Baby erlebt bei der Schmetterlingsmassage eine liebevolle und achtsame Zuwendung, die Leib und Seele nährt und einen Erwachsenen, der sich in diesem Moment ganz auf das Kind einlässt. Gleichzeitig erlebt es, dass seine Grenzen respektvoll geachtet werden.

Je nach Alter und Stabilität des Kindes wird es sich einfach wohlfühlen und die Massage rundum genießen. Doch auch die schönen Momente inniger Verbindung fordern von dem kleinen Organismus Konzentration und führen schon recht bald zu wohliger Müdigkeit. Ein junges Baby ist in den ersten Lebenswochen nur für wenige Minuten in der Lage, die Aufmerksamkeit aufrecht zu erhalten.

Das Kind wird Ihnen zeigen, wann es genug Berührung bekommen hat oder wann es eine kleine Pause braucht, um die Massageerlebnisse erst einmal zu verarbeiten, und ob es danach vielleicht noch mehr Hautkontakt erfahren möchte.

Im nächsten Kapitel finden Sie Hinweise, die Ihnen helfen können, sich mit Ihrem Kind möglichst sicher zu verständigen. Für das Gelingen einer Babymassage ist es von entscheidender Bedeutung, die Signale des Kindes wahrzunehmen und richtig zu deuten.

Sich während der Massage sicher verständigen

Jedes Baby sendet kleine Zeichen, die besagen, »wunderbar, weiter so« oder »danke, für mich ist es jetzt gerade genug«. Sagen Sie es Ihrem Baby – gleich wie alt es ist – hörbar, welche Zeichen Sie wahrnehmen oder fragen Sie Ihr Kind, wenn Sie nicht ganz sicher sind, ob Sie es richtig verstanden haben: Ihr Kind bekommt dadurch die Botschaft, dass es sehr genau beachtet und ernst genommen wird. Je nach Situation können Sie Ihrem Baby ein konkretes Angebot machen (z. B. »Nochmal abstreichen?«) oder Sie entscheiden, wenn Sie Ihr Kind bereits gut einschätzen können, ob der nächste Schritt in einer weiteren Berührung oder in einer kleinen Pause besteht. Je mehr Sie dabei mit Ihrem eigenen Körper und mit seinen Signalen vertraut sind, um so leichter und selbstverständlicher wird die Kommunikation werden. Sie brauchen kein »Massageziel« zu erreichen: Momente einer inneren Berührung sind wichtiger als Berührungsquantität!

Zeichen für: »Wunderbar, weiter so!«

- offener, weicher Blickkontakt
- entspannter Gesichtsausdruck
- weiches Lautieren – »Babytönchen«
- Bauch entspannt mit deutlich sichtbarer Atembewegung
- rosige, warme Haut
- Hände öffnen sich zunehmend
- weiche, paddelnde Bewegungen oder entspanntes, ruhiges Liegen

Atmen Sie immer wieder gut durch, bleiben Sie mit Ihrem eigenen Körper weiterhin in Kontakt und genießen Sie diese gemeinsame Zeit!

Halten Sie eine Mullwindel bereit, denn die Entspannung, der gestärkte Energiefluss und die verbesserte Durchblutung der unteren Körperhälfte führt oft zu einer spontanen Entleerung von Blase und /oder Darm. Bei kleinen Jungen entsteht manchmal eine deutlich sichtbare Erektion. Diese Öffnungsreaktion wird durch das ganzheitliche Körpergefühl, durch das Vertrauen und eine sichere Verbindung zum Massierenden ausgelöst. Die kleine Erregung ist ein Zeichen des Wohlbehagens, das sich gelegentlich einstellt, sie ist aber weder das Ziel noch ein Kriterium für eine gelungene Massage. So wie Babys das Wechseln der Windeln und ein liebevolles und zugleich respektvolles Reinigen des Genitalbereichs genießen, wird bei der Schmetterlingsmassage der Beckenraum ebenso achtsam – ohne Betonung oder Vermeidung – in die Bewegung einbezogen, jedoch findet keine Massage der Genitalien statt.

Diese Zeichen sagen: »Bitte gut auf mich aufpassen!«

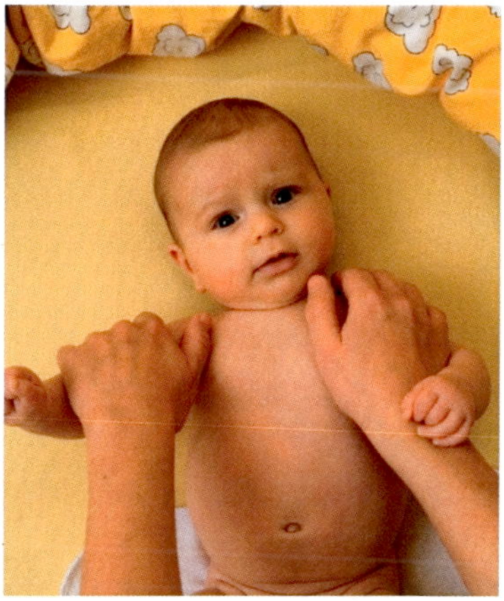

Diese Stirnfalte bedeutet: Bitte langsam, ich brauche noch mehr Sicherheit.

- kurzzeitige Blickabwendung, der Körper bleibt aber dabei entspannt
- Blick wirkt etwas angespannt, leichte Stirnfalte
- Gähnen
- kein Lautieren mehr oder die Stimme wirkt angespannter oder nörgelnd
- Haut wird etwas kühler und blasser
- Spannung im Bauch erhöht, Bauchatmung verringert
- Atembeschleunigung, vermehrte Brustkorbatmung
- Herzschlag leicht beschleunigt
- Hände schließen sich zunehmend
- Bewegungen werden unruhiger, »zappeliger«
- Neigung zum Überstrecken

Ihr Kind zeigt Ihnen dadurch möglicherweise:

- »Ich fange an, müde zu werden.«
- »Die Massage geht mir gerade ein bisschen zu schnell oder zu nah.«
- »Die Massage beschäftigt mich gerade sehr, bitte langsam.«
- »Mama, Papa, seid ihr selbst wirklich noch entspannt?«

Jetzt ist genaues (und unvoreingenommenes) Beobachten wichtig, um herauszufinden,

- ob das Baby einfach eine kleine Pause braucht, um die äußeren und inneren Eindrücke zu verarbeiten und danach gerne weiter Massage bekommen möchte. Hier gibt ein ruhiges und entspanntes Halten der Sicherheitsstation meist die geeignete Antwort.

- ob das Kind möglicherweise nur eine Anspannung des Erwachsenen gespiegelt hat – und sich erneut öffnen kann, wenn die eigene Balance verbessert wird.
- oder ob es für diesen Moment wirklich genügend Berührung und damit auch Anregung erfahren hat.

Also: Wieder bewusst durchatmen, Körper und Bodenkontakt spüren, Mund und Hände lockern! Mithilfe der eigenen Rückbindung und Selbstwahrnehmung wird es leichter möglich sein, zu entscheiden, wie Sie mit der Massage fortfahren oder ob Sie Ihr Kind jetzt in die bereitgelegte Decke hüllen, es noch wiegen oder stillen bzw. füttern. Es ist durchaus möglich, dass Ihr Baby nach einer kleinen Pause noch ein wenig Massage spüren mag. Ihr Baby erlebt während der liebevollen Berührung eine Phase innerlicher Öffnung und es tut ihm gut, wenn Sie ihm »kleine Schritte« anbieten und es danach genug Zeit bekommt, die Erfahrung zu verarbeiten.

Wenn Ihr Baby den Kopf zur Seite legt, also keinen Blickkontakt aufnimmt, sein Körper jedoch deutlich Wohlbehagen zeigt, genießt es die Massage vermutlich gerade sehr und ist so mit dem Spüren beschäftigt, dass es Sie nicht gleichzeitig anschauen möchte. Achten Sie einfach darauf, ob das Baby außer dem fehlenden Blickkontakt andere Zeichen von Unbehagen entwickelt und ob Sie beide weiterhin die Berührung genießen.

Zeichen für »Jetzt wird es mir zuviel!«

- wiederholte Blickabwendung bei gleichzeitiger Anspannung des Körpers
- dauerhafte Stirnfalte
- »Schnute«, Mundwinkel werden heruntergezogen
- Töne werden weinerlich oder gehen in Schreien über
- weitere Abkühlung, blasse oder marmorierte Haut
- deutliche Erhöhung von Atem- und Herzschlagfrequenz
- Bauchatmung stark eingeschränkt oder »paradoxe Atmung«

(beim Einatmen wird der Bauch eingezogen, beim Ausatmen ein wenig herausgedrückt)
- Bewegungen wirken zunehmend angespannt, zappelnd und unkoordiniert
- geballte Fäuste
- Abwehr- oder Ausweichbewegungen
- deutliches Überstrecken
- oder: Erschlaffen bei gleichzeitiger Blässe und mangelnder Kontaktaufnahme, Kind wirkt passiv und teilnahmslos

Spätestens jetzt, möglichst aber noch vor diesen Zeichen sollten Sie die Massage beenden, Ihr Baby in eine (waschbare) Decke einwickeln (möglichst jetzt nicht gleich anziehen) oder ihm mit Haut-zu-Haut-Kontakt ein wenig Zeit zum Ausruhen in Ihrem Arm oder an der Brust ermöglichen. Bitte denken Sie wiederum ganz besonders an Ihren eigenen ruhigen, tiefen Atem, an die bewusste Verbindung zu Ihrem Körper und zum Boden. In Ihrem Baby ist bereits sehr viel in Bewegung und es braucht jetzt Ihren Halt.

Reaktionen nach der Massage

Das häufigste und wirklich beglückende Massageergebnis ist ein entspanntes Baby, mit rosiger Haut, das sich anschmiegt, seine Eltern genießt, noch ein kleines Weilchen wach ist und dann friedlich einschläft.

Bei vielen Babys wirken die Berührungssequenzen appetitanregend und können ein natürliches Heilmittel bei zu geringer Zunahme sein. Durch die Entspannung und Stoffwechselaktivierung haben viele Babys schon bald nach der Massage Hunger, vielfach trinken sie weniger hastig und können dadurch eine größere Mahlzeit aufnehmen. Nicht selten ist der Abstand zur nächsten Mahlzeit danach etwas länger, es sei denn, Ihr Baby hat noch Gewicht »aufzuholen«.

Ein größeres Baby, das die Massage schon gut kennt, ist danach möglicherweise sehr wach, aufnahmefähig und besonders bereit zu ausgiebiger Kommunikation und altersgerechtem Spielen.

Wenn die Massage für Ihr Baby noch neu und ungewohnt ist, kann es jedoch auch vorkommen, dass Ihr Kind scheinbar grundlos zu weinen beginnt. Es gibt keine Hinweise darauf, Hunger zu haben oder es weint nach dem Füttern weiter.

Mit großer Wahrscheinlichkeit hat sich bei der Massage für das Baby – vielleicht auch für Sie als Mutter oder Vater – durch die beginnende Entspannung und Öffnung die Chance ergeben, dass tieferliegende Spannungen angerührt wurden und sich nun in diesem Weinen lösen können. Solch ein Weinen kann sehr heftig sein. Wenn es gut begleitet wird, wirken die Babys danach sehr friedlich, entspannt und rosig. Im nächsten Kapitel erfahren Sie Genaueres darüber.

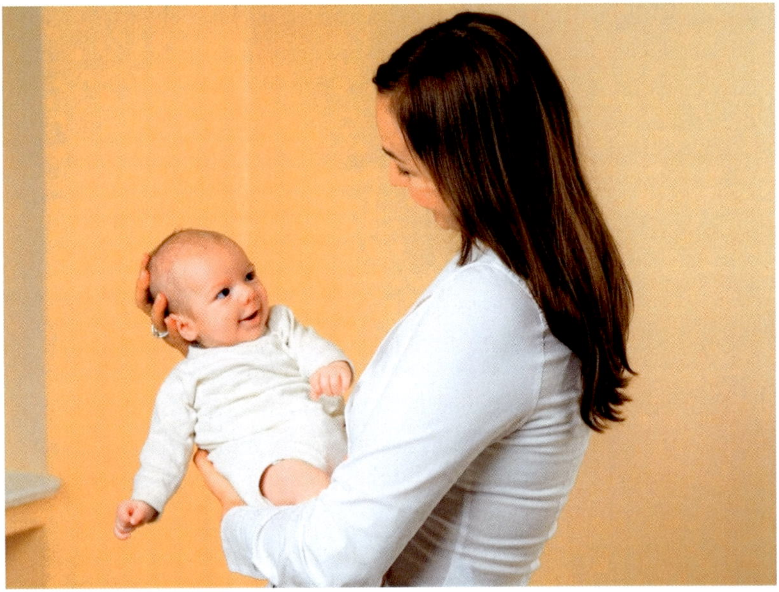

Intensiver Austausch

Wenn das Baby nach der Massage weint

Auch wenn Sie die Signale des Babys bereits richtig einschätzen konnten – was Ihnen mit zunehmender Erfahrung immer leichter gelingen wird –, reagieren manche Babys auf ihre ersten Schmetterlingsberührungen mit einem kurzen, aber heftigen Weinen. Um dieses zu verstehen und gut begleiten zu können, möchte ich Ihnen dazu einige wichtige Gedanken nahebringen.

Babys in Naturvölkern und in der Zivilisationsgesellschaft

Durch genaue Beobachtungen bei Naturvölkern weiß man, wie gut dort Eltern und Babys aufeinander abgestimmt sind und wie leicht und selbstverständlich die Pflege der Babys sein kann. Nur selten weint ein Baby, da die Mutter seine Bedürfnisse sofort wahrnimmt und erfüllt. Unser menschlicher Urinstinkt geht daher davon aus, dass jedes Weinen des Babys eine klar erkennbare Ursache wie Hunger, Durst oder Kälte hat und von den Eltern dementsprechend beantwortet werden kann. Ein anhaltendes Weinen wirkt daher immer als Warnsignal, das die Betreuungspersonen alarmiert und in zunehmende Beunruhigung bringt, da es auf eine möglicherweise existenzielle Bedrohung durch Krankheit oder Verletzung des Kindes hinweist. So reagieren alle Eltern instinktiv alarmiert auf ein Baby-Weinen, das sich weder erklären und noch angemessen beeinflussen lässt.

In unserer Zivilisationsgesellschaft haben sich die Lebensbedingungen jedoch grundlegend gewandelt. Nur hier findet sich das Phänomen, dass so viele Babys in den ersten Lebensmonaten scheinbar grundlos heftig weinen und kaum zu beruhigen sind, obwohl die Eltern alles tun, um Ihnen zu helfen.

Die Ursachen hierfür sind mit Sicherheit vielfältig und die spannende Frage nach dem »warum« geht über den Rahmen dieses Buches hinaus. Wenn wir uns aber allein das Tempo, das Stresspotential einer Industriegesellschaft vor Augen führen, dem ja auch Schwangere und junge Eltern mit ihren Babys ausgesetzt sind, wird die Hypothese nachvollziehbar, dass es auch eine Form des Weinens gibt, die primär dem Lösen von Spannung dient. Auch Zeitpunkt, Dauer und Ablauf der Geburt sowie der erste, so wichtige Kontakt nach der Geburt werden in vielen Fällen nicht vom Eigenrhythmus von Mutter und Kind, sondern von medizinischen oder organisatorischen Maßnahmen beeinflusst. Auch wenn sie vielleicht notwendig waren, so stellen solche Eingriffe doch eine körperliche und emotionale Belastung dar.

Auch in den ersten Wochen nach der Geburt erfahren nur wenige Mütter angemessene Unterstützung – nämlich eine weitgehend kontinuierliche Betreuung durch vertraute und belastbare Menschen. In allen traditionellen Kulturen gibt es strenge Rituale, die dem Schutz und der Abschirmung von Mutter und Kind dienen und eine zuverlässige »Rundum-Versorgung« der Mutter beinhalten, damit sie sich in aller Ruhe in den ersten Lebenswochen auf ihr Baby einstellen kann und jede zusätzliche Belastung vermieden wird. Auch stehen der jungen Mutter grundsätzlich erfahrene, weibliche Betreuungspersonen zur Verfügung, die dabei helfen, Anfangsschwierigkeiten zu lösen.

Wie aber zuvor beschrieben, führt jedes Weinen, das nicht erklärbar und nicht zu beruhigen ist, normalerweise zu einer instinktiven Stress-Reaktion der Eltern. Wenn diese nicht verringert werden kann, beginnt hier oft ein typischer »Teufelskreis«: Das Spannungsniveau des Babys und seiner Eltern schaukelt sich hoch, beide stecken sich gegenseitig immer mehr an, das Weinen des Babys und meist auch Ratlosigkeit und Mitleid der Eltern werden immer stärker. Oft endet dieses Weinen erst dann, wenn das Baby nach einer Weile erschöpft einschläft und die Eltern auch noch mit der Verunsicherung fertig werden müssen, ob ihrem Kind nicht doch etwas fehlt.

Die erste Hilfe

Häufig kann eine liebevolle Oma oder eine erfahrene Freundin das Baby verblüffend schnell beruhigen – was für die Eltern, die sich ja nach Kräften bemühten, oft zu noch größerer Irritation führt, aber mit diesem Modell leicht erklärbar ist: Anderen, nicht ganz so eng verbundenen und vor allem weniger angestrengten Menschen fällt es verständlicherweise in so einer Situation leichter, körperlich und seelisch entspannt zu bleiben. Daher können sie das Baby auch besser beruhigen. Wenn Sie Vergleichbares bei Ihrem Baby kennen, liebe Eltern, heißt das mit Sicherheit nicht, dass Sie schlechte Eltern sind, sondern dass in einer akut belasteten Situation die Unterbrechung der gegenseitigen Spannungserhöhung vorerst die wichtigste Hilfe ist! Wenn Ihr Baby häufig weint und sich oft schwer beruhigen lässt, sollten Sie Folgendes beachten:

- Stellen Sie sicher, dass es keine medizinischen Ursachen für das Weinen gibt und dass Ihr Baby angemessen zunimmt. Nehmen Sie das Fachwissen Ihres Kinderarztes, Ihrer Hebamme oder einer Stillberaterin in Anspruch!
- Wenn jedoch alle »alltäglichen« Ursachen für das Weinen beseitigt sind und eine medizinische Abklärung keinen Befund brachte, dann können Sie davon ausgehen, dass es sich um ein Weinen handelt, mit dem das Baby körperliche oder emotionale Spannung zum Ausdruck, aber auch zu einer Entladung bringt, die entlastend wirkt.

In solch einer angespannten Situation ist es zunächst wichtig, Ihre eigene vegetative und emotionale Stabilität wirkungsvoll zu stärken, damit Sie Ihr Baby sicher durch das Weinen begleiten können:

- Atmen Sie etwas vertieft und langsam in Ihren Bauchraum. Das Baby soll Ihre Atembewegung spüren können, wenn Sie es im Arm halten. Atmen Sie auch bewusst aus, das hilf Ihnen, eigene Spannung zu lösen.
- Nehmen Sie bewusst Kontakt zum Boden auf: Wenn Sie stehen oder gehen, erspüren Sie Ihre Füße und die einzelnen Schritte, wenn Sie sitzen, die Sitzfläche und die Rückenlehne. Das wird Sie ein wenig vom Weinen ablenken und gleichzeitig Ihre innere Stabilität durch die Rückverbindung mit Ihrem Körper steigern.
- Lockern Sie die Kiefermuskeln, auch das macht den Atemfluss freier und verringert die Spannung in der Wirbelsäule und in den Armen.
- Singen oder Tönen kann auf Eltern und Kindern gleichermaßen ausgleichend wirken.
- Falls erforderlich, können kleine spannungsabbauende Wiegebewegungen oder ein vertikales Schwingen Eltern und Kinder entlasten und beruhigen. Wählen Sie aber einen eher langsamen

Rhythmus, und beziehen Sie Ihren ganzen Körper, besonders die Beine (nicht nur die Arme!) – weiteratmend – in die Bewegung ein.

Das alles wird Ihnen helfen, neue Wege zu erproben: Sie können lernen, Ihr Kind sicher durch das Weinen zu begleiten, statt zu versuchen, es mit zunehmender Anspannung und schnell wechselnden Angeboten am Weinen zu hindern. Sprechen Sie Ihrem Kind gegenüber (hörbar!) aus, dass es sich bei Ihnen ausweinen darf und Sie ihm solange Halt und Sicherheit geben werden, bis es sich wieder beruhigen kann. Sie werden Ihrem Baby nicht jede Unbehaglichkeit ersparen können, aber in jedem Fall können Sie ihm wirksam beistehen, bis es sein Gleichgewicht wiedergefunden hat.

Wenn sich Ihr Baby in der Geborgenheit Ihrer Arme ausweinen und dadurch von belastender Spannung lösen kann und wenn es Ihnen dabei gelingt, mit sich selbst, Ihrem Körper und Ihren Gefühlen in Kontakt zu bleiben, geben Sie Ihrem Kind in einer schwierigen Situation wirklichen Halt, Orientierung und damit eine echte Unterstützung.

Eine derartige Begleitung ist besonders dann zu empfehlen, wenn Ihr Baby kurz nach der Massage zu weinen beginnt. Falls Sie unsicher sind, ob es doch hungrig geworden ist, stillen oder füttern Sie Ihr Kind. Beruhigt es sich dennoch nicht, können Sie davon ausgehen, dass nicht Hunger die Ursache ist (vgl. Abschnitt »Wann hat mein Baby Hunger?«, S. 157), sondern sich durch die Massage Spannungen gelöst haben und Sie jetzt ein befreiendes Weinen erleben.

Wenden Sie jetzt die oben beschriebenen Hilfen zur eigenen Stabilisierung an, sie sind entscheidend dafür, wie sicher sich das Baby fühlt und wie gut Sie es begleiten können. Lassen Sie sich Zeit – ein spannungslösendes Weinen kann etliche Minuten dauern, in »Wellen« ablaufen und mehrfach aufflackern.

Nicht selten beginnen die Babys plötzlich zu schreien und hören genauso plötzlich wieder auf. Ähnelt der Rhythmus des Weinens dem Wehenrhythmus auffallend, liegt die Vermutung nahe, dass das Baby gerade dabei ist, Geburtserfahrungen zu verarbeiten und Sie können ihm dabei helfen! Möglicherweise ist es so erregt, dass es sich zunächst gegen Ihr Halten zu wehren scheint. Viele Eltern trauen sich dann nicht mehr, ihrem Kind die so wichtige körperliche und emotionale Unterstützung zu geben. Nutzen Sie jetzt, wie oben beschrieben, die stabilisierende Wirkung der tiefen Bauchatmung und nehmen Sie wieder Verbindung zum Boden auf! Versuchen sie sich vorzustellen, wie unterstützend es ist, wenn man nach Aufregung, Kummer, oder auch nach einer großen Herausforderung, Trost und Geborgenheit in den Armen eines starken und zugewandten Menschen findet.

Ein Baby, das heftig weint, rührt auch viele eigene Erfahrungen in uns Erwachsenen an und fordert uns heraus, mit ihnen in Beziehung zu treten. Diese Erinnerungen können ein weiterer Grund sein, warum das Weinen eines Babys – ganz besonders des eigenen Kindes – häufig so erschütternd wirken kann und warum wir dazu neigen, dieses Weinen lieber nicht entstehen zu lassen.

Meist ist es daher hilfreich, wenn der Partner, eine Vertrauensperson oder ein professioneller Helfer bzw. eine Helferin anfangs zur Seite stehen und die Mutter oder auch den Vater dabei unterstützen, das Baby durch das Weinen zu begleiten. Adressen, wo Sie Unterstützung erhalten können, finden Sie z. B. beim EEH-Netzwerk: www.emotionelle-erste-hilfe.org.

Wenn beide Eltern verfügbar sind, ist es am Anfang sinnvoller, dass derjenige das Baby beim Weinen begleitet, dem es in diesem Moment leichter fällt. Wenn Sie erlebt haben, dass es Ihrem Kind danach gut geht, entsteht allmählich auch beim anderen Elternteil Zutrauen, das Baby begleiten zu können.

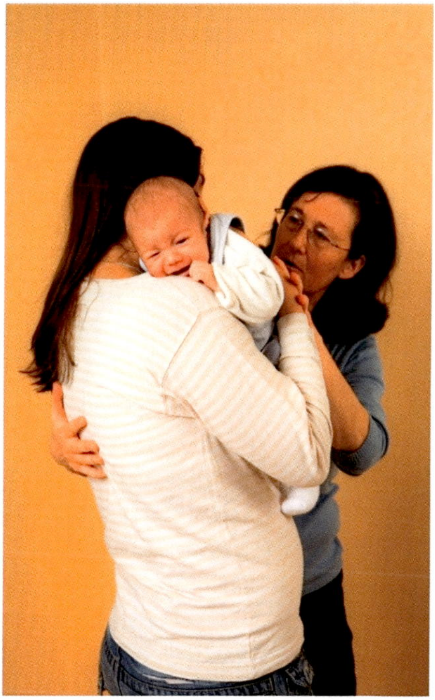

Unterstützung der Mutter, während das Baby weint

Positionen des Babys, während es weint

Ich möchte Sie für dieses Begleiten an die beiden Beruhigungspositionen (ab S. 153) erinnern:

Die meisten Babys können sich in einer erregten Situation am leichtesten beruhigen, wenn sie aufgerichtet über die Schulter gelegt werden und der untere Rücken und das Becken sicher gehalten werden.

Falls erforderlich, beruhigt sanftes Klopfen auf dem Babyrücken zusätzlich. Diese Position ist leicht anzuwenden, gibt viel Sicherheit und ist fast immer nützlich, wenn das Baby trotz bester Versorgung weint. Bei der zweiten Form sitzt oder liegt das Baby sicher und eingebettet in Ihrem Arm. Denken Sie daran, die Babyarme nach vorne zu richten und den Armen und Beinen, dem Becken und dem unteren Rücken sanft, aber wirksam Halt zu geben. Wenn Sie schon ein wenig Erfahrung gewonnen haben bietet sich diese Position an, in der das Baby auch während des Weinens Blickkontakt aufnehmen kann. Dadurch ermöglichen Sie eine noch tiefere Begegnung zwischen Ihnen und Ihrem Baby. Jetzt ist es ganz besonders wichtig, in Kontakt mit Ihrem Körper und mit Ihren Gefühlen zu bleiben. Schaut Ihr Baby Sie immer wieder für kurze oder sogar längere Zeit an – auch während es weint oder während kurzer Verschnaufpausen – können Sie sicher sein, dass es gleichzeitig mit Ihnen in enger Verbindung ist.

Wenn Ihr Kind sich bei Ihnen ausweinen darf, sicher gehalten und liebevoll angenommen, tragen Sie mehr zu seiner Entspannung und zum Aufbau eines Vertrauensverhältnisses bei, als mit allen Mitteln zu versuchen, das Weinen sofort zu beenden. Die Erfahrung des Babys, Nähe zu bekommen, und Ihre Erfahrung, Trost und Halt zu geben, ohne sich im Mitleid zu verlieren, trägt zum Aufbau einer tiefen, unerschütterlichen Bindung bei.

Wenn Sie dann erleben, wie entspannt, rosig und offenbar in guter Verfassung ein Baby nach so einem liebevoll begleiteten Weinen ist, wie tief der Blickkontakt danach ist oder wie entspannt es einschläft, wächst das Vertrauen, dass Ihr Handeln richtig war. Diese Erfahrungen lassen die Zuversicht wachsen, dass Sie Ihrem Kind jetzt und auch später in schwierigen Momenten Beistand und Sicherheit geben können.

Falls Sie sich unsicher fühlen

Überfordern Sie sich jedoch nicht, wenn Sie Ihr Baby beim Weinen begleiten und erzwingen Sie nichts – Sie können jederzeit in eine stärker beruhigende, aufgerichtete Position wechseln.

Wenn Sie sich nicht mehr sicher fühlen, können Sie zu jeder vertrauten Beruhigungsstrategie zurückkehren, die Sie auch sonst erfolgreich einsetzen, wie ein erneuter Positionswechsel, beruhigende Bewegungen, oder auch zum Schnuller. Dabei ist zu empfehlen, die Beruhigungsstrategie nicht zu schnell zu verändern, da sonst die Unruhe womöglich verstärkt wird – das Baby braucht immer etwas Zeit, eine neue Position zu spüren und anzunehmen. Selbst einem sehr jungen Baby gibt es zusätzliche Orientierung, wenn Sie ihm hörbar sagen, dass Ihnen das Weinen zu lang erscheint und Sie jetzt wieder mehr für die baldige Beruhigung tun werden. Achten Sie weiterhin auf die Verbindung zu Ihrem eigenen Körper, dann erlebt das Baby Sie präsent und kraftvoll. Das wird ihm sehr helfen, wieder mehr zur Ruhe zu finden, und Ihnen gleichzeitig das Durch»tragen« erleichtern. Wenn Sie einen Pezziball besitzen, ist er für den »Akutfall« oft eine wirkungsvolle Hilfe. Das vertikale Federn mit oder ohne Ball wirkt auf die Kinder ausgesprochen beruhigend.

Die beschriebenen Beruhigungs- und Ablenkungshilfen sind besonders dann zu empfehlen, wenn das Baby schon während der Massage begonnen hatte, heftig zu weinen und nach einigen Minuten keinerlei Entspannung erkennbar ist oder Sie das Weinen jetzt gerade verunsichert.

Lassen Sie sich dennoch nicht entmutigen, Ihrem Kind in den nächsten Tagen weitere Massageangebote zu geben, aber reduzieren Sie das Programm und sorgen Sie für möglichst viel eigene Entspannung. Vielleicht mag Ihr Baby am Anfang nur an den Füßen gehalten werden und die Massage entwickelt sich erst ganz langsam, Schritt für Schritt.

4. Äußere und innere Voraussetzungen

In den folgenden Kapiteln möchte ich Ihnen weitere wichtige Informationen und Anregungen geben, die Sie für die Schmetterlings-Babymassage benötigen.

Kleidung

Ursprünglich war die Schmetterlingsbabymassage zur Anwendung auf der nackten Haut gedacht. Das Entkleiden des Babys ist manchmal jedoch ein Nachteil, weil sich das Baby weniger geschützt fühlt. Kinder, die schon einige Wochen alt sind, lassen sich sehr gerne nackt ausziehen, manche finden es angenehmer, wenn Füße, Beine, Becken frei, der Oberkörper aber bekleidet ist, und für manche, besonders für sehr junge Babys, stellt schon das Wechseln der Windel eine Herausforderung dar. Je nach Bedürfnis des Kindes können Sie die passende Möglichkeit wählen:

- Je jünger und je leichter das Baby ist, umso größer ist meist das Bedürfnis nach wärmender und schützender Hülle.
- Kleidung reduziert die Wirkung der Massage ein wenig, sie wirkt wie ein kleiner Puffer. Daher ist es für empfindliche, stark reagierende Kinder oft besser, die ersten Erfahrungen mit Bekleidung zu machen.
- Wenn Sie am Körper massieren, sollte die Kleidung möglichst weich, dünn und anschmiegsam sein (keine Babyjeans o. ä.).
- Die meisten Kinder tolerieren und schätzen das Entkleiden der unteren Körperhälfte früher als sie es bei ihrem Oberkörper mögen.

- Falls Sie anfangs das bekleidete Baby massieren, achten Sie darauf, dass die Windel wirklich sehr locker ist, damit sich der Atem allmählich vertiefen und der Bauch entspannen kann. (Zwei Finger eines Erwachsenen zwischen Windel und Babybäuchlein sind noch zu wenig Spielraum!)
- Denken Sie auch im Alltag daran, die Windeln so locker zu schließen, dass die Bauchatmung und damit auch die Bewegung des Darmes, die sog. Darmperistaltik, nicht behindert werden. Ganz besonders bei Kindern mit einem empfindlichen Verdauungssystem kann eine enge Windel ein Grund sein, der zur Unpässlichkeit beiträgt. Den Nachteil, dass Sie mehr Wascharbeit haben werden, müssen Sie in Kauf nehmen, aber Ihr Baby wird es Ihnen danken.
- Das Entkleiden des Oberkörpers ist nur dann sinnvoll, wenn das anschließende Anziehen weitgehend stressfrei möglich ist.
- Wenn Ihr Baby schon recht müde ist und Sie ihm nur noch eine kleine Einschlafhilfe geben möchten, sollte es dabei bekleidet bleiben oder entkleidet in einer Decke eingewickelt einschlafen dürfen. Viele Babys werden nämlich durch das Anziehen wieder hellwach und übergehen so den Zeitpunkt, entspannt einschlafen zu können.
- Wenn das Baby die Schmetterlingsberührungen auf der nackten Haut toleriert und genießt, erreichen wir so die stärkste Oxytocinausschüttung.

Umgebung

Ausreichende Wärme im Raum ist eine unabdingbare Voraussetzung für eine gelingende Babymassage. Auch hier gilt: Je jünger und je zarter das Baby ist, umso wärmer sollte die Umgebung sein, oder entsprechend weniger sollte es entkleidet werden.

- Wärmequellen: Eine Wärmequelle in der Nähe (z. B. ein Infrarotstrahler über dem Wickeltisch oder neben dem Massageplatz, falls Sie lieber am Boden massieren) kann sehr hilfreich sein.

Manchmal findet sich auch ein geeigneter Platz neben einer Zentralheizung.

Rotlichtlampen sind preiswert und auch für Erwachsene vielseitig einsetzbar, aber sehr hell und sehr heiß. Für eine Babybehandlung stellen sie nur eine Notlösung dar und müssen so aufgestellt werden, dass das Baby keinesfalls geblendet wird. Bitte die Hauttemperatur der Region, die am stärksten beschienen wird, immer wieder kontrollieren, da es bei der Babyhaut viel schneller zu Verbrennungen kommt als bei Erwachsenen. Daher ist auch das Trockenfönen, das manchmal empfohlen wird, nicht ganz ungefährlich.

Auch ein Heizlüfter kann, besonders in einem kleinen Raum, hilfreich sein. Ein Nachteil ist das starke Austrocknen der Luft; ein aufgehängtes feuchtes Tuch schafft etwas Abhilfe.

- Ein Schaffell als Unterlage hilft den Babys, ihre Körpertemperatur zu stabilisieren. Legen Sie ein dickes, saugfähiges Handtuch oder ein wasserdichtes Tuch unter die untere Körperhälfte. Falls Sie Ihr Baby auf den Bauch drehen, legen Sie ein glattes Tuch unter Kopf und Oberkörper, damit die Atemwege freigehalten werden.
- Richten Sie Ihrem Baby einen behaglichen Platz ein. Stellen Sie sich vor, Sie selbst wären ein kleines Baby. Was bräuchten Sie, um sich bei einer Massage wirklich wohl zu fühlen?
- Ein kleiner »Schutzwall«, z. B. ein hufeisenförmiges Stillkissen, in dessen Mitte das Baby gelegt wird, gibt ein Gefühl der Sicherheit und erleichtert dem Baby die Konzentration auf die Massage, besonders wenn es noch sehr leicht erschrickt.
- Leise, beruhigende Musik kann Ihnen beiden helfen, in die richtige »Massagestimmung« zu kommen. Bleiben Sie eine Weile bei der gleichen Musik, wenn sie beiden gefällt. Die vertrauten Töne erreichen das Unterbewusstsein und erinnern dann auch ohne Massage an gute Berührungserfahrungen. Wenn Sie bereits vor der Geburt Lieblingsstücke gewählt und gelegentlich angehört haben, wird sich Ihr Baby daran erinnern – sie wirken jetzt besonders gut. Die beiliegende CD wurde speziell für die Begleitung der Schmetterlingsmassage entwickelt.

- Gedämpftes Licht hilft, das Nervensystem zu beruhigen, besonders wenn Sie ein sehr aktives, wenig schlafendes Baby haben. Bei einem chronisch schläfrigen Baby, das Sie ein wenig aktivieren möchten, oder wenn Sie mit einem etwas größeren Baby (ab ca. 12 Wochen) ein vergnügliches Massagespiel machen möchten, sollte es angenehm hell, aber blendungsfrei sein.
- Ein zarter Duft aus einer Duftlampe oder einem Duftstein kann die Atmosphäre entspannend oder auch anregend beeinflussen. Der Duft der Orangenblüte eignet sich beispielsweise durch seine harmonisierende Wirkung. Verwenden Sie jeweils nur einen Tropfen und nur natürliches ätherisches Öl.
- Umgebungslärm und Störungen (Telefon, Klingel, etc.) soweit möglich vermeiden – die Zeit ist reserviert für Sie und Ihr Baby! Je weniger Ablenkung, umso besser. Bei sehr jungen Babys ist es meist hilfreich, wenn Geschwisterkinder während der Massage betreut sind. Wenn die größeren Kinder selbst gelegentlich massiert werden (siehe Kapitel: »Massage für Kinder«), sind sie meist erstaunlich verständnisvoll und schauen der Massage fast andächtig zu.
- Sorgen Sie dafür, dass alles griffbereit ist, was Sie benötigen: Unterlage, frische Windel, Kleidung, waschbares großes Tuch (am besten aus weicher Baumwolle, Molton) zum anschließenden Einwickeln.

Zustand des Babys und seiner Behandler

Zustand des Babys

Besonders wenn die Babymassage noch neu und unbekannt ist, sollten Sie einen Zeitraum wählen, in dem es Ihnen und Ihrem Kind möglichst gut geht; denn das Wichtigste an der Schmetterlingsmassage sind die Momente, in denen eine innige Begegnung mit Ihrem Kind entsteht. Wenn Sie bereits gute gemeinsame Massageerfahrungen besitzen, können Sie auch versuchen, einzelne Sequenzen zur Entspannung in schwierigeren Situationen einzusetzen.

Grundsätzlich ist zu empfehlen:

- Das Baby sollte satt sein. Schmetterlingsmassage aktiviert den Stoffwechsel, der nächste Hunger stellt sich ohnehin meist früher ein als gewohnt.
- Das Baby sollte wach, gut ansprechbar und möglichst ausgeschlafen sein. Wenn ein junges Baby bereits länger als 1 1/2 Stunden wach ist, wirkt die Massage möglicherweise schnell überfordernd und kann zu verstärkter Unruhe führen.
- Wählen Sie die Tageszeit, die für Sie als Mutter (oder Vater) und für das Baby harmonisch ist. Wenn Ihr Baby abends häufig lange weint, werden Sie anfangs in dieser schwierigen Zeit Ihr Baby mittels Massage nur schwer erreichen können. Durch eine für beide genussvolle Massage zu einem günstigen Zeitpunkt, z. B. am Vormittag, besteht die Chance, dass der gesamte Tagesverlauf entspannter ist und das abendliche Weinen bald nachlässt. Später kann die Massage ein Teil des Einschlafrituals werden. Ihr Baby sollte gesund sein. Teile der Schmetterlingsmassage sind zwar auch bei Krankheit und Schmerzen sehr wirksam einsetzbar, aber dann sollten Sie bereits über etwas Erfahrung verfügen (mehr dazu im Abschnitt »Schmetterlingsmassage für spezielle Anwendungsbereiche«).

Sind die Voraussetzungen für eine »richtige« Massage nicht günstig, dann können Sie dennoch jeden kleinen Körperkontakt, jedes Tragen zu einer bindungsstärkenden Berührung entwickeln: Das Kapitel »Sicherheitsstation« gibt Ihnen dazu Anregungen.

Zustand des Behandlers

Nehmen Sie sich einen Moment Zeit, Ihr eigenes Befinden zu erspüren. Fühlen Sie sich weitgehend wohl, ausgeglichen und freuen Sie sich auf eine Massagezeit mit Ihrem Baby? Dann genießen Sie die gemeinsame Zeit!

Sollten Sie sich jedoch emotional oder kräftemäßig in einer eher geschwächten Situation befinden, dann überfordern Sie sich jetzt nicht! Versuchen Sie lieber, Möglichkeiten zu nutzen, sich wieder zu stabilisieren. Versorgen Sie sich selbst, z. B. durch die vorbereitenden Übungen für Erwachsene oder durch eine kurze Selbstmassage, wenn Ihr Baby gerade eingeschlafen ist. Die beiliegende CD gibt Ihnen Anregungen dazu. Falls Ihr Partner oder eine Vertrauensperson zur Verfügung steht, sind einige abstreichende Griffe am Rücken oder eine kurze »Minimassage« im Liegen (siehe auch S. 119) hilfreich.

Es gibt keine Verpflichtung zur täglichen Babymassage – sie soll nicht zu einer neuen und möglicherweise belastenden Aufgabe werden. Vielmehr könnte die Massagezeit Abstand vom normalen Alltagstrubel ermöglichen, eine fast meditative Phase, in der Ihr Kind Ihre ungeteilte Aufmerksamkeit spürt. Das Innehalten, das Sie dafür brauchen, kommt letztlich wieder Ihnen selbst und Ihrer ganzen Familie zugute!

Auf die Babymassage einstimmen

Einstimmen des Behandlers

Gleichgültig, ob Sie als Mutter oder Vater, als vertraute Bezugsperson oder als einfühlsamer professioneller Begleiter dem Baby Schmetterlingsberührungen anbieten möchten, eine kleine Phase der Einstimmung trägt zum Gelingen ganz wesentlich bei.

Die wichtigsten Anregungen finden Sie in den Kapiteln über die Massagevorbereitung – sie gelten für Erwachsene und Kinder gleichermaßen.

Folgende Empfehlungen sind speziell als Vorbereitung für die Massage des Babys gedacht:

- Während Sie einen geeigneten Platz vorbereiten, verlangsamen Sie Ihr Tempo, schenken Sie den Handgriffen, auch wenn sie vertraut sind, bewusst Ihre volle Aufmerksamkeit. Gleichzeitig können Sie Kontakt zu Ihrem eigenen Körper, zum Boden und zu Ihrem Atem aufnehmen.
- Sie stimmen sich besonders intensiv ein, wenn Sie in sich gute

innere Bilder von der bevorstehenden Begegnung entstehen lassen. So können Sie z. B. Ihre Hände bitten, sich den Bedürfnissen Ihres Kindes zu öffnen, um das Baby durch die Hände zu »verstehen« und entsprechend »antworten« zu können. Gestatten Sie sich ein kleines Innehalten und verweilen Sie einen Moment in der Vorstellung, wie Sie die nächsten Minuten gestalten möchten: Als innigen Kontakt, der sowohl Zärtlichkeit, als auch Spiel und Zuwendung enthält, der Ihnen beiden Freude macht und als kleinen Zeitraum, in dem alle anderen Aufgaben zurücktreten dürfen. Stellen Sie sich vor, wie diese Energie zu fließen beginnt, die nicht nur Ihr Baby berührt, sondern auch Sie als Gebende(n) gleichermaßen entspannt und beschenkt.

- Lösen Sie sich jedoch ganz bewusst von festen und vielleicht zu hohen Erwartungen an Ablauf und Dauer der Massage. Jeder kleine Moment des Kontaktes ist bereits kostbar und stärkt Ihre Verbindung.

Das Baby einstimmen

Auch für Ihr Baby ist es hilfreich, durch ein Anfangsritual eingestimmt zu werden. Wenn Sie es vor jeder Massage in ähnlicher Form durchführen, dann gibt es dem Baby Orientierung, Sicherheit und Beruhigung. Wenn das Kind anfängt, das Ritual wiederzuerkennen, weckt es seine Vorfreude.

Ich gebe Ihnen verschiedene Anregungen, bitte wählen Sie, was für Sie und die jeweilige Situation passt.

- Wählen Sie eine leise, wiegende Musik, zu der Sie sich mit Ihrem Baby auf dem Arm bewegen oder ein Lieblingslied, das Sie selbst singen. Spüren Sie dabei Atemfluss und Bodenkontakt.
- Vielleicht mögen Sie sich vorstellen, sich selbst zu wiegen: Schenken Sie so Ihrem »inneren Kind« ein wenig Beachtung und Zuwendung. Das stärkt Ihr Einfühlungsvermögen und hilft Ihnen, sich danach aufmerksam den Bedürfnissen Ihres Babys zuzuwenden.

- Verlangsamen Sie Ihr eigenes Tempo bewusst, stimmen Sie sich gemeinsam mit Ihrem Kind auf das »Baby-Tempo« ein.
- Erzählen Sie Ihrem Kind, dass Sie jetzt ein wenig Zeit miteinander verbringen, die ausschließlich Ihnen beiden gehören wird.
- Bereiten Sie Ihr Baby mit einfachen Worten auf die Massage vor.
- Legen Sie Ihr Baby langsam ab, indem Sie es über die Seite, beginnend mit den Füßen und Beinen langsam auf die Unterlage sinken lassen (siehe auch S. 150, »Moro-Reflex«).
- Lassen Sie sich Zeit beim Entkleiden, kommentieren Sie die einzelnen Schritte – und vergessen Sie auch dabei Ihr ruhiges, entspanntes Bauchatmen nicht.
- Warten Sie ab, bis Ihr Baby kontaktbereit wirkt, oder bieten Sie ihm eine »einladende«, aber zugleich abwartende Berührung an. Manche Kinder mögen die sanfte Aufrichtung und ein kleines Gespräch, während der Kopf behutsam gehalten wird.
- Stimmen Sie Ihr Kind auf die Berührung ein, indem Sie ausprobieren, wo es eine beruhigende, meist flächige Berührung Ihrer warmen Hände am liebsten mag. Oft sind es die Füße oder Hände, manchmal aber auch Bauch oder Brust. Bleiben Sie einfach in Kontakt mit Ihrem Kind, spüren Sie Ihre Hände, Ihren Atem und den Bodenkontakt, lassen Sie sich Zeit und entspannen sich so gut wie möglich. Sie sind bereits dabei, den vielleicht wichtigsten Teil der Massage zu erleben!

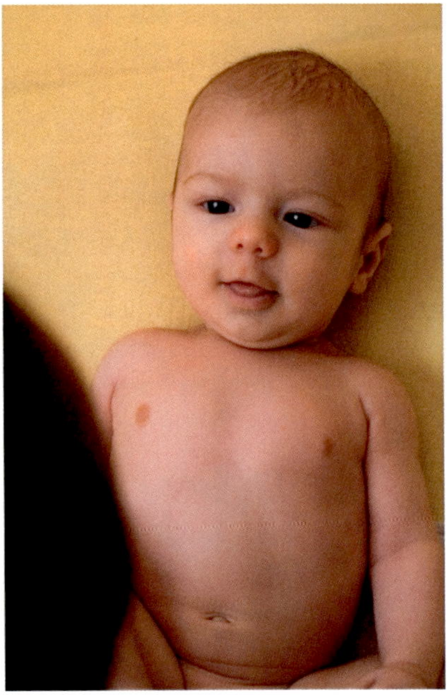

Offener, kontaktbereiter Blick

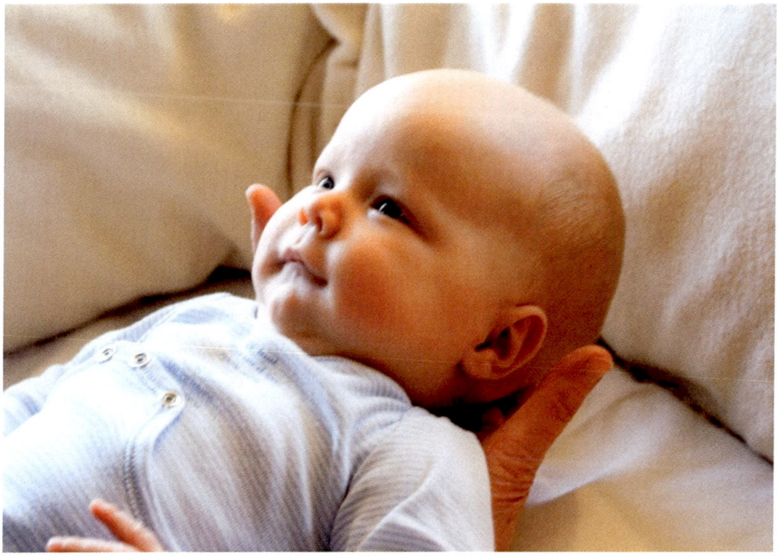

»Babytalk« vor Beginn der Massage

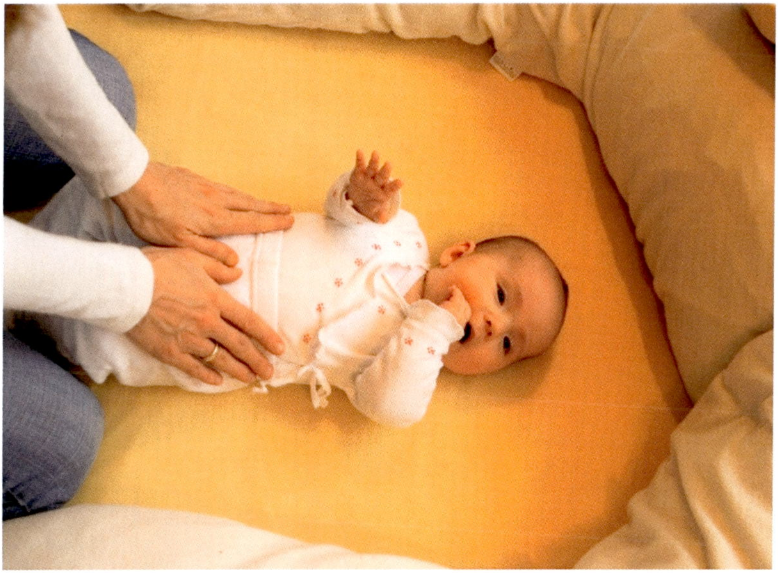

Die entspannten Hände signalisieren zunehmende Öffnung

5. Bausteine der Schmetterlings-Babymassage

Sicherheitsstation beim Baby

Die Anwendung der sog. »Sicherheitsstation« oder auch des »sicheren Ortes« oder »Ressourcepunktes« ist eine neue Entwicklung, die, wie bereits erwähnt, nicht ursprünglich aus der Schmetterlingsmassage nach Eva Reich stammt. Diese spezielle Form der Kontaktaufnahme und seine Wirkung sind jedoch mittlerweile zum zentralen Aspekt der weiterentwickelten Schmetterlingsmassage geworden: Bindungsstärkende Schmetterlingsmassage ermöglicht eine tiefe innere und äußere Begegnung zwischen Ihnen und Ihrem Kind. Damit sie gelingen kann, braucht es zunächst ein Gefühl von Sicherheit, Geborgenheit und Verständigung. Der Kontaktaufbau mithilfe der Sicherheitsstation schafft nicht nur Vertrauen und Entspannung, sondern stärkt vor allem das Einfühlungsvermögen der Erwachsenen als Basis für eine intuitive Verständigung mit dem Baby. Die bewusste körperliche Verbindung bildet eine gute Grundlage für einen leichten und fließenden Informationsaustausch zwischen Eltern und Kindern, bei dem Spüren, Fühlen und Denken im Einklang sind.

Die meisten Babys lieben diesen ruhigen Halt in einem Bereich des Körpers, der sie entspannt und stabilisiert:

Bringen Sie Ihr Baby in eine sichere, für beide angenehme Position. Das kann sowohl auf Ihrem Arm sein, als auch auf dem Wickeltisch. Nehmen Sie Kontakt mit einer Körperstelle auf, deren Berührung dem Baby offensichtlich angenehm ist, manchmal kommt Ihnen z. B. ein Fuß oder eine Hand beinahe auffordernd entgegen. Oder »zieht« es Sie zu einem Auflegen Ihrer Hand auf Brust, Bauch oder Rücken? Vertrauen Sie dieser Wahrnehmung und lassen Sie sich von dieser ersten Berührung weiterleiten, Ihre Hände werden von Ihrem Baby Impulse bekommen, die sich an Ihre Intuition richten und über die Sie nicht nachdenken müssen. Ressourcepunkte sind bevorzugt die Füße, die Hände, manchmal aber auch der Bauch, der seitliche untere Brustkorb, die Schultern oder ein ruhiger Halt auf dem Rücken, während das Baby auf der Seite liegt. Bleiben sie mit diesem Bereich in einem stabilen und mitfühlenden Kontakt, atmen Sie entspannt und etwas vertieft in Ihren Bauchraum, lockern Sie Ihre Kiefernmuskeln und bleiben Sie bewusst in Kontakt mit Ihrem eigenen Körper, insbesondere dort, wo Sie die Unterlage (Boden oder Sitzfläche, Rückenlehne) berühren. Warten Sie ab, ob sich Ihr Baby bei dieser Berührung entspannen kann und für weitere Erfahrungen öffnet oder ob diese erste Begegnung im Moment bereits genug ist und verarbeitet werden möchte.

Das Prinzip der »Sicherheitsstation«

Wie es jetzt weitergehen kann, möchte ich Ihnen mit einem Text von Thomas Harms vorstellen:

»Ein wichtiges Prinzip der Schmetterlingsarbeit ist die Arbeit mit den vorhandenen Ressourcen des Säuglings. Jedes Babys verfügt von Beginn an über bestimmte Körperbereiche, in denen es besonders positiv und weich auf liebevolle Berührungen und Halt reagiert. Selbst bei Säuglingen, die nach einem anstrengenden Lebensanfang noch viel zu verdauen haben, finden wir eine Stelle am Körper des Kindes, wo es Berührungen genießt und sich emotional öffnet.

Praktisch gehen wir so vor, dass wir in der ersten Phase unserer Kontaktaufnahme spüren, wo unsere Hände sich hinbewegen wollen. Viele Eltern nehmen ganz spontan die Beine ihres Säuglings in die Hand, halten die Waden oder Streicheln sanft über die Oberschenkel. Andere fühlen sich hingezogen zu den Händen oder zum Bauch. Jedes Baby hat seinen eigenen Körperbereich, wo es schnell Vertrauen fasst und Sicherheit spürt. Das ist die Sicherheitsstation des Säuglings.

Diese erste Kontaktaufnahme hat seinen eigenen Zauber. Während die Eltern das Baby sanft streicheln oder halten, beginnen sie mit ihrem Kind zu sprechen. Häufig können wir sehen, wie mehr Nähe und Verbundenheit zwischen dem Säugling und seinen Eltern entsteht.

Der Körper des Babys entspannt sich jetzt, die Bewegungen werden ruhiger und die Atmung vertieft sich. Manchmal erleben wir, wie das Baby bei dieser ersten Berührung tief aufseufzt.

Wir wissen jetzt, dass wir den richtigen Punkt gefunden haben. Es ist die Stelle, an der die emotionale Verbindung am einfachsten herzustellen ist. Diese Stelle ist der Ausgangs- und Endpunkt jeder Massage, die wir dem Baby anbieten.

Ausgehend von dieser Sicherheitsstation bewegen wir uns Schritt für Schritt voran. Sobald das Baby uns mitteilt, dass es eine Berührung unangenehm oder gar bedrohend erlebt, verlassen wir den Bereich und kehren zur Sicherheitsstation zurück. Hier erfährt der Säugling erneut Halt und die liebevolle Berührung seiner Eltern. Hier klingt die Stressreaktion ab, das Baby findet zur körperlichen Entspannung und emotionalen Sicherheit zurück.

Sobald sich das Baby sicher fühlt, nimmt es Blickkontakt auf und beginnt zu lautieren. Das ist das Zeichen für die Eltern: Es kann weitergehen. Nach dem Motto ›Einmal ist keinmal‹ kehren wir zur stressauslösenden Stelle zurück. Zum Beispiel war die Berührung an den Schultermuskeln für das Baby unangenehm. Nach einer kurzen Verschnaufpause an den Beinen unternimmt die Mutter einen zweiten Versuch. Dabei erzählt sie dem Säugling, dass sie es noch einmal probieren möchte. Sie schüttelt sanft die Schultermuskeln und die Arme. Und diesmal ist alles ganz einfach. Das Baby schaut zwar aufmerksam, aber nicht mehr alarmiert, was dort an den Schultern geschieht.

Dieses Prinzip der Schmetterlingsarbeit ist somit einfach. Wir arbeiten uns – ausgehend von der Sicherheitszone – langsam voran, bis immer weitere Bereiche des Körpers für die Berührung aufnahmefähig werden. Bei jeder Berührungszone prüfen wir, ob das Baby die Berührung mag. Sobald wir bemerken, dass es unruhig wird und sein Körper sich verspannt, machen wir Rast in der Sicherheitszone.

Dieses Vorgehen hat für Eltern und Kinder gleichermaßen viele Vorteile. Das Baby macht beständig die Erfahrung, dass seine Grenzen beachtet und respektiert werden. Gleichzeitig erfährt der Säugling von Beginn an, dass seine Eltern die Signale wahrnehmen und richtig verstehen.

Die Massage ist kein mechanischer Ablauf von Berührungen. Es ist nicht das Ziel, einen speziellen Plan von Körperberührungen ›durchzuziehen‹. Vielmehr ordnen wir die einzelnen Berührungen immer dem subjektiven Erleben des Säuglings unter. Das Auftreten von Spannungen oder Unruhe sind Zeichen, dass die Toleranzgrenze des Säuglings erreicht wurde. Und diese wollen wir nicht überschreiten.«

Massage »zum Angewöhnen«

Versuchen wir, uns in ein noch recht junges Baby hineinzuversetzen: »Ich liege auf dem Rücken, bereits teilweise entkleidet und ahne, dass etwas Neues auf mich zukommt. Die großen Hände von Mama nähern sich. Was wird jetzt gleich geschehen? Ah, die Berührung ist an einigen Stellen sehr angenehm, an anderen löst sie Aufregung, vielleicht sogar Unbehagen aus. Welches Gefühl wird die Oberhand gewinnen? Wie gut, wenn Mama mir genügend Zeit lässt, und sie versucht herauszufinden, was mir gut tut.«

Zur Erinnerung: Je jünger und zarter ein Baby ist und je stärker es auf Reize der Umgebung reagiert, umso langsamer sollte die Massage aufgebaut werden. Wählen Sie, ob und wie weit Sie Ihr Baby entkleiden. Finden Sie heraus, ob es besser ist, das Baby während der ersten Schmetterlingsberührungen vorerst im Arm zu halten oder ob es sich auf dem Rücken liegend bereits wohl fühlt. Vergessen Sie nicht, Ihrem Baby mit einfachen Worten zu erzählen, dass Sie es jetzt gleich ein wenig massieren werden.

In diesem Kapitel möchte ich Ihnen jene Berührungselemente vorstellen, die erfahrungsgemäß als erste Schritte geeignet sind.

- Kontakt mit der »sicheren Stelle«
- Hand- oder Fußmassage
- »Baby-Buddha-Sitz«
- langsames Bewegen
- Abstreichen
- Rückenmassage

Die vorgeschlagene Reihenfolge hat sich häufig bewährt, stellt aber keine verbindliche Vorgabe dar. Den meisten Babys gibt es Orientierung und Sicherheit, wenn Elemente der ersten Schritte bei jeder Massage wiederholt werden. Die Anregungen gelten auch für die speziellen Anwendungsbereiche, auf die ich in den weiteren Kapiteln noch näher eingehen werde.

Kontakt mit der »sicheren Stelle«

Lassen Sie sich Zeit, Stellen am Körper Ihres Babys zu finden, wo es die Berührung genießt und sich offensichtlich dabei entspannen kann. Möglicherweise ist der Kontakt zur »sicheren Stelle« vorerst genau das richtige Maß an Berührung für den Anfang. Unterschätzen Sie die Wirkung dieser bewussten und intensiven Kontaktaufnahme nicht! Sie sind gerade dabei, den Informationsfluss und die intuitive Abstimmung mit Ihrem Baby zu vertiefen. Genießen Sie das Zusammensein, den Moment des gemeinsamen Wohlbehagens – all das stärkt auf ganz einfache und natürliche Weise Ihre Beziehung zueinander.

Wenn Ihr Baby dabei freudig und erwartungsvoll reagiert, kann der nächste Schritt folgen:

Hand- oder Fußmassage

Sowohl Füße als auch Hände enthalten die Reflexzonen des ganzen Körpers – durch sie kann indirekt der gesamte Organismus erreicht und sehr behutsam stimuliert werden. Wenn Sie einen Babyfuß oder eine Babyhand halten, dann umhüllen Sie Ihr Kind bereits »rundum« mit Ihren Händen. Welch intensiver Austausch kann hier beginnen! Allmählich können Sie dann Hände und Füße liebevoll und Ihrem Gefühl entsprechend ein wenig massieren. Spüren Sie nach, wie Ihr Baby diese Berührung lieber mag: ganz langsam, also eher beruhigend, oder etwas rascher und dadurch anregender.

Das Halten und Massieren der Füße lässt sich gut mit dem nächsten Angebot verbinden:

»Baby-Buddha-Sitz«

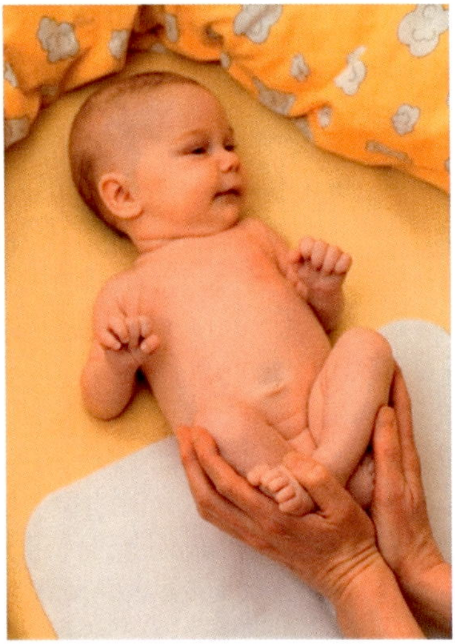

Becken und Beine des Babys liegen geborgen in den Händen wie in einer Schale. Die Hände zeigen noch leichte Anspannung.

Viele Babys lieben diese Stellung, die ein wenig an die Position im Mutterbauch erinnert: Kreuzen Sie die Beinchen vor dem Bauch, sodass sie in einer Schneidersitzposition in Ihren Händen wie in einer Schale liegen, der Rücken des Babys ist leicht gerundet. Entspannen Sie sich selbst dabei. Die Windel sollte in dieser Position unbedingt geöffnet oder entfernt sein, sonst entsteht unerwünschter Druck auf dem Bauch des Babys. Die Hände geben sehr viel Halt und helfen durch die sanfte Dehnung des Rückens Verspannungen abzubauen. Beobachten Sie Ihr Kind: Wird es ruhiger, kommen die Ärmchen mehr in die Mitte, öffnen sich seine Hände, entsteht vielleicht sogar mehr Blickkontakt? Spüren Sie, ob und wie lange Ihrem Baby diese Stellung gut tut und lösen Sie dann die Rundung sehr langsam auf.

Der nächste Schritt entsteht oft wie von selbst:

Schmetterlingsstreichen

Sowohl auf dem Wickeltisch, z.B. beim Wechseln der Windeln, als auch auf dem Schoß können Sie mit oder ohne Kleidung einzelne Streichungen von oben nach unten durchführen.

Die meisten Babys lieben das Schmetterlings-Streichen an Bauch und Beinen als ersten Schritt. Hat Ihr Baby daran Gefallen gefunden, können Sie das Abstreichen weiter oben beginnen – zunächst am Brustkorb und danach an den Schultern. Wenn Sie als nächstes Kopf und Hals in das Abstreichen einbeziehen, achten Sie besonders darauf, ob Ihr Baby diese Berührung bereits toleriert, oder ob Sie lieber vorerst unterhalb des Halsbereichs bleiben sollten.

Wenn sich das Baby dabei wohl fühlt, können Sie die langen Verbindungsstriche erproben, die am Kopf beginnen. Erfahrungsgemäß kann es aber einige Tage, manchmal auch Wochen dauern, bis diese Bewegung vom Baby angenommen wird. Es gibt keinen Grund zur Eile.

Erinnern Sie sich: Die zarten Streichungen lösen eine verstärkte Ausschüttung des Glückshormon Oxytocin aus, gleichzeitig setzen sie sich mit Zentren im Gehirn in Verbindung, die für die Verarbeitung von Gefühlen zuständig sind. Diese abstreichende Bewegung erinnert zudem an das Herausgleiten aus dem Mutterleib, gleichgültig, wie Ihr Baby die Geburt tatsächlich erlebt hat. Es ist also eine recht intensive Erfahrung – tasten Sie sich daher langsam vor. Sie werden das richtige Maß ganz sicher herausfinden und Ihr Baby wird die Berührung zunehmend genießen.

Wenn das Abstreichen auf der Vorderseite sichtbar angenehm war, kann der nächste Schritt erfolgen:

Langsames Bewegen der Arme und Beine

Wenn Ihr Baby es mag, können Sie auf dem Wickeltisch – möglichst ohne Windel – langsame Bewegungen anschließen: Führen Sie die Beine aus der Beugung im »Baby-Buddha-Sitz« allmählich in eine behutsame Streckung und wieder sanft zurück in die Beugung. Spannungen in Bauch und Rücken werden dadurch gelindert, Blähungen können sich lösen und auch der Stuhlgang kann leichter abgesetzt werden. Manche Babys schätzen es auch sehr, wenn Sie ebenso langsam die Arme vor dem Körper kreuzen, dann wieder öffnen, soweit Ihr Baby es zulässt: Der Schreckreflex verliert dadurch ein wenig an Einfluss.

Hat Ihr Baby auch daran Gefallen gefunden, können Sie behutsam seine Position ändern, um den Rücken anzusprechen.

Rückenmassage

Rückenmassage ist in verschiedenen Positionen möglich: Das Baby kann sich in Seitenlage oder Bauchlage befinden, im »Fliegergriff« auf dem Arm liegen oder sich aufgerichtet an den Oberkörper eines Erwachsenen lehnen.

Die Rückenmassage lässt sich auch ohne die vorhergehenden Schritte besonders gut in den Alltag einbauen, da Sie keine weitere Vorbereitung brauchen und diese Massage auch mit (weicher) Babykleidung gut durchführbar ist.

Streichen Sie flächig den Rücken von oben nach unten ab und finden Sie heraus, welche Dosierung hinsichtlich Langsamkeit und Berührungsintensität passt – hier ist manchen Babys ein etwas festeres Abstreichen angenehmer.

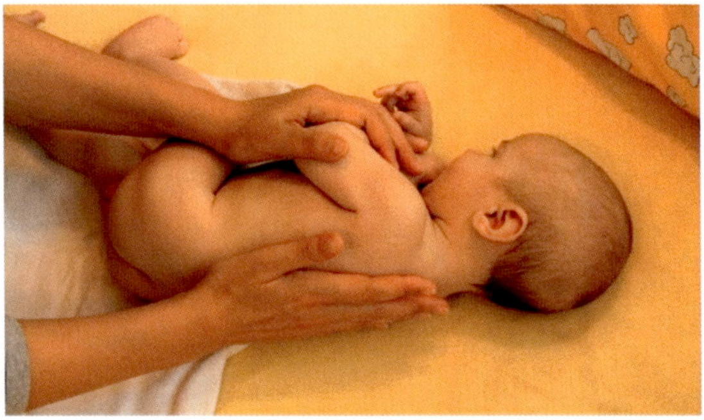

Flächiges Abstreichen des Rückens in Seitenlage. Das obere Bein sollte leicht gebeugt sein, die freie Hand des Erwachsenen stabilisiert Arm und Bein.

Diese soeben beschriebenen Elemente sind für den Anfang schon »sehr viel Massage«, besonders, wenn Ihr Baby unter sechs Wochen alt ist. Oft ist es besser, nur ein oder zwei dieser Schritte anzubieten.

Wenn Ihr Kind bereits ein wenig älter ist oder schon die Massage genießen kann und dabei in Ihren Händen so richtig »auftankt«, können Sie gemeinsam mit Ihrem Baby die Massage weiterentwickeln. Probieren Sie Neues aus. Ihre Spürfähigkeit wird wachsen und sie werden immer deutlichere Signale von Ihrem Kind bekommen.

Ablauf der gesamten Schmetterlings-Babymassage nach Eva Reich

Hier finden Sie zusammengefasst den Ablauf der gesamten Schmetterlings-Babymassage nach Eva Reich. Er entspricht weitgehend dem der Massage für Erwachsene. Wenn ein Baby schon einige Wochen alt und recht ausgeglichen ist und Sie bereits über ein wenig Erfahrung mit den »ersten Schritten« verfügen, können Sie aus dem folgenden Gesamtprogramm allmählich weitere Teile hinzufügen.

Auf eine neue Berührung reagieren Babys häufig mit einer kurzen Spannungserhöhung. Sie können dies auf manchen der Babyfotos am prüfenden oder kritischen Blick erkennen. Entspannt sich das Baby nach einem kurzen Innehalten wieder, kann die Massage fortschreiten. Zunehmende und dauerhafte Spannung bedeutet, dass vorerst eine Pause und höhere Sicherheitsstufe für das Baby anzuraten ist, oder die Massage beendet werden sollte. Nehmen Sie es auf den Arm und geben Sie ihm Hautkontakt oder eine weiche Hülle.

Das Baby liegt auf dem Rücken

- Halten Sie Ihr Baby an den Füßen oder den Händen.
- Sagen Sie Ihrem Baby, was Sie tun möchten und warten Sie auf eine kleine Einladung, ein Zeichen für »Ich bin bereit«.

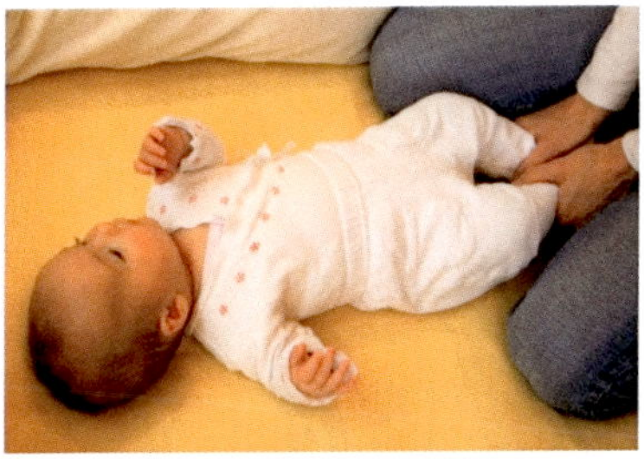

Füße als Sicherheitsstation

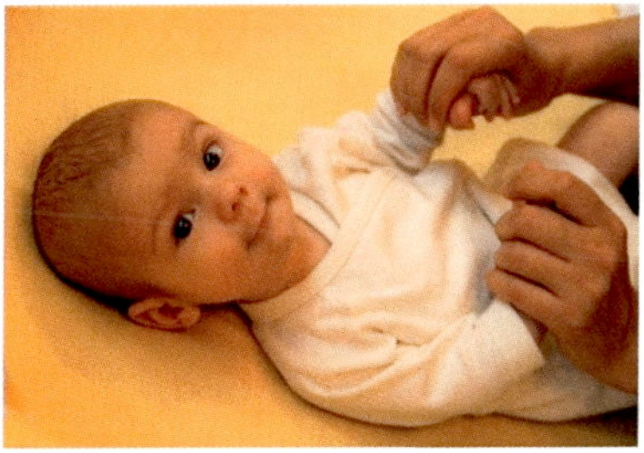

Hände als Sicherheitsstation

Die langen Verbindungen

- Streichen Sie mit beiden Händen vom Scheitel bis zu den Füßen, wiederholen Sie das Streichen abhängig von der Reaktion des Babys.
- Streichen Sie mit beiden Händen vom Scheitel bis zu den Fingern.

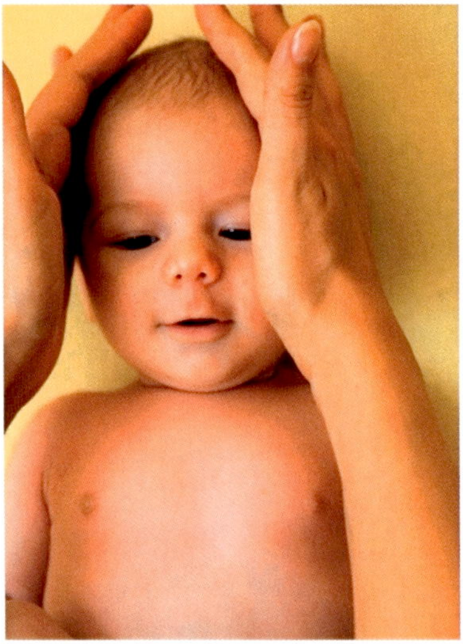

Abstreichen des Kopfes, entspannter Blick

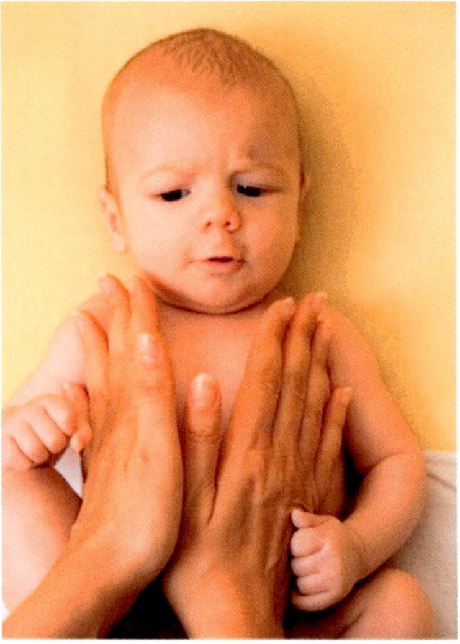

Kurze, deutlich sichtbare Spannungserhöhung

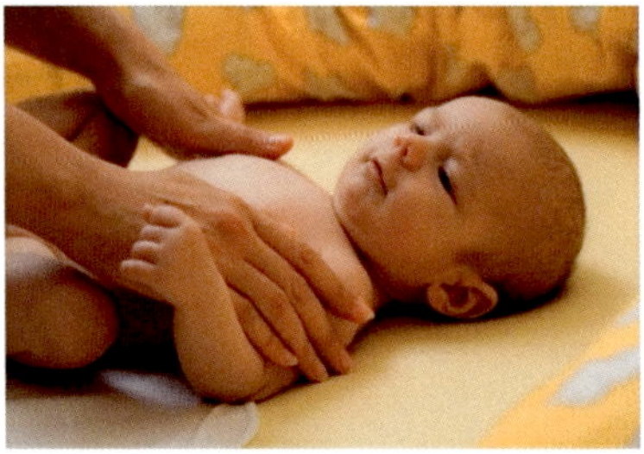

Abstreichen der Oberarme

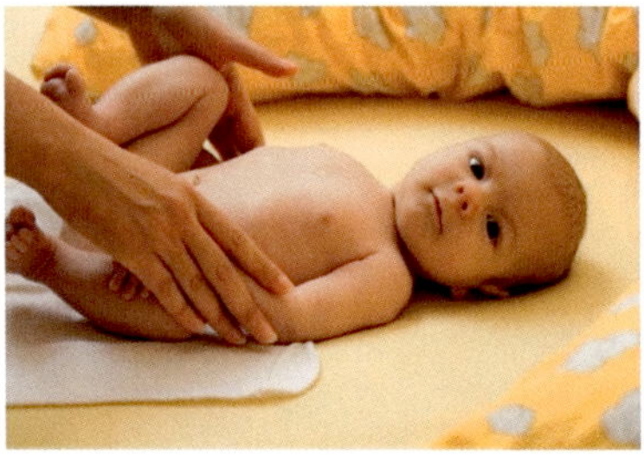

Abstreichen der Unterarme

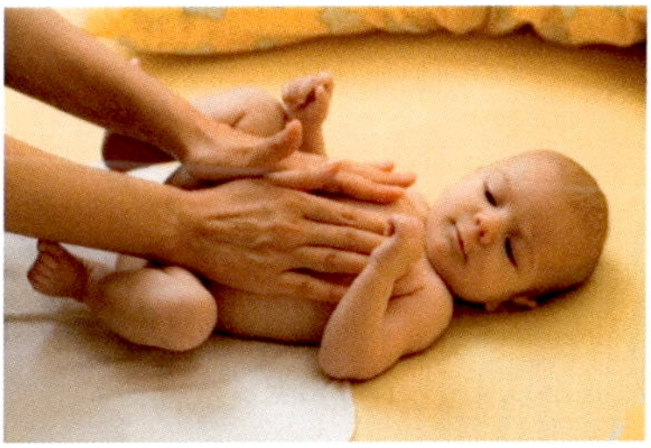

Langsames, beruhigendes Weiterstreichen führt wieder zur Entspannung

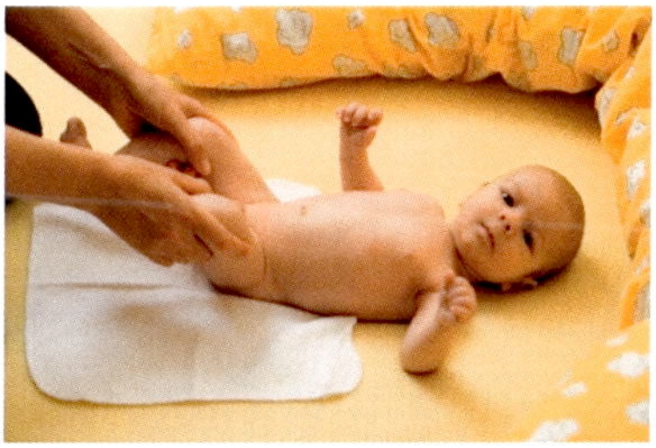

Abstreichen der Beine mit leichter Spannungserhöhung

Kopf

- Streichen Sie über die Kopfhaut ab, erst vorne, dann seitlich von der Kopfmitte ausgehend. Verteilen Sie zarte Kreise auf der Kopfhaut, wenn Ihr Baby das mag. (1)

- Streichen Sie auf der Stirn mit dem Daumen oder den Fingern von der Mitte nach außen, verteilen Sie danach kleine Kreisbewegungen von innen nach außen. (2)

- Umkreisen Sie sanft und symmetrisch die Augenpartie, beginnen Sie am inneren Ende der Augenbrauen und streichen nach außen, dann streichen Sie unter den Augen bis in die Nähe der Nasenwurzel nach innen, als würden Sie die Umrisse einer Brille zeichnen. (3)

- Streichen Sie mit einem Finger von der Nasenwurzel zur Nasenspitze. (4)

- Streichen Sie mit jeweils einem Finger symmetrisch von der Nasenwurzel zu beiden Ohren. (5)

- Streichen Sie über das äußere Ohr von oben nach unten und über den Raum hinter dem Ohr. Diese Bewegung kann bei beiden Ohren gleichzeitig oder nacheinander erfolgen. (6)

❖ Lockern Sie sanft die Kaumuskeln mit Hautkreisen oder Muskelkreisen. (7)

❖ Umrunden Sie den Mund und verteilen Sie kleine Kreise auf dem großen Kreis. (8)

❖ Streichen Sie mit einem Finger von der Unterlippe zur Kinnspitze und verteilen Sie auf und unter dem Kinn kleine Kreise. (9)

❖ Streichen Sie den Mundboden von der Mitte nach außen aus. (10)

❖ Greifen Sie sanft unter den Hals ohne den Kopf dabei zu heben, streichen Sie auf dem unteren Rand des Kopfes symmetrisch von der Mitte nach außen und massieren Sie danach dort mit kreisenden Bewegungen. (11)

❖ Streichen Sie von der Schädelbasis abwärts und lockern Sie sanft die Halsmuskeln mit kreisenden Bewegungen.

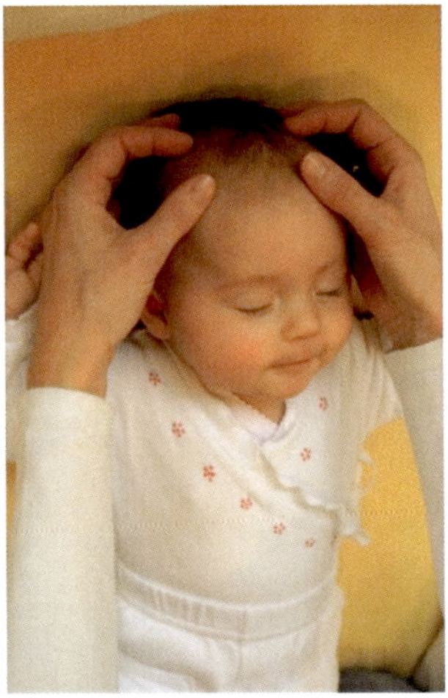

(1) Zartes Kreisen auf der Kopfhaut

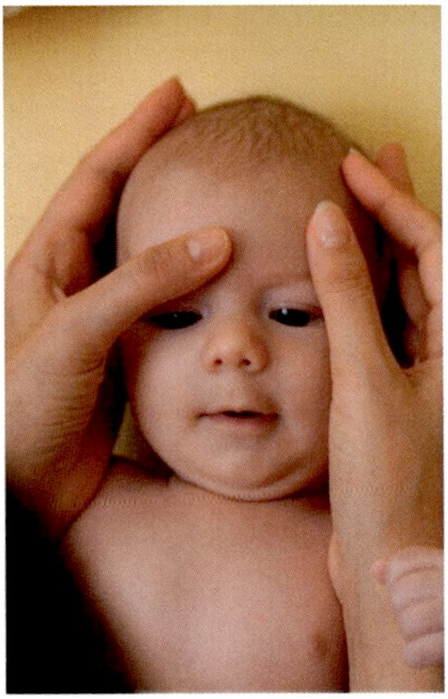

(2) Stirn ausstreichen mit den Daumen, während die Hände den Kopf schützend einhüllen

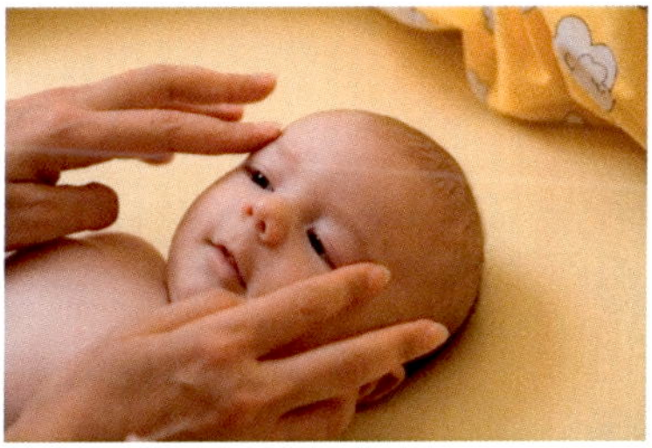

(3) Umkreisen der Augen
mit den Fingerspitzen

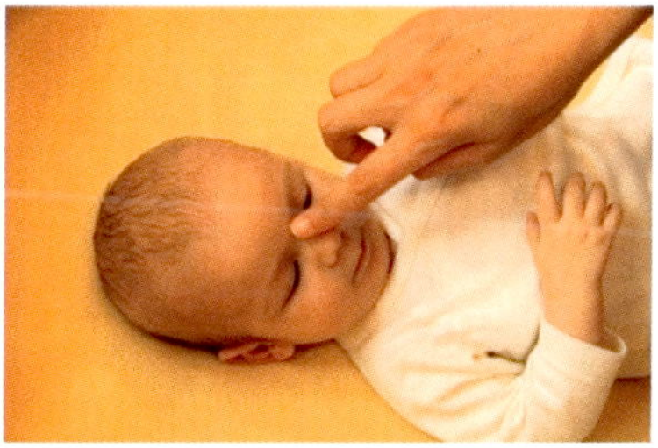

(4) Nasenrücken abstreichen

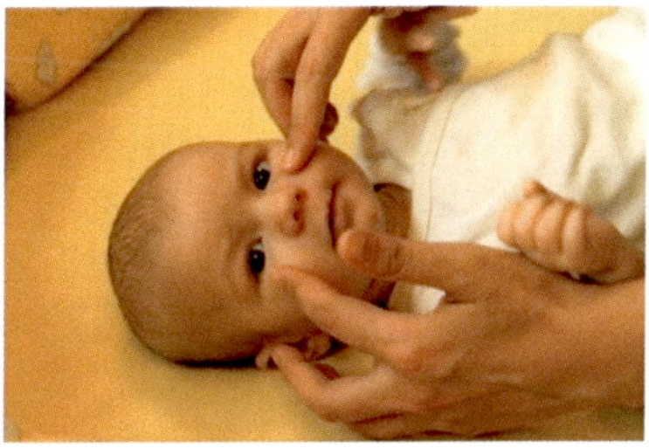

(5) Von der Nasenwurzel
zu den Ohren streichen

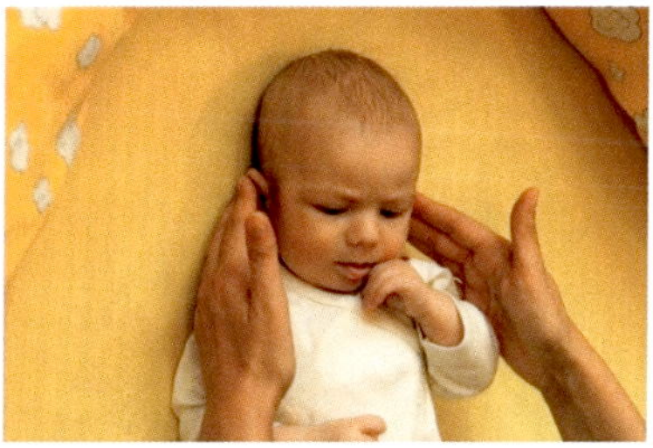

(6) Das äußere Ohr abstreichen

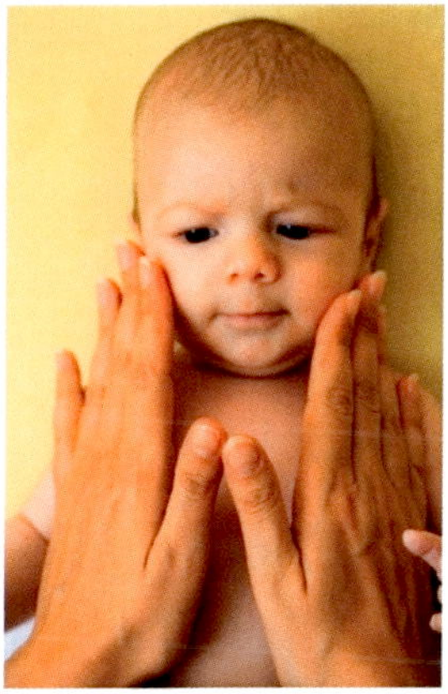

(7) Kreisen
auf den Kaumuskeln

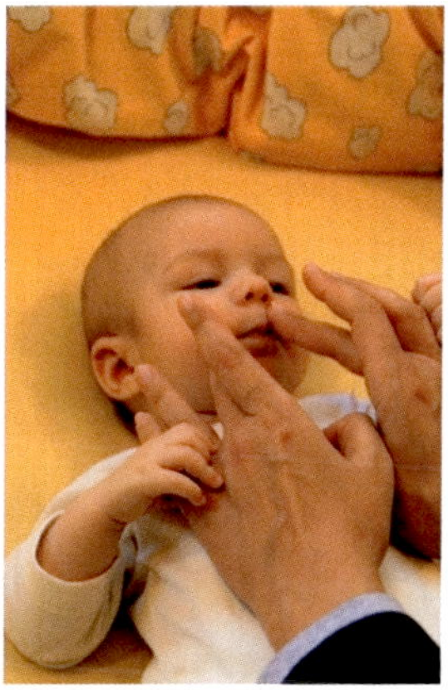

(8) Den Mund umkreisen

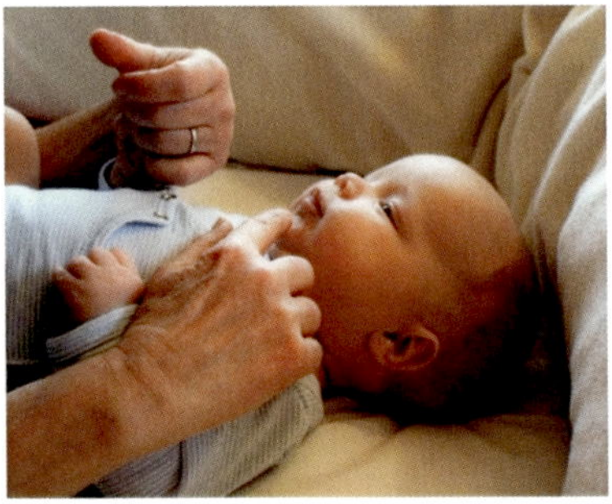

(9) Kleine Kreise auf der Kinnspitze

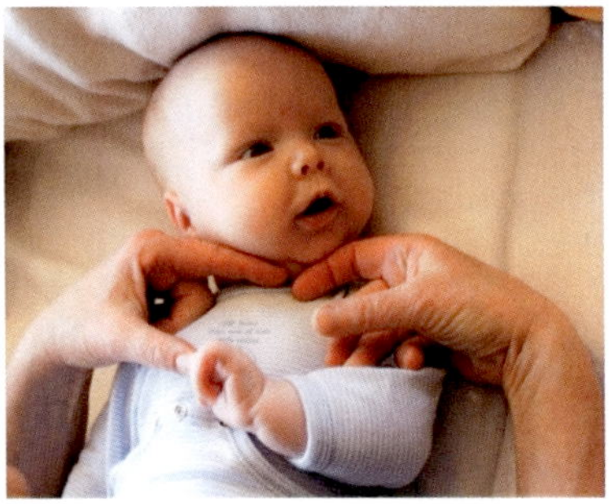

(10) Den Mundboden ausstreichen

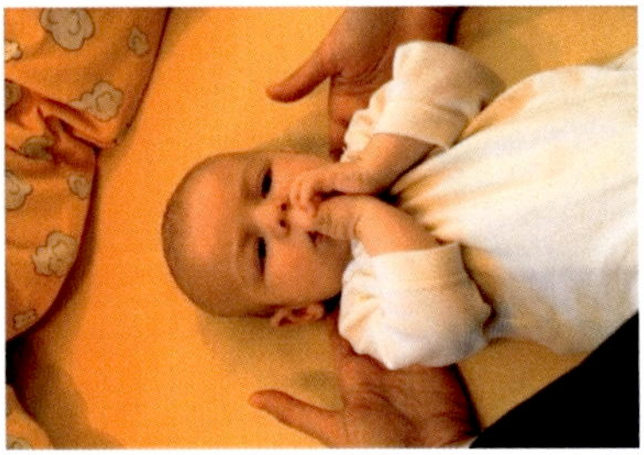

(11) Den unteren Rand des Hinterkopfes ausstreichen

Schultern und Arme

- Streichen Sie vom Scheitel oder vom Hals ausgehend bis zu den Fingern.
- Schütteln oder kreisen Sie sanft die Muskeln des oberen Schulterrands.
- Schütteln Sie sanft die beiden Ärmchen von oben nach unten.
- Umfassen Sie ein Handgelenk, streichen Sie leicht öffnend die Hand aus, dann die Handfläche betupfen oder kreisend massieren. (1)

- Massieren Sie mit winzigen Kreisbewegungen die Schwimmhäute von innen und außen. (2)

- Streichen Sie Daumen und Finger einzeln ab, über den Fingerspitzen erfolgt eine sanfte umschließende Bewegung. (3)

- Dehnen Sie die Ärmchen neben dem Körper sanft nach unten und schließen Sie dann die beiden Arme vor der Brust, danach öffnen Sie die Arme schräg nach oben, so weit es Ihrem Kind angenehm ist. (4–6)

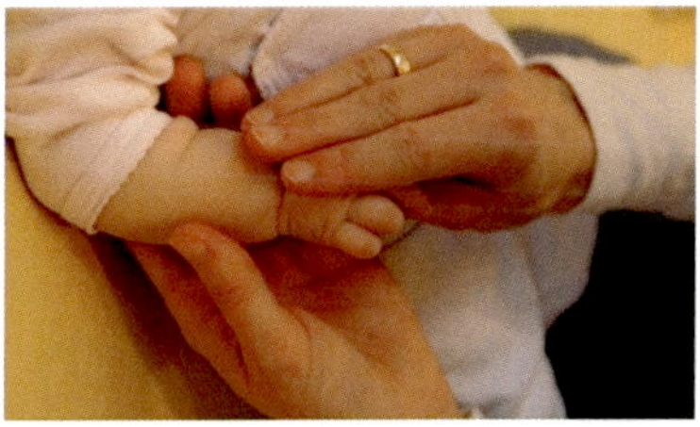

(1) Die Hand sanft öffnend ausstreichen

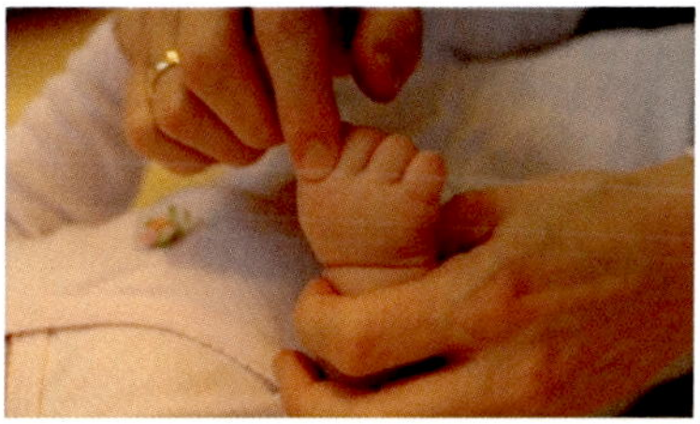

(2) Schwimmhäute von außen massieren

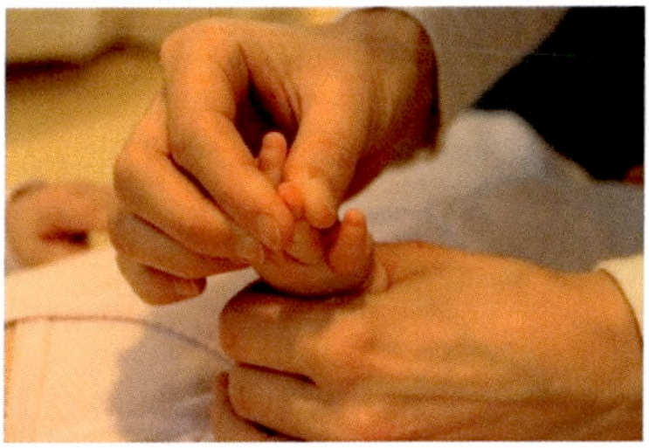

(3) Jeden einzelnen Finger abstreichen

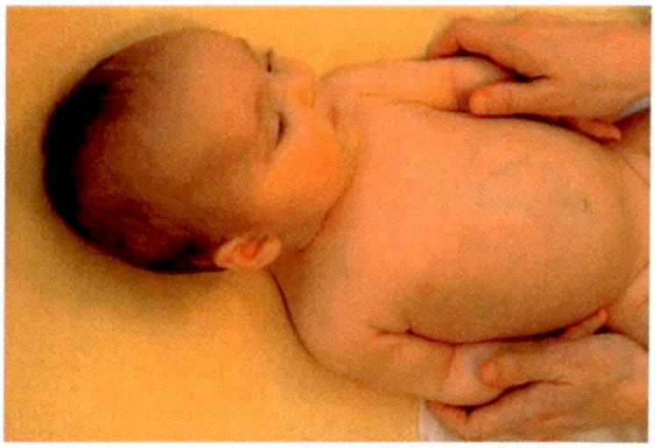

(4) Arme sanft nach unten dehnen

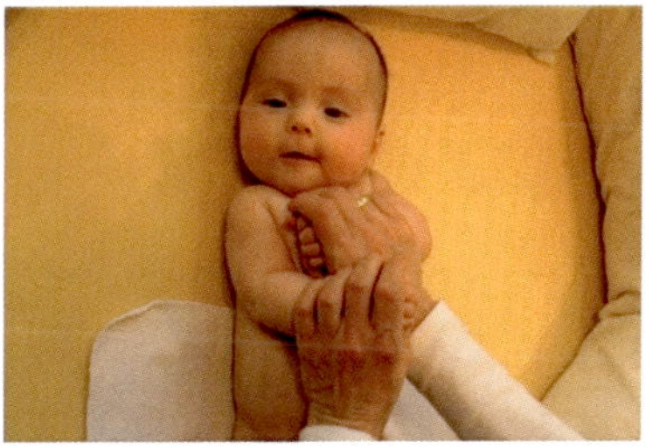

(5) Arme vor der Brust schließen

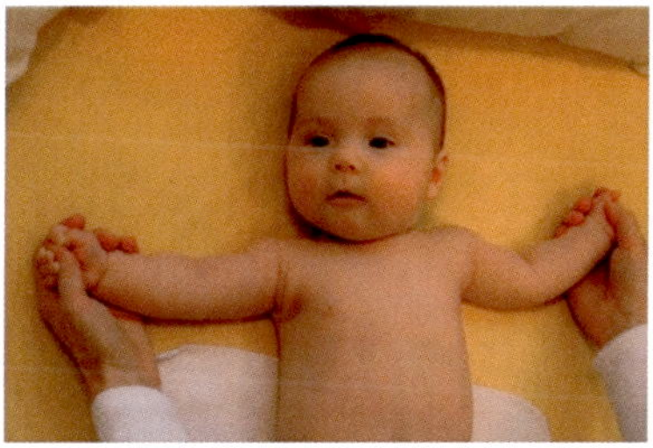

(6) Arme öffnen

Brust und Bauch

- Streichen Sie über die Brust flächig von der Mitte nach außen und schräg nach unten aus. (1)

- Schütteln Sie sanft die Brustmuskeln im Bereich der vorderen Achselwand. (2)

- Streichen Sie die Zwischenräume der einzelnen Rippen mit jeweils einem Finger von der Mitte nach außen aus. Die Muskeln in den Rippenzwischenräumen können zusätzlich mit sehr kleinen Kreisen gelockert werden. (3)

- Streichen Sie zart über das Brustbein, dann auf dem unteren Rand des Brustkorbes von der Mitte nach außen. (4, 5)

- Streichen Sie unter den letzen Rippen (eine Fingerbreite tiefer als beim vorhergehenden Ausstreichen) von der Mitte nach außen aus. Sie erreichen dadurch den Rand des Zwerchfells. Dabei können Sie mit dem Zeigefinger streichen oder Ihre Hände seitlich an den Brustkorb des Babys legen und mit den Daumen ausstreichen. Danach können sanfte kreisende Bewegungen folgen. (6)

- Streichen Sie über das Bäuchlein mit einem großen nabelfernen Kreis im Uhrzeigersinn, verteilen Sie danach auf diesem Kreis kleine Kreise oder Schüttelkreise. Sie können sich dabei das Zifferblatt einer Uhr vorstellen: Jede Stunde, beginnend ab sieben Uhr, erhält einen kleinen Kreis. (7–9)

- Streichen Sie auf der »Bikinifalte« am unteren Ende des Bauches von der Mitte nach außen aus, dann folgen kreisende Bewegungen. (10)

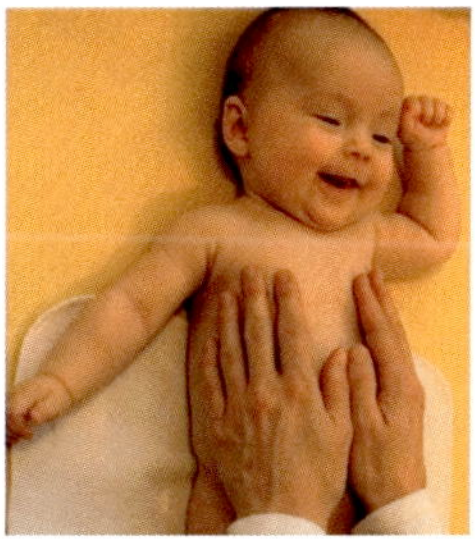

(1) Brustkorb flächig
zur Seite ausstreichen

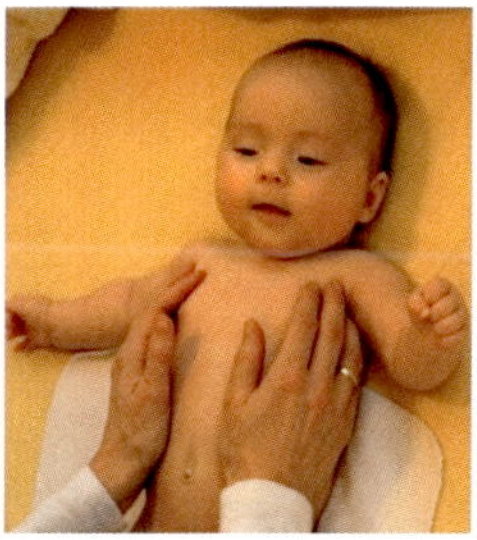

(2) Brustmuskeln
schütteln

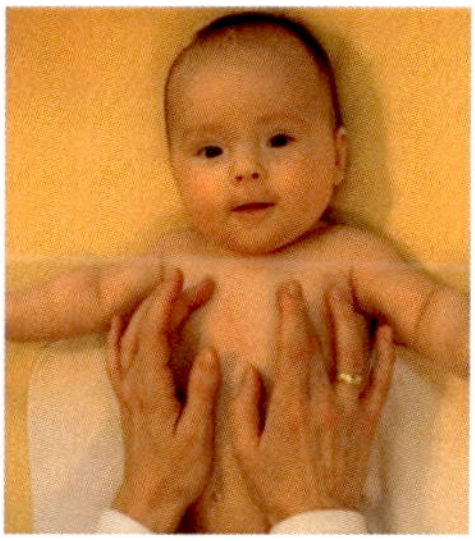

(3) Zwischen den
Rippen ausstreichen

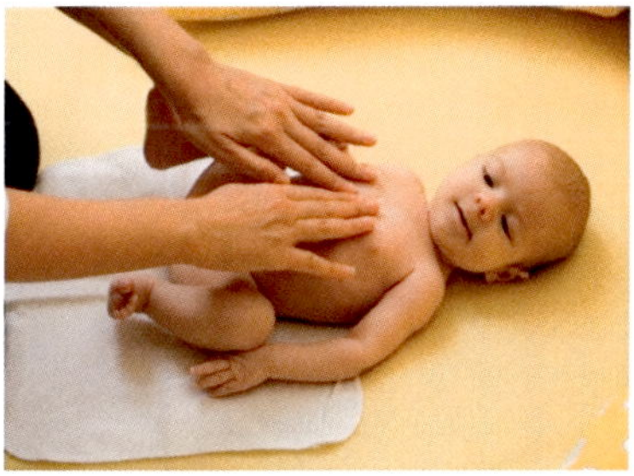

(4) Ausstreichen des Brustbeins
mit je zwei Fingern

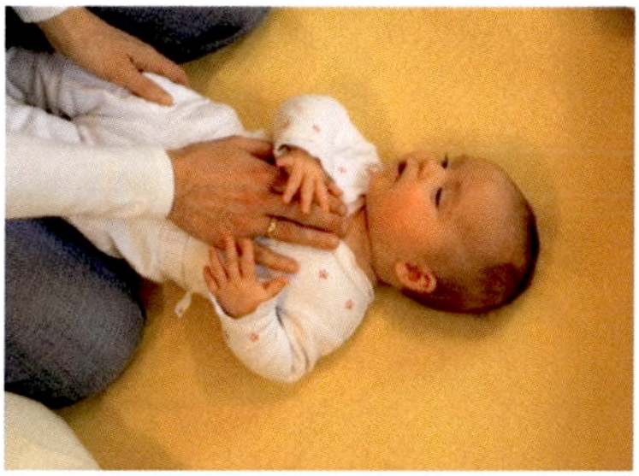

(4) Variation: Ausstreichen
auf dem Brustbein mit einer Hand,
während die zweite Hand
eine Sicherheitsstation bildet

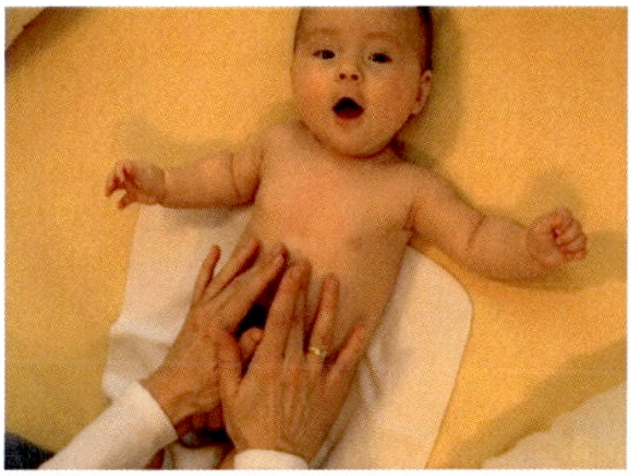

(5) Ausstreichen auf dem
Brustkorbrand mit dem Mittelfinger

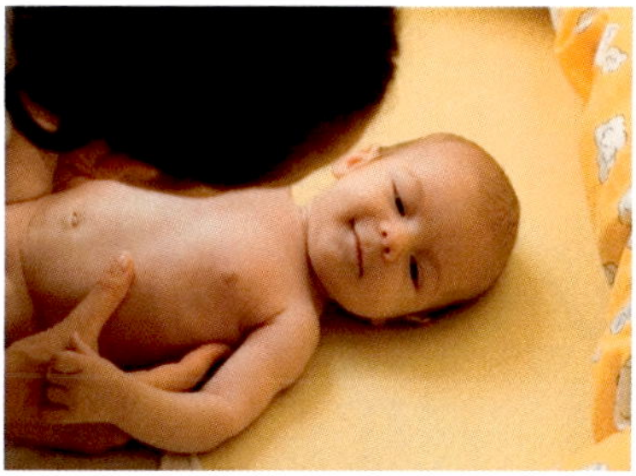

(5) Variation: Ausstreichen auf dem
unteren Brustkorbrand mit dem
Daumen, der Brustkorb wird dabei
gehalten

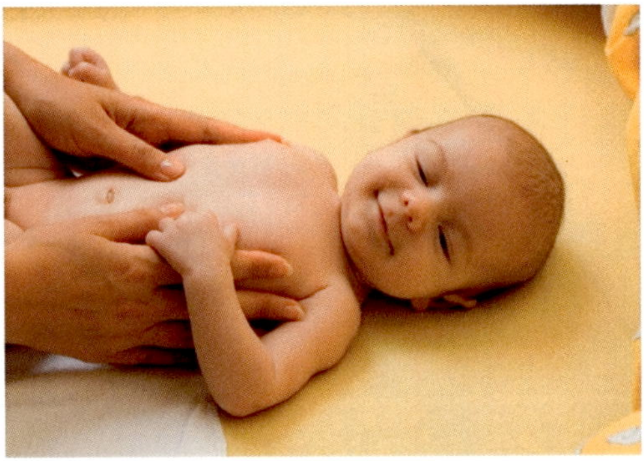

(6) Zwerchfellrand mit dem Daumen ausstreichen

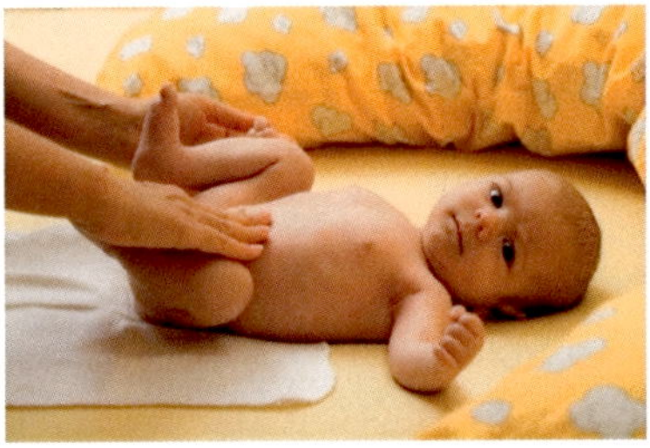

(7) Bauchkreis,
das Baby ist noch in Spannung

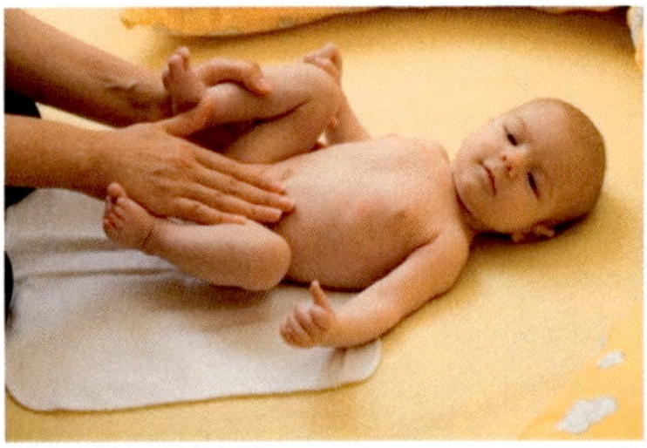

(8) Beginnende Entspannung

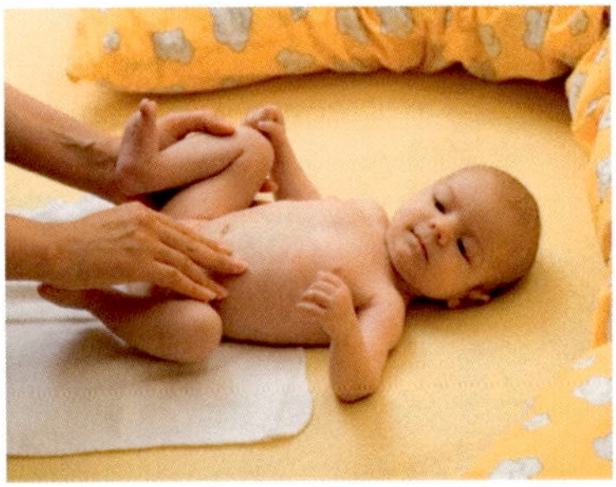

(9) Kleine Kreise auf dem Bauchkreis

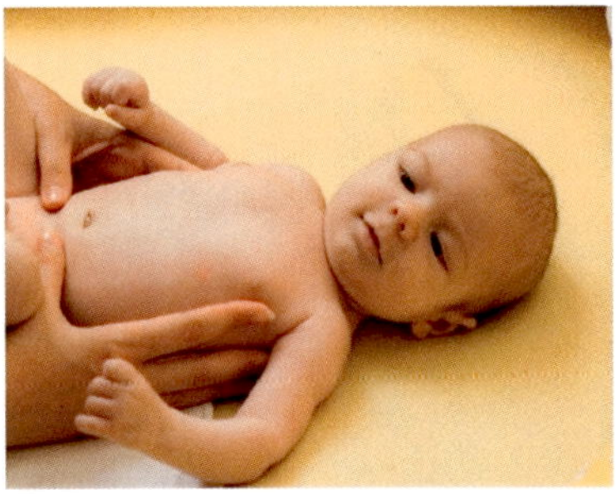

(10) Ausstreichen der »Bikinifalte«

Beine

- ❖ Streichen Sie über beide Beine von der Taille bis zu den Zehenspitzen. (1)

- ❖ Schütteln Sie sanft die beiden Beine.

- ❖ Umfassen Sie ein Fußgelenk und streichen Sie den Fuß bis von der Ferse über die Zehenspitzen flächig aus. (2)

- ❖ Tupfen oder kreisen Sie auf der Fußsohle. Finden Sie heraus, wie fest Ihr Baby diese Berührung mag. (3)

- ❖ Lockern Sie mit kleinen kreisenden Bewegungen die sog. Schwimmhäute zwischen den Zehen. (4)

- ❖ Streichen Sie jeden Zeh einzeln aus. (5)

- ❖ Bringen Sie die Beine vor dem Bauch in Schneidersitzposition. (6)

- ❖ Strecken Sie die Beine danach behutsam. Die Bewegung wird meist mehrfach ausgeführt. (7)

- ❖ Streichen Sie zum Abschluss noch einmal vom Kopf bis zu den Füssen und bis zu den Armen ab.

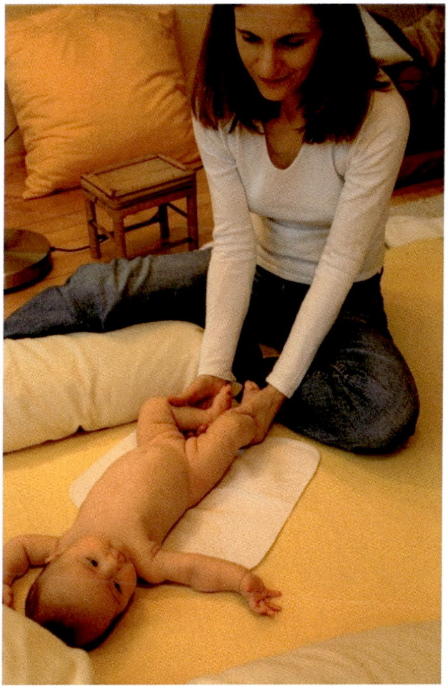

(1) Ausstreichen der beiden Beine.
Hier ist der ATNR (vgl S. 149) deutlich zu sehen.

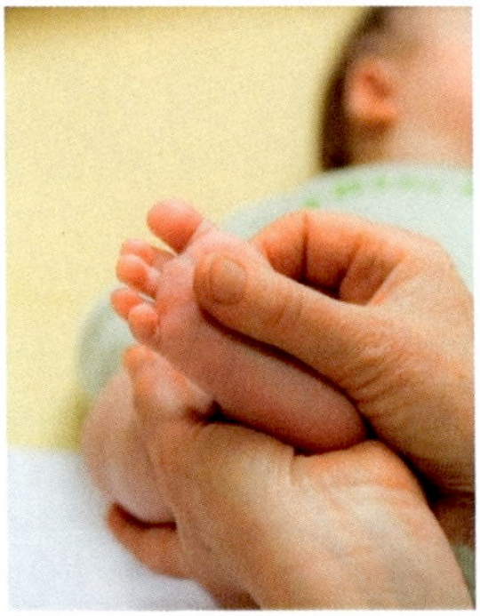

(2) Ober- und Unterseite des Fußes flächig ausstreichen

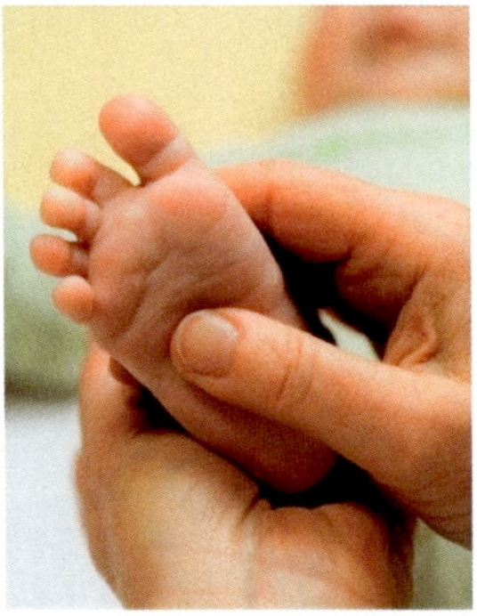

(3) Kreisen auf der Fußsohle

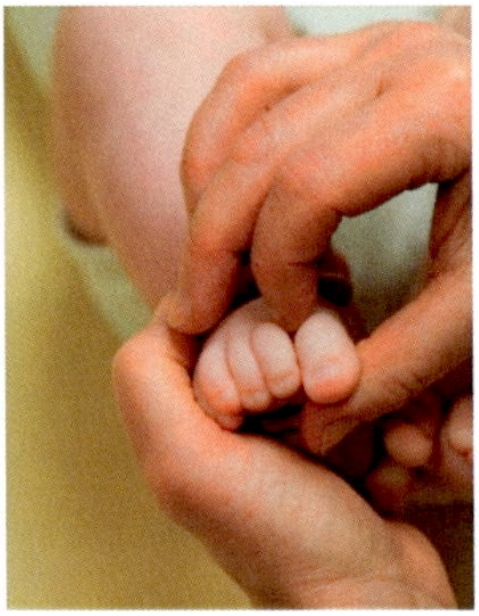

(4) Kreisende Massage der »Schwimmhäute«

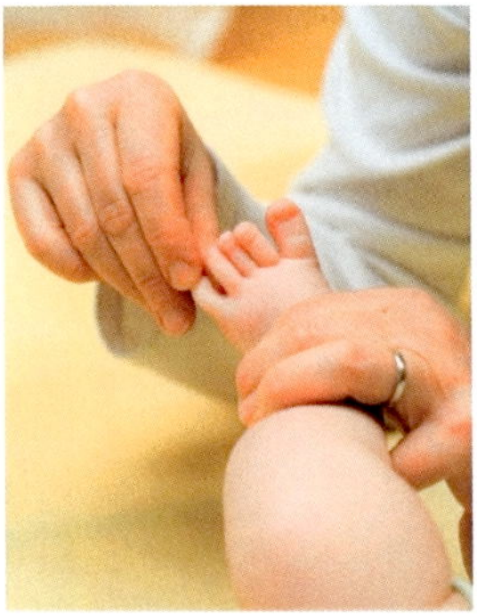

(5) Die Zehen einzeln ausstreichen

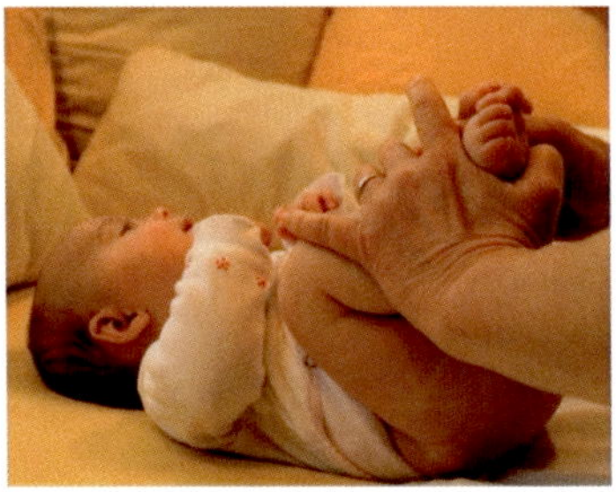

(6) Entspannende Rundung des Rückens

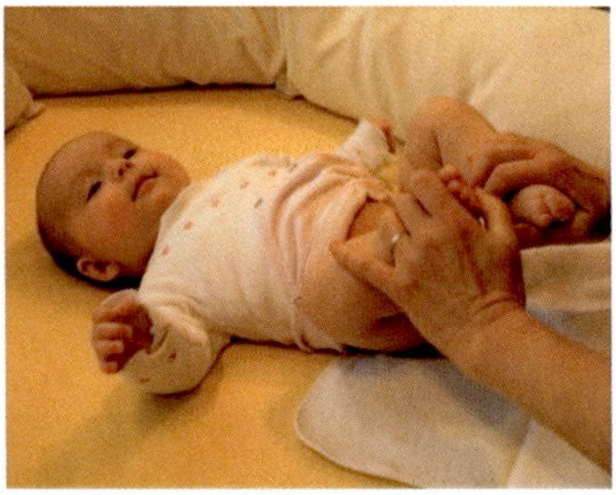

(7) Langsame Streckung

Das Baby liegt auf dem Bauch

Eine kleine, weiche Handtuchrolle unter der Brust hilft den Babys, sich in Bauchlage zu stabilisieren, die Ärmchen sollten möglichst vor der Rolle liegen.

- ❖ Streichen Sie sanft vom Scheitel oder von den Schultern bis zu den Fußspitzen ab. (1)

- ❖ Streichen Sie sanft von den Schultern bis zu den Fingerspitzen ab. (2)

- ❖ Streichen Sie die Schulterblätter flächig von innen nach außen ab, dann folgen kleine »Schüttelkreise«. (3)

- ❖ Führen Sie mit je einem oder zwei Fingern zarte Striche über den ganzen Rücken, jeweils von der Mitte nach außen, beginnen Sie an den Schultern und setzen Sie diese Striche fort bis zum oberen Rand des Beckens. (4)

- ❖ Setzen Sie winzige Kreise von innen nach außen in die Zwischenräume der Rippen, oben beginnend. (4)

- ❖ Streichen Sie sehr sanft mit einer Hand über die Mitte des Rückens, dabei gleitet der Mittelfinger über die Wirbelsäule und der Zeige- und Ringfinger über die Rückenstreckermuskeln, die sich unmittelbar rechts und links neben der Wirbelsäule befinden. Die Beine können dabei mit der anderen Hand stabilisiert werden. (5)

- ❖ Kreisen Sie sanft auf beiden Rückenstreckermuskeln von oben nach unten.

- ❖ Streichen Sie von der Mitte schräg nach unten und außen über das Gesäß, dann folgen kleine Kreise oder »Schüttelkreise«. (6, 7)

- ❖ Streichen Sie von der Taille bis zu den Zehen ab.

❖ Schütteln Sie sanft die Beine von oben nach unten.

❖ Streichen Sie vom Scheitel bis zu den Fußspitzen ab.

❖ Streichen Sie vom Scheitel bis zu den Fingerspitzen ab.

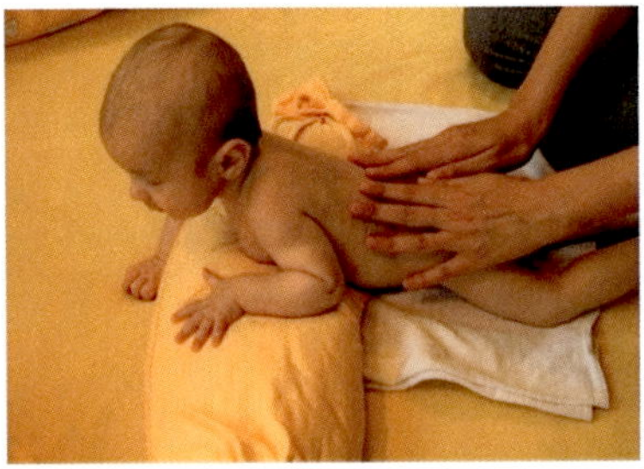

(1) Ausstreichen des Rückens

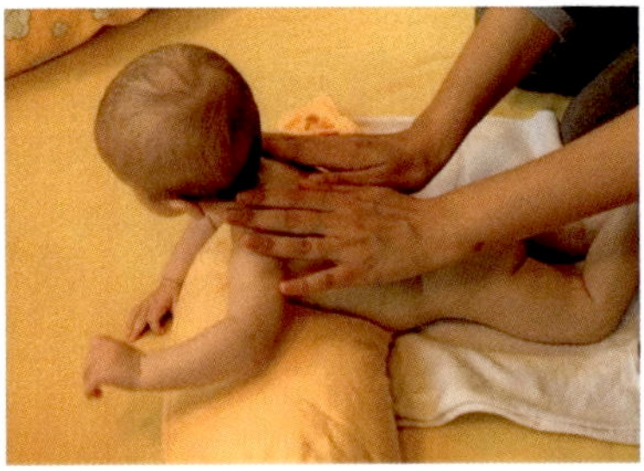

(2) Schultern und Arme ausstreichen

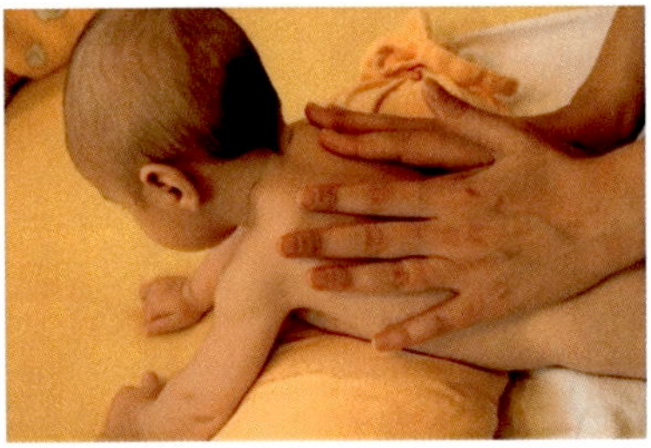

(3) Schulterblätter flächig nach außen abstreichen

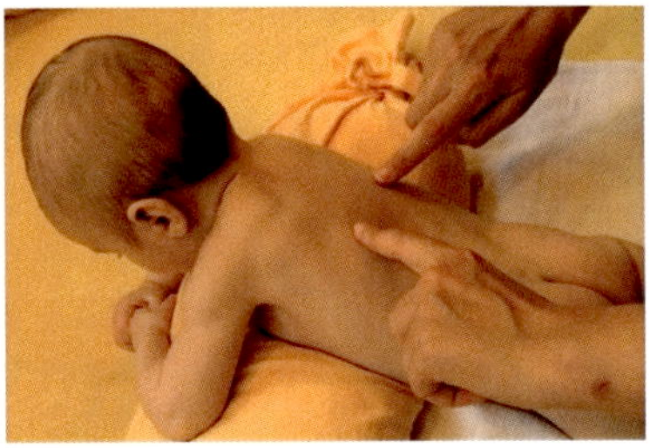

(4) Streichen und Kreisen in den Zwischenräumen der Rippen

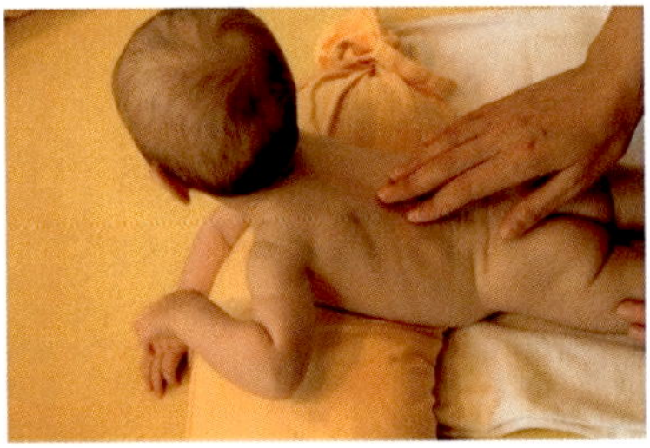

(5) Das Ausstreichen der Wirbelsäule wirkt bewegungsstimulierend und dadurch kräftigend

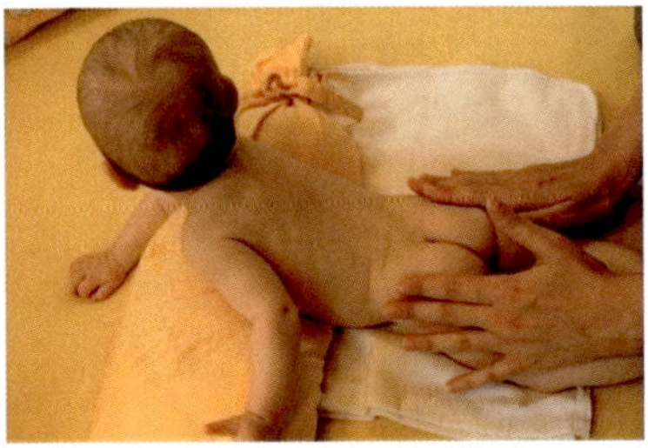

(6) Flächiges Abstreichen

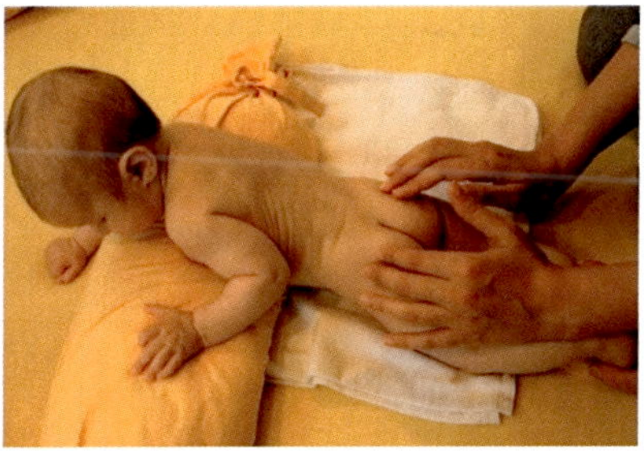

(7) Schüttelkreise

Nach der Massage

Hüllen Sie jetzt Ihr Baby in ein warmes, großes Handtuch, am besten mit einer Stoffwindel, die Sie vorsorglich zwischen die Beine des Babys legen, und lassen Sie es noch ein wenig in Ihren Armen ausruhen. Genießen Sie diese gemeinsame Ruhephase, selbst wenn Sie nur wenige Minuten dauert – sie ist genau so wichtig wie die Massage selbst!

Vielleicht möchte Ihr Kind trinken, oft kommt ja der nächste Hunger nach der Massage deutlich früher, als Sie es sonst erwarten würden.

Wenn es in Ihren Armen einschläft, dann halten Sie es noch ein paar Minuten und machen es sich dabei wirklich bequem – mit Rückenlehne, Polster für Ihre Arme und Beine, sodass auch für Sie eine kleine, wohlverdiente Ruhepause entsteht. Wenn der Schlaf Ihres Babys nach ca. 10 Minuten tiefer geworden ist, können Sie es meist ablegen, ohne es aufzuwecken. Das klappt am besten, wenn Ihr Kind dabei in der Handtuchhülle bleiben darf und Sie es, soweit erforderlich, zudecken. Dieser Ablauf ist besonders zu empfehlen, wenn Ihr Baby nicht so leicht in den Schlaf findet. Vielfach bewährt es sich, besonders während des Tages, das Baby in Mamas Bett zu legen: Dort fühlt es ich fast wie Ihren Armen und es riecht auch genauso gut! Hier schlafen die Babys oft sehr entspannt und erholsam.

Dazu noch ein Tipp einer sehr erfahrenen Mutter: Bei ihrem vierten Kind ließ sie den kleinen Sohn mindestens einmal am Tag auf ihrem Arm eine Weile schlafen, bequem gepolstert und ein interessantes Buch lesend. Danach waren alle zufrieden und ausgeruht und die nachfolgende Hausarbeit war schneller und ohne Quengeln erledigt. Probieren Sie es doch einfach mal aus!

Wenn Ihr Kind nach einer kleinen Schmusephase in Ihrem Arm noch wach genug ist, dann können Sie es jetzt natürlich wieder anziehen. Bitte achten Sie darauf, dass Sie auch nach der Massage alle Bewegungen in einem ruhigen Tempo ausführen, erinnern Sie sich an das bewusste, leicht vertiefte Weiteratmen und den entspannten Kieferbereich. Kommentieren Sie die einzelnen Schritte (z. B. »Jetzt ziehe ich dir die Windel an, aber ich mache sie nur ganz locker zu …«) und geben Sie Ihrem Kind die Chance, so viel wie möglich beim Anziehen aktiv mitzuhelfen.

Lassen Sie die Verbundenheit der Massagezeit in den Alltag hinein nachwirken.

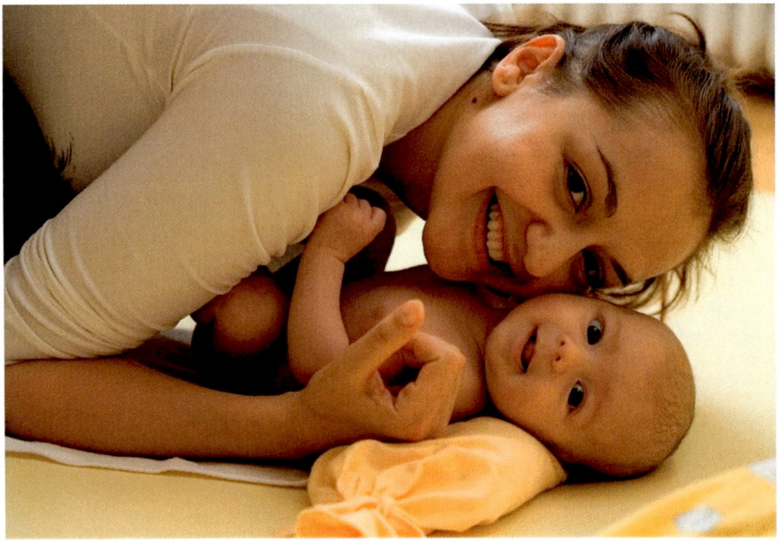

Schmetterlingsmassage

für spezielle Anwendungsbereiche

In den vorangehenden Kapiteln habe ich die Grundlagen der bindungsstärkenden Schmetterlingsmassage dargestellt. Die folgenden Kapitel widmen sich speziellen Anwendungsbereichen. Sie enthalten Überlegungen, die dazu dienen, Ihr Baby und seine möglichen Reaktionen zu verstehen, sowie konkrete Anregungen zur Umsetzung der Massage. Dabei beziehe ich mich auf die Grundlagen aus dem vorausgegangenen Text.

1. Rund um die Geburt

Massage eines neugeborenen Babys

Ein neugeborenes Baby – gerade erst nach einer aufregenden Reise in dieser Welt angekommen. Alles ist neu und möchte Schritt für Schritt kennen gelernt werden. Wie schön, wenn Mama und Papa dabei helfen und wenn auch sie am Anfang ein wenig Hilfe bekommen.

In den ersten Lebenswochen wäre für die meisten Babys eine ganze Schmetterlingsmassage noch viel zu anstrengend. Lassen Sie aber Ihre Hände und Ihren ganzen Körper immer wieder bewusst zu einer »sicheren Stelle« werden. Viele Neugeborenen lieben in den kurzen wachen Phasen eine sanfte Minimassage, entsprechend den »ersten Schritten« im vorhergehenden Kapitel. Sie können Ihrem Baby mehrfach täglich kurze Massagen anbieten, entweder über der Kleidung oder während des Wickelns auf der nackten Haut der unteren Körperhälfte. Das Entkleiden des Oberkörpers in Verbindung mit einer Massage ist selten ratsam, es überfordert die meisten Neugeborenen. Oft fühlen sie sich sogar besonders wohl, wenn der Kopf mit einer dünnen Seiden- oder Baumwollhaube bedeckt ist; sie fühlen sich beschützt, können sich leichter entspannen und ihre Körpertemperatur stabilisieren.

Bewährte Anregungen für die Massage am Lebensanfang

»Baby-Buddha-Sitz«

Diese Stellung lieben Neugeborene oft ganz besonders, vor allem wenn die Hände von Mutter oder Vater eine sichere, warme Schale bilden, die ein wenig an das Gefühl in der Gebärmutter erinnert. So kann eine Brücke geschlagen werden, zwischen der Welt in Mamas Bauch und der Welt draußen. Summen oder leises Singen, auch leises Sprechen schaffen eine zusätzliche Verbindung, denn die Stimmen der Eltern kennt das Baby bereits und kann sie wiedererkennen.

Langsames Bewegen der Arme und Beine

Wenn Ihr Baby eine schnelle Geburt oder eine künstliche Beschleunigung der Geburt erlebt hat, ist es am Lebensanfang besonders wichtig, ihm »Entschleunigung« anzubieten, also ausgeprägte Langsamkeit. Das hilft Ihrem Baby, seinen Körper zu spüren und sich darin zu orientieren. Falls Ihr Kind während oder nach der Geburt unter dem Einfluss von dämpfenden oder betäubenden Medikamenten stand, kann eine leichte Anregung durch etwas rascheres Bewegen hilfreich sein.

Den Körper abstreichen

Für ein zartes Neugeborenes ist langsames, sanft einhüllendes Streichen von den Schultern abwärts eine echte Wohltat, gleichzeitig werden seine Vitalfunktionen (Atmung, Kreislauf) angeregt und sein Immunsystem gestärkt. Jede Tiermutter leckt ihr Junges ab und trägt zu seiner Vitalisierung und zum Bindungsaufbau bei. Die Bedeutung dieser frühen Hautstimulation ist in Tierversuchen eingehend untersucht und bewiesen worden. Das Abstreichen ist dem Ablecken ähnlich, besonders vom Bauch an abwärts genießen die Babys meist den Kontakt auf der nackten Haut. Zwischendurch können Sie Ihr Baby selbstverständlich auch in voller Bekleidung abstreichen.

Den Kopf ohne Berührung abstreichen

Probieren Sie diese Sonderform am besten zuerst bei sich selbst aus: Streichen Sie über Ihren eigenen Kopf, halten dabei aber einen Abstand von ca. 2–3 Zentimetern zwischen Hand und Kopfhaut ein.

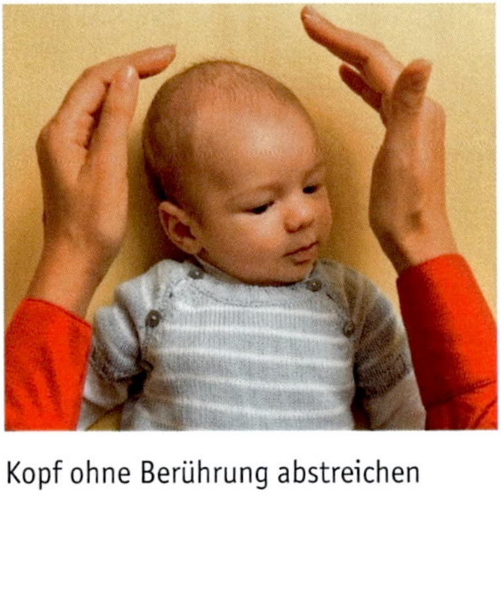

Kopf ohne Berührung abstreichen

Sie werden diese Bewegung sicher spüren, auch ohne Berührung. Machen Sie sich bewusst: Ihr Baby hat vor kurzer Zeit – während der Geburt – an seinem

Kopf intensiven Druck oder auch Zug ausgehalten. Daher mögen viele Babys am Köpfchen zunächst möglichst wenig Berührung. Für sie kann das Abstreichen ohne körperliche Berührung eine höchst behutsame Entspannungshilfe sein. Danach kann die Bewegung in das sanfte und einhüllende körperliche Ausstreichen von den Schultern bis zu den Füßen (siehe oben) übergehen.

Rückenmassage

Streichen Sie den Rücken Ihres Babys gelegentlich flächig ab, auch mit Bekleidung und in allen Positionen, die Ihr Baby behaglich findet – aufgerichtet an Ihren Körper gelehnt, auf Ihrem Bauch liegend oder in Seitenlage.

Gleichzeitige Massage für die Mutter und das Baby

Eine wunderbare Verbindung entsteht, wenn die Mama mit leicht aufgerichtetem Oberkörper bequem liegt, das neugeborene Baby sicher auf der Brust gebettet. Sie als Vater (oder auch eine professionelle Begleiterin) geben beiden über die ruhig aufliegenden Hände ein Gefühl von Halt und Geborgenheit. Sie können sich dabei vorstellen, für diesen Moment eine »Nabelschnur« zu bilden, welche die Verbindung und Verständigung zwischen Mutter und Kind stärkt. Legen Sie dazu gleichzeitig eine Hand auf den Rücken Ihres Babys und die andere Hand auf eine von Ihrer Partnerin gewünschte Körperstelle. Sie können Ihre Partnerin auch langsam und liebevoll, von Kopf bis Fuß abstreichen und das Baby dabei in die Massagebewegung einbeziehen. Die Entspannung der Mutter wirkt sich unmittelbar auf das Baby aus.

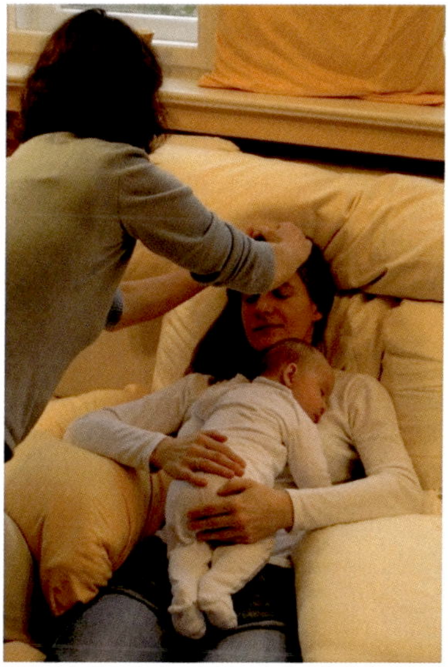

Gemeinsames abstreichen von Mutter und Baby

Massage eines Babys »mit besonderen Bedürfnissen«

Das Phänomen der »Babys mit besonderen Bedürfnissen« wird zunehmend häufig dort beobachtet, wo traditionelle Familienstrukturen verloren gehen und die jungen Eltern immer weniger Unterstützung durch das soziale Umfeld erhalten.

Die Kinder sind leicht erregbar, kommen wenig zur Ruhe und finden schwer in den Schlaf, ihre Bedürfnisse sind oft schwer zu erkennen. Entsprechend ist es schwieriger als bei den so genannten »pflegeleichten« Babys, angemessen darauf zu antworten. Die Kinder weinen häufig, oft recht heftig und sind dann kaum zu beruhigen. In der Schulmedizin bezeichnet man die Verbindung aus chronischer Unruhe, exzessivem Weinen und geringer Schlafbereitschaft als Regulationsstörung. Es ist also kein organischer Befund vorhanden, das Baby befindet sich aber in einer körperlichen und vegetativen und somit auch in einer emotionalen Anspannung. In der Fachsprache werden diese Kinder auch als chronisch unruhige Babys, als Schreibabys oder als Kinder mit Hyperexzitabilitätssyndrom bezeichnet. Erfahrungsgemäß stabilisieren sich die meisten dieser Babys nach den ersten Lebensmonaten und entwickeln sich zu kraftvollen, intelligenten und kreativen Kindern. Für Sie als Eltern ist es von Bedeutung, Sicherheit im Umgang mit Ihrem Baby zu bekommen, auch wenn seine Bedürfnisse nicht immer leicht zu erkennen sind.

Den Babys hilft es sehr, wenn in der Betreuung alle Schritte langsam, sehr konzentriert und für das Baby klar erkennbar ausgeführt werden, da ihr Nervensystem schneller irritiert reagiert. Der Moro-Reflex (vgl. S. 150) ist bei diesen Kindern meist sehr aktiv: Seine leichte Auslösbarkeit begünstigt einen höheren Erregungszustand. Bedenken Sie, dass bei einem »Baby mit besonderen Bedürfnissen« auch Berührungsreize wesentlich stärker wirken und die Babys anfangs eine geringere Berührungstoleranz haben. Vergleichen Sie Ihr Kind möglichst wenig mit anderen Babys und erwarten Sie keine grundlegenden Veränderungen innerhalb kurzer Zeit.

Mit geeigneter Berührung können Sie zur Entspannung und zunehmender Öffnung Ihres Babys beitragen. Momente einer innigen Begegnung werden Ihre Beziehung stärken und Ihnen helfen, die

Bedürfnisse Ihres Kindes immer besser zu erfassen und angemessen zu erfüllen. Es wird Ihnen zunehmend leichter fallen, herauszufinden, ob die Unzufriedenheit Ihres Babys auf einen aktuellen Bedarf hinweist, den Sie erfüllen können. Vielleicht zeigt Ihr Baby jedoch »nur« einen erhöhten Spannungszustand, ausgelöst durch viele Reize oder es hat sich durch die Anspannung seiner Betreuungspersonen »anstecken« lassen. Sorgen Sie in jedem Fall möglichst gut für sich selbst! Manchem Kind hilft es, wenn Sie für Schutz und Abschirmung sorgen, es evtl. in ein großes Tuch wickeln, das auch den Kopf einhüllt (siehe S. 255). Falls es jetzt zu weinen beginnt, tragen Sie es durch diese Phase wie im Kapitel »Wenn das Baby nach der Massage weint« beschrieben.

Lassen Sie sich bei der Massage besonders viel Zeit für den Kontaktaufbau mithilfe der Sicherheitsstation. Möglicherweise eignet sich für einige Tage oder sogar Wochen ausschließlich bewusstes Halten der »Sicherheitsstation«, während Sie auf Ihre eigene Zentrierung achten, bis sich das Baby in Ihren Händen zunehmend entspannen kann.

Sie können fast den ganzen Körper des Babys zu einer Sicherheitsstation machen, wenn Sie ihm den »Baby-Buddha-Sitz« auf dem Schoß anbieten und dabei seine Füße halten. Dieser großflächige, haltgebende Kontakt und die leicht gerundete Position verhelfen manchen Babys auch in sehr erregten Situationen, sich leichter zu beruhigen (Foto S. 155).

Der nächste Schritt könnte in einem langsamen Abstreichen bestehen. Denken Sie an das Weiteratmen. Ihre eigene Ruhe und Entspannung ist auch hier ganz besonders wichtig. Oft vertragen unruhige Babys Streichungen besser, die etwas fester sind als bei der ursprünglichen Schmetterlingstechnik. Falls sich die Spannung Ihres Kindes erhöht, gehen Sie zurück zum »sicheren Ort« und warten dort, ob Ihr Baby die Wirkung des Abstreichens verarbeiten kann und ein weiterer Schritt möglich wird oder ob es vorerst genug ist.

Die Rückenmassage ist als Kurzentspannung im Alltag sehr zu empfehlen:

- Streichen Sie den Rücken flächig ab, während das Baby aufgerichtet an Ihren Oberkörper gelehnt ist. Auch hierbei ist eine deutlich festere Berührungsqualität manchmal besser geeignet.

Ferner schätzen viele Babys die Rückenmassage in Seitenlage. Achten Sie dabei auf ein sicheres Halten Ihres Kindes: Eine Hand stabilisiert Hüfte und Oberschenkel, wobei das obere Bein gebeugt sein sollte. Streichen Sie den Rücken mit der freien Hand flächig ab – stellen Sie sich dabei vor, Spannungen aus dem kleinen Körper abzustreifen und eine Verbindung zwischen Kopf und Becken herzustellen.

- ❖ Streichen Sie dann mit dem Mittelfinger der freien Hand langsam die Wirbelsäule von oben nach unten ab. Gleichzeitig können Zeige- und Ringfinger neben der Wirbelsäule auf den Rückenstreckermuskeln entlang gleiten. Dabei bekommt das Baby mehr Eigenwahrnehmung seines Rückens und seiner Wirbelsäule. Zusätzlich können Sie die Muskeln, die unmittelbar neben der Wirbelsäule liegen, mit kleinen Kreisen von oben nach unten massieren. Lassen Sie sich Zeit und atmen Sie dabei durch.

- ❖ Wenn möglich, drehen Sie jetzt Ihr Baby auf die andere Seite und wiederholen den Ablauf, solange sich Ihr Kind wohl fühlt.

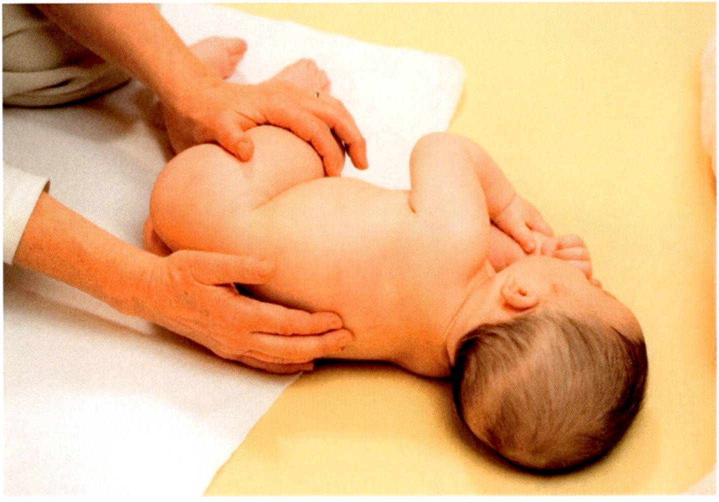

Ausstreichen der Wirbelsäule und der Rückenmuskeln in Seitenlage

Wenn Ihr Baby eine Lieblingsseite hat, lesen Sie bitte die Hinweise im Kapitel »Das Baby hat eine Lieblingsseite« (siehe S. 256).

Allmählich können Sie weitere Massagegriffe auswählen und Ihrem Baby anbieten.

Für Eltern von leicht erregbaren Babys gilt ganz besonders: Setzen Sie sich nicht unter Erfolgsdruck und lösen Sie sich von klassischen »Massage«-Konzepten: Kleine Momente der Entspannung (für beide!) und wirklicher Begegnung stärken Ihr Baby und Ihre gemeinsame Beziehung jetzt mehr, als eine lange Babymassage »durchzuhalten«, die aber vielleicht wenig echten Kontakt beinhaltet.

»Babys mit besonderen Bedürfnissen« neigen auch nach einer sehr gut dosierten Massage dazu, für kurze Zeit heftig zu weinen, was in der Regel auf ein Loslassen von vorhandener Spannung hinweist. Bitte erinnern Sie sich dazu an das Kapitel »Wenn das Baby nach der Massage weint« (S. 166).

Das Baby braucht jetzt noch einige Minuten Ihre volle Aufmerksamkeit und Zuwendung. Nach diesem Weinen sind die Kinder meist wesentlich entspannter, die Haut ist rosig und warm, intensiver Blickkontakt wird möglich. Bei den meisten Kindern verschwindet dieses Weinen nach der Massage allmählich. Auch wenn Ihr Baby vielleicht für eine Weile noch häufiger weint, als andere Babys – Sie werden es mit wachsendem Kontakt leichter durch diese Lebensphase begleiten und ein sicheres und tragfähiges Band knüpfen können.

Massage nach schwerer Geburt

Was ist eine »schwere Geburt« und für wen war sie schwer – für die Mutter, für das Baby oder auch für den Vater?

Grundsätzlich stellt die Geburt eine natürliche existenzielle Herausforderung dar, die in ihrer Bewältigung beide stärkt, das Baby aktiv und lebenstüchtig und die Mutter glücklich und stolz macht. Eine gute oder zumindest gut verkraftete Geburtserfahrung mit all ihren hormonellen Einflüssen setzt eine tiefe Liebes- und Bindungsfähigkeit in Gang, die es leichter macht, durch spätere Belastungen des Elterndaseins hindurchzugehen. Offenbar können aber zu große Geburtsbelastungen auch bindungsschwächend wirken, zumindest lässt sich das im Tierreich immer wieder unmittelbar beobachten, wenn Tiermütter ihre Jungen nicht annehmen. Auch wenn Menschenmütter natürlich andere, weitergehende Fähigkeiten besitzen, schwierige Erfahrungen zu verarbeiten, so wirken diese doch auf der Körperebene eine Zeitlang nach und erzeugen subtile Stresssymptome bei Mutter und Kind.

Da Geburtserfahrungen in der Schmetterlingsmassage offensichtlich angesprochen werden und die Massage sich auch zur Entlastung schwieriger Erfahrungen einsetzen lässt, hier einige klärende Fragen zur Einleitung:

Fragen, die Sie als Mutter betreffen

- Haben Sie als Mutter das Gefühl, die Geburt subjektiv gut verkraftet zu haben? War das Erlebnis von Anfang an positiv und kraftvoll, bzw. verliert die Erinnerung an schwierige Phasen nach einigen Tagen immer mehr an Bedeutung, taucht sie im Tagesbewusstsein und in Träumen immer seltener auf?
- Stellt die Geburt auch nach Tagen oder sogar nach Wochen eine Erfahrung dar, die Sie möglichst nie wieder erleben möchten? Tauchen die Erinnerungen immer wieder bedrohlich oder schwächend auf? Müssen Sie sie bewusst auf die Seite schieben?
- Wie war der objektive Verlauf und wie haben Sie ihn erlebt? Waren geburtshilfliche Eingriffe (z. B. PDA, Wehenmittel, Saugglocke) notwendig?
- Fühlten Sie sich von den Menschen, die anwesend waren, gut betreut, geschützt, erlebten Sie Wertschätzung und zwischenmenschlichen Kontakt? Oder waren Sie objektiv oder subjektiv viel allein?

Fragen, die das Baby betreffen

- Wie ging es Ihrem Baby während der Geburt? Gab es Hinweise auf besondere Belastungen, wie ein starkes Abfallen der Herztöne? Musste Ihr Kind Wehenhemmung oder Wehenverstärkung verkraften, war es eine überdurchschnittlich lange Zeit im Geburtskanal, wurden bei der Geburt mechanische Kräfte von außen angewendet, wie das Nachdrücken seitens der Geburtshelfer, Zange oder Saugglocke, gab es andere Komplikationen?

- Wie ging es Ihrem Baby kurz nach der Geburt? War es vital, konnte es in Ruhe auf Ihrem Bauch »landen« und sich im Schutz Ihres Körpers an die neue Lebenssituation gewöhnen? Oder kam es geschwächt auf die Welt, brauchte vielleicht kurzzeitig oder über längeren Zeitraum ärztliche Hilfe, musste es eine Trennung verkraften?
- War die Geburt vielleicht so schnell, dass das Gefühl entstand, den Weg ins Leben Ihres Kindes noch gar nicht so recht erlebt zu haben? Auch diese Situation kann für Mutter und Kind eine große Herausforderung darstellen, selbst wenn der Geburtsverlauf objektiv eher leicht war.

Fragen, die Sie als Vater betreffen

- Wie erlebten Sie als Vater die Geburt? War es eine Erfahrung, die auch von Ihnen viel Einsatz forderte, aber mit einem großen Glücksgefühl, mit Erleichterung, Dankbarkeit und berechtigtem Stolz auf Ihr Kind und auf die Leistung Ihrer Partnerin endete?
- War es für Sie eine so belastende Erfahrung, dass Sie die Geburt lieber schnell vergessen und möglichst keine weitere erleben möchten?
- Haben Sie sich vor zu starken Gefühlen geschützt, indem Sie die Rolle des Beobachters eingenommen haben, sich dadurch nicht zu sehr berühren ließen? Ist vielleicht der Kontakt zu Ihrer Partnerin und zu Ihrem Kind noch sehr distanziert und gewinnt erst allmählich (wieder) an Nähe?

Da der Körper diese Erfahrungen speichert, wirken sie im Organismus aller Beteiligten eine Weile, manchmal auch dauerhaft nach. Wir schützen uns unbewusst vor der Erinnerung, indem wir die Verbindung zum eigenen Körper und zu unseren Gefühlen durch eine ständige leichte Anspannung dämpfen. Dadurch scheinen wir zwar mehr inneren Abstand zu gewinnen, aber gleichzeitig sinkt die Fähigkeit, stabil in sich zu ruhen, mit sich selbst und mit anderen Menschen in Kontakt zu treten, auch die Regenerationsfähigkeit ist eingeschränkt. Manche Mütter drücken es mit Worten aus, wie z. B. »ich spür' mich kaum mehr« oder »ich habe das Gefühl, neben mir zu stehen« oder »ich kann mich kaum entspannen, komme kaum zu Kräften«. Das spüren offenbar auch die Babys, denn auch sie haben die Geburt erlebt und bräuchten jetzt besonders viel Halt und Sicherheit von ihren Eltern, um die Geburt gut zu verarbeiten. Hierzu ist die Selbstverbundenheit der Eltern und die gute Bewältigung ihrer Erfahrung eine wesentliche Voraussetzung.

Die Schmetterlingsmethode kann für alle sehr entlastend wirken: Durch die achtsame und liebevolle Berührung kommen wir in Kontakt mit der »Erinnerungskassette« des Körpers – wir können sie sowohl beim Baby als auch bei den Eltern Schicht für Schicht öffnen und schwierige Erfahrungen behutsam »entladen« und beruhigen.

Eine große Chance liegt nun darin, dass sich ja nicht nur die Anspannung, sondern auch jede Entspannung, jede beruhigende und heilende Berührung auf die ganze Familie auswirkt. Gut mit sich selbst und miteinander verbundene Eltern sind für ein Baby ein »sicherer Hafen«, in dem es sich geborgen fühlt. Wenn Ihnen das gelingt, wird Ihre Fürsorge mit weniger Anstrengung verbunden sein. Selbstmassagen sind ein geeigneter erster Schritt, die Selbstheilungskräfte zu aktivieren (siehe S. 80).

Bei gegenseitigen Partnermassagen tauchen manchmal Erinnerungen an die Geburt auf und möchten ausgesprochen werden. Oft entstehen dadurch neue Perspektiven, da der Partner manches anders wahrgenommen hat, offene Fragen können geklärt werden, Enttäuschungen ihren Ausdruck finden. Wenn Sie sich als Eltern gegenseitig halten und stützen, bilden Sie eine heilende Keimzelle, die sich unmittelbar auf das Baby auswirkt.

Manchmal beginnt bei einer solchen Eltern-Massage auch das Baby zu weinen. Offenbar übernimmt es die Gefühle seiner Eltern und das Weinen ermöglicht auch ihm Entlastung. Jetzt braucht das Baby Ihren

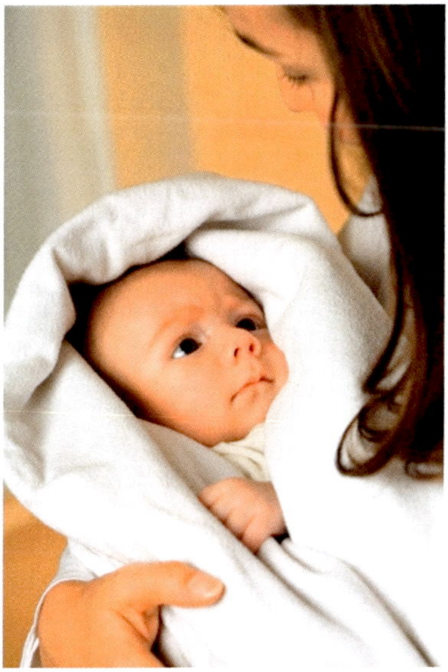

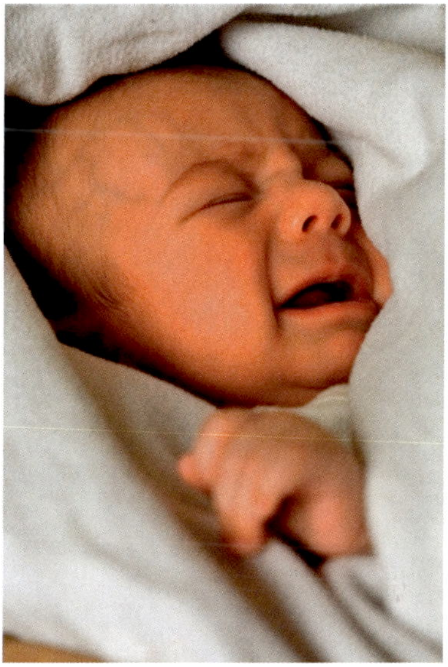

Das Weinen verläuft oft in Wellen, Beruhigung und heftiges Weinen wechseln sich ab (siehe auch Seite 166: »Wenn das Baby nach der Massage weint«).

Halt. Ihr Kind erzählt Ihnen etwas Wichtiges, es möchte gehört werden, Zeit bekommen und sich ohne Druck ausweinen können! Dabei leidet Ihr Baby nicht, sondern es befreit sich von Spannungen. Sagen ihm, wie froh Sie sind, dass es jetzt da ist, gesund zur Welt kommen konnte, und dass sich der schwere Weg für alle zutiefst gelohnt hat. Achten Sie dabei auf die Verbindung zu Ihrem eigenen Körper und atmen Sie bewusst in Ihren Bauchraum. Fast alle Eltern reduzieren beim Weinen ihres Kindes die Atmung unbewusst auf ein Minimum und erhöhen die Muskelspannung. Bei solch einem Entspannungsweinen beginnt sich möglicherweise auch ein unbewusster, meist bei der Geburt entstandener »Damm« zu lösen, der den Kontakt zwischen Eltern und Kindern erschwert hat – wie im Geleitwort von Thomas Harms beschrieben. Um das Weinen zu begleiten eignet sich auch hier, mit dem Baby bequem zu sitzen oder mit leichtem Wiegen langsam zu laufen. Sehr gut hat sich auch bewährt, wenn der Vater angelehnt auf dem Boden sitzt, die Mutter sich ihrerseits bei ihm anlehnen kann und beide gemeinsam das Baby halten. Achten Sie bitte darauf, dass Ihr Kind Sie trotz des Weinens gelegentlich anschaut.

Wenn das Baby den Blickkontakt für mehrere Minuten unterbricht, sollten Sie zu den Ihnen gewohnten Beruhigungsstrategien zurückkehren.

Manche Kinder haben nach so einem Weinen für kurze Zeit einen Gesichtsausdruck wie ein Neugeborenes. Viele Eltern erleben diesen Moment, als ob ihnen ihr Kind noch einmal geschenkt würde und fühlen sich verbundener denn je.

Sehr empfehlenswert – vor allem kurz nach der Geburt – sind Schmetterlingsmassagen für Mutter und Kind durch eine professionelle Begleiterin (z. B. Hebamme, Stillberaterin, Kinderkrankenschwester): Sie können die Massage auf sich wirken lassen, die Babybehandlung durch Beobachten lernen und die Sicherheit der Begleiterin nutzen, wenn die Entspannung vorübergehend starke, bislang zurückgehaltene Gefühle befreit. [27, 28]

Stichpunkte zur Massage des Babys, wenn Sie annehmen, dass es einen schweren Start hatte:

Die ersten kleinen Massageeinheiten gelingen oft am besten, wenn das bekleidete Baby auf dem Schoß angelehnt sitzt oder Bauch an Bauch an Mama oder Papa geschmiegt ist. Der Oberkörper der Erwachsenen sollte dabei etwas erhöht sein. Manchmal bietet hierbei der Vater, der die Geburt zumindest nicht körperlich erlebt hat, mehr Stabilisierung als die Mutter. Körperkontakt, verbunden mit der Aufrichtung des Kindes, wirkt besonders ressourcestärkend und ist daher für den Einstieg in die Berührungssequenzen gut geeignet. Beginnen Sie, wie beschrieben, mit einem ruhigen Halt, dort wo es Ihr Baby gerne mag, atmen Sie ruhig und tief in den Bauchraum. Wenn Sie die Körpervorderseite bzw. die Körperrückseite flächig langsam ausstreichen, können Sie sich dabei bildlich vorstellen, Anspannungen, die vielleicht noch Geburtsnachwirkungen sind, aus dem kleinen Körper behutsam »herauszustreichen«. Ermöglichen Sie dem Baby, die Erfahrung des Herausgleitens in geschützter Atmosphäre zu wiederholen.

Schon das Hinlegen kann für ein geburtsbelastetes Baby ein wenig Stress bedeuten, denn nun fühlt es sich nicht mehr so sicher wie auf dem Arm. Lassen Sie ihm Zeit, sich anzupassen und erzählen Sie ihm, dass Sie ihm eine kleine Massage geben möchten und Sie sich danach richten werden, was ihm gut tut. Nehmen Sie dieses Ritual ernst – die Babys spüren ganz genau, ob sie sich darauf verlassen können, dass ihre Grenzen respektiert werden.

Wenn Ihr Baby bereit ist, wählen Sie aus den »Ersten Schritten« geeignete Elemente aus. Wenn Ihnen z. B. ein Füßchen oder Händchen sichtlich entgegenkommt, dann ist das meist kein Zufall.

Ganz besonders, wenn das Köpfchen während der Geburt einer hohen Belastung ausgesetzt war, ist es wichtig, es erst allmählich einzubeziehen. Das einhüllende Abstreichen wirkt spannungslösend und verstärkt das Körperempfinden, gleichzeitig weist es eine Ähnlichkeit mit der Bewegung auf, die das Baby bei der Geburt erlebt hat. Nicht selten reagieren die Kinder darauf tatsächlich erneut mit den Bewegungen, die sie bei der Geburt eingesetzt haben: Kopfdrehung und Überstreckung.

Wenn Sie das beobachten, sollten Sie eine kleine Pause machen, damit Ihr Kind diese Erinnerung aus dem Körpergedächtnis gut verarbeiten kann. Wenn es ängstlich wirkt oder quengelt, beruhigen Sie es auf Ihrem Arm und achten dabei auf die Verbindung zu Ihrem eigenen Körper. Beginnt Ihr Baby zu weinen, dann tragen Sie es durch diese Reaktionsphase hindurch, wie im Kapitel »Wenn das Baby nach der Massage weint« beschrieben.

Zeigt Ihr Baby keine auffallende Reaktion bzw. signalisiert es nach einer kleinen Pause wieder Lust auf weitere Berührung, können Sie mit der Massage fortfahren. Oft bewährt es sich, sie regelmäßig an den Füßen zu beginnen, um dann allmählich in den nächsten Tagen und Wochen weitere Massagegriffe an Becken und Beinen, dann am Bauch, danach an Brust und Armen und erst am Schluss an Kopf und Hals einzubeziehen. Besonders dort sind sanfte, ruhige, haltende Berührungen als Vorstufe zur Massage empfehlenswert.

Die Massage des Rückens kann auch bei Babys mit schwerem Start sehr bald Verwendung finden, da sich die Kinder in Bauch- oder Seitenlage meist geschützter fühlen als auf dem Rücken liegend.

Die Bewegungsrichtung der einzelnen Berührungselemente ist wie bisher jeweils von oben nach unten bzw. von innen nach außen.

Sie werden feststellen, dass Sie Ihr Baby allmählich immer besser einschätzen lernen, und im Lauf der Zeit wird sich die Massage zum vergnüglichen gemeinsamen Berührungsspiel verwandeln – spätestens dann wird ein schwerer Start für die ganze Familie immer weiter in den Hintergrund treten.

Massage nach Kaiserschnitt

Mancher Kaiserschnitt sorgt dafür, dass Kinder gesund zur Welt kommen können, die sonst nicht oder nicht unbeschadet am Leben wären, daher ist er gelegentlich unverzichtbar – und eine der großen Errungenschaften der Geburtshilfe. Während der Kaiserschnitt früher als letztes Mittel in schwierigen Geburtssituationen eingesetzt wurde, stieg die Rate in den letzten zwei Jahrzehnten immer mehr, sie liegt in Deutschland inzwischen bereits bei über 30 %. Verschiedene Faktoren tragen dazu bei, dass immer mehr Ärzte eine Geburt durch Kaiserschnitt anraten bzw. manche Eltern dies ihrerseits wünschen: Operations- und Narkosetechniken wurden verbessert, Anforderungen seitens der Ärzte und der Eltern an Planbarkeit und Sicherheit werden immer höher, gleichzeitig nimmt das Vertrauen in die natürlichen Geburtskräfte von Mutter und Kind ab. Auch die zunehmende technische und medikamentöse Steuerung der Geburt greift in diese ganz besondere Begegnung zwischen Mutter und Kind ein und beeinflusst die so wichtige Abstimmung des gemeinsamen Geburtsrhythmus. Nicht selten wird dann die Aufmerksamkeit mehr auf die medizinische Betreuung als auf die persönliche, emotionale Unterstützung gelegt, oft auf Kosten von Ungestörtheit und Geborgenheit der werdenden Eltern. All diese Faktoren führen häufiger zu Komplikationen und nachfolgend zu der Notwendigkeit, die Geburt mit Kaiserschnitt zu beenden.

Zwar kommen die Kinder in aller Regel medizinisch gesund zur Welt, aber sowohl die Babys als auch ihre Mütter müssen diesen speziellen Geburtsverlauf verkraften. Es ist leicht nachvollziehbar, dass sich die Kaiserschnittgeburt in mancher Hinsicht anders als eine vaginale Geburt auf Mutter und Kind auswirkt.

Ich möchte Ihnen die Vielzahl veränderter Faktoren kurz darstellen und anschließend aufzeigen, wie mithilfe der Schmetterlingsmassage belastende Einflüsse verringert werden können.

Die Organismen von Mutter und Kind sammeln große Kräfte, um sich auf die körperliche und seelische Herausforderung der Geburt vorzubereiten. Diese Kräfte werden beim Kaiserschnitt nicht oder nur teilweise eingesetzt. Starke Reflex-Bewegungen sind im Baby und in der Mutter angelegt und warten darauf, zum Einsatz zu kommen. Wenn sie nicht abgerufen werden, bleibt die bereitgestellte Energie als latente Anspannung in beiden erhalten und kann zu vermehrter Unruhe beim Baby, aber auch zu einer Mischung aus Erschöpfung und Anspannung bei der Mutter führen. Durch die Wehentätigkeit mit ihren rhythmischen Kontraktionen und den Weg durch den Geburtskanal erfährt das Kind eine intensive Hautstimulation, die sich auf alle Organe – ganz besonders auf die Atmung und Verdauung aktivierend auswirkt und das Immunsystem stärkt. Diese Stimulation fehlt umso mehr, je weniger Wehen erlebt wurden.

Bei einer natürlichen Geburt wird im Organismus der Mutter ein Cocktail aus wichtigen Hormonen und Botenstoffen ausgeschüttet, der dazu beiträgt, dass beide nach der Geburt sehr wach und vital sind. In diesen ersten Lebensminuten entsteht dadurch eine ganz besondere Bereitschaft, eine existenzielle Bindung einzugehen.

Bei einer Kaiserschnittgeburt findet diese Hormonausschüttung nur sehr verringert, teilweise gar nicht statt.

Hier die wichtigsten geburtswirksamen Hormone und ihre Wirkung:

- *Oxytocin* setzt die Wehentätigkeit in Gang, erzeugt die lebensnotwendige nachgeburtliche Kontraktion der Gebärmutter, löst den Milchspendereflex aus und erzeugt intensive Glücks- und Liebesgefühle.
- *Prolaktin* wirkt harmonisierend, fördert instinktives mütterliches Verhalten und fördert die Milchbildung.
- *Endorphin* dämpft Schmerzen, setzt Energiereserven frei und erzeugt ebenfalls Glücksgefühle.
- *Adrenalin*, das in der letzten Phase der Geburt ausgeschüttet wird, macht die Mutter wach und durchhaltefähig, ihr Kind in

den ersten Lebenstagen besonders intensiv zu »bewachen« und weckt die Vitalität des Kindes, um seinen Organismus an das neue Leben außerhalb der Gebärmutter anzupassen.

Der erste Körperkontakt nach der Geburt, das sogenannte »Bonding«, diese so wichtige Prägungsphase, findet vielfach nur eingeschränkt oder zeitverzögert statt und wird durch die Wirkung der dämpfenden Medikamente beeinflusst.

Die Mutter muss die körperlichen Nachwirkungen der Bauchoperation, die Heilungsphase und das eingeschränkte Bewegungsvermögen in den ersten Tagen verkraften. Kontaktaufnahme, Versorgung und das Stillen des Kindes sind dadurch nur unter erschwerten Bedingungen oder erst später möglich.

Je nach Verlauf der Geburt sind die Enttäuschungen über den »anderen Weg« oder auch Stressreaktionen nach traumatischen Erfahrungen zu berücksichtigen.

Für Mutter und Kind macht es einen wesentlichen Unterschied, ob das Baby mit einem geplanten Kaiserschnitt ohne vorausgehende Wehen zur Welt gekommen ist oder ob aus dem Geburtsverlauf heraus diese Entscheidung gefällt wurde. Im folgenden möchte ich einige Unterschiede darstellen. Die Auswirkungen lassen sich häufig, aber nicht immer beobachten, da es viele Faktoren gibt, die beeinflussend wirken. Mit der Beschreibung möchte ich in erster Linie Verständnis für alle Beteiligten wecken.

Geplanter, vorzeitiger Kaiserschnitt

Wenn ein geplanter Kaiserschnitt durchgeführt wird, haben die Eltern die Möglichkeit, sich gedanklich darauf einzustellen, und für die Geburtshelfer entsteht kein Zeitdruck. Auf eine Vollnarkose kann in aller Regel verzichtet werden. Für das Kind stellt solch eine Geburt jedoch einen überraschenden Eingriff dar, bei dem es keinen eigenen Impuls entfalten konnte, aktiv und kraftvoll in das Erdenleben einzutreten. Die unerwartete und schnelle Anpassung an das Leben außerhalb der Gebärmutter fällt den Babys meist schwerer als nach erlebten Wehen.

Die Bereitschaft zur Eigenaktivität ist noch schwach ausgeprägt, vielfach sind die Kinder in den ersten Lebenswochen recht schläfrig, der Muskeltonus ist eher niedrig. Die Kinder wirken dann sehr »brav«, da sie viel schlafen und scheinbar kaum Bedürfnisse haben.

Ungeplanter Kaiserschnitt, bedingt durch den Geburtsverlauf

Das Baby hat den Geburtszeitpunkt weitgehend selbst bestimmt. Durch die Wehen wurde das Kind aktiviert und auf das Leben außerhalb der Gebärmutter vorbereitet; ein Teil der Kraft, die für die Geburt gespeichert wurde, konnte von Mutter und Kind eingesetzt werden.

Die wichtigen hormonellen Veränderungen konnten zumindest teilweise ausgelöst und wirksam werden.

Die Reflexe, die das Baby in der letzten Phase der Geburt eingesetzt hätte, besonders die Überstreckung von Kopf und Rücken wurden aktiviert. Diese Bewegung zeigen die Kinder nach der Geburt oft sehr deutlich.

Je nach Verlauf der Geburt ist es möglich, dass auch das Baby die Situation als bedrohlich erlebt hat und der Organismus entsprechende Stresssymptome gespeichert hat, was sich in vermehrter Schreckhaftigkeit und höherer Muskelspannung äußern kann. Hierbei spielt ein stark aktivierter Moro-Reflex eine wichtige Rolle.

Falls eine Vollnarkose notwendig war, ist auch bei dem Baby vorübergehend mit einer leichten Narkosenachwirkung und mit einer Dämpfung der Vitalität zu rechnen; häufig durchlaufen die Kinder aber einige Wochen nach der Geburt eine Phase erhöhter Unruhe.

Viele Babys reagieren schnell »gereizt« auf kleine Unpässlichkeiten, d. h. die Kinder wirken ungeduldig, manchmal beschreiben Eltern die Babys sogar als »wütend«. Versuchen Sie sich vorzustellen, Sie stehen kurz vor dem Ziel, auf das sich Ihr Körper eingestellt hat, worauf all Ihre Kraft ausgerichtet ist, und diese kann dann nicht zum Einsatz kommen. Wie würden Sie sich fühlen?

Das Kind weiß ja noch nicht, dass die Kaiserschnittgeburt aus medizinischer Sicht vielleicht völlig richtig, manchmal sogar lebensrettend war. Ein vitales und gelegentlich ungeduldig wirkendes Baby ist möglicherweise gerade dabei, seine spezielle Geburtserfahrung zu verarbeiten und seine Lebenskraft unter Beweis zu stellen.

So können Sie einen geplanten Kaiserschnitt vorbereiten

Stärken Sie als Eltern möglichst früh die Verbindung zu sich selbst und zu Ihrem Kind durch Selbst- und Partnermassagen. Im ersten Teil des Buches finden Sie entsprechende Anregungen.

Viele Erfahrungen sprechen dafür, dass es Mutter und Kind für das Verarbeiten der »anderen« Geburt hilft, wenn Sie sich durch positive innere Bilder vorbereiten. Sie können sich beispielsweise vorstellen, wie Ihr Partner das Baby in Empfang nimmt und die Zeit liebevoll überbrückt, bis Sie das Baby zum ersten Mal im Arm halten. Erzählen Sie Ihrem Kind in Gedanken oder noch besser mit hörbaren Worten, dass es schnell auf die Welt kommen wird und es kurz darauf bei Ihnen »landen« kann. Wird solche eine Imagination durch stärkenden Körperkontakt begleitet, verankert sie sich leichter im Unterbewusstsein und wirkt nachhaltig. Meine persönliche Einschätzung ist, dass auch die noch ungeborenen Kinder von solch einer Vorbereitung der Mutter vertrauensfördernd beeinflusst werden und den schnellen Start leichter verkraften.

Die Sicherheitsstationen können Sie als Partner jederzeit zur allgemeinen Beruhigung einsetzen, ganz besonders aber während der Operation, wenn Sie anwesend sein können und wollen. Das Gefühl, von einem vertrauten Menschen gehalten zu sein, leistet in so einem Moment unschätzbare Dienste. Gerade in so besonderen Lebenssituationen ist die bewusste Verbindung mit Atem und Körperwahrnehmung eine wichtige Hilfe, um nicht »auszusteigen«. Wenn Ihnen das gelingt, werden Sie für Ihre Partnerin und für Ihr Kind zu einem wirklich »sicheren Ort«.

Schmetterlingsmassage für Eltern nach einem Kaiserschnitt

Ähnlich wie nach einer schweren Geburt trägt eine stärkende Behandlung der Mutter – und möglichst auch des Vaters zur Heilung bei und dient der Vorbereitung der Babymassage. Über die nervliche Belastung des Partners, der ja meist nur abwarten und auf einen guten Verlauf für Mutter und Kind hoffen konnte, wird nur selten gesprochen – auch seine Erfahrung könnte z. B. durch die Schmetterlings-Partnermassage ein wenig Raum und Entlastung bekommen. Gegenseitige Schmetterlingsmassagen, insbesondere die haltenden Griffe an den Füßen und die langen verbindenden Streichungen tragen zu einer allgemeinen Befindlichkeitsverbesserung und dem Wiedererlangen eines ganzheitlichen Körpergefühls bei. Sie stärken die partnerschaftliche Verbindung der Eltern, was wiederum den Kindern Sicherheit vermittelt.

Eine derartige Behandlung gegenseitig oder auch durch eine Begleitperson ausgeführt, wirkt manchmal so spannungslösend, dass die Babys spontan darauf mit einem Entspannungsweinen reagieren ohne einen erkennbaren anderen Auslöser! In diesem Fall hat jetzt das Baby natürlich Vorrang, d. h. Sie unterbrechen die Massage, um Ihr Baby durch die Zeit des Weinens hindurch zu begleiten (vgl. Kapitel »Wenn das Baby nach der Massage weint«, S. 166). Oft entsteht danach eine tiefe innere Berührung und eine völlig neue Qualität der Verbindung zwischen den Eltern und ihrem Kind wird spürbar.

Bei einem Kaiserschnitt haben Sie und Ihr Kind Eigenrhythmus und Eigeninitiative vorübergehend aufgeben müssen. Das Baby hat den Mutterleib verlassen, während Sie sich weder spürten noch Ihrem Kind dabei helfen konnten. Auch das Baby konnte die grundlegende Lebenserfahrung »Ich bin so stark, ich schiebe mich aus eigener Kraft aus dem engen Tunnel heraus« nicht machen.

Mithilfe der Schmetterlingsmassage können Sie bewusst Verbindung zu Ihrem Körper und seiner Kraft aufnehmen. Das stärkt auch Ihr Baby und hilft Ihnen, einen gemeinsamen Rhythmus mit ihrem Kind zu finden.

Nach einer Kaiserschnittgeburt sind für die Eltern und das Baby Momente ganz besonders wichtig, wo die Zeit beinahe stillzustehen scheint, das Denken zur Ruhe kommt und einfach nur Nähe wachsen darf. Lassen Sie das Baby noch einmal »ankommen«, bei Ihnen landen und ungestörte Bondingerfahrungen nachholen. Schaffen Sie sich so in Ihrer Vorstellung gute innere Bilder von der Geburt Ihres Kindes, die Sie gerne bewahren möchten.

Babymassagen nach geplantem Kaiserschnitt

Wenn Ihr Baby in den ersten Lebenswochen ein eher stilles Baby ist, gelten ähnliche Anregungen wie für die Massage des Neugeborenen. Vielfach schätzen die Babys Fußmassagen, ganz besonders ein umhüllendes Halten und ein flächiges Ausstreichen. Sanftes Betupfen oder eine Massage mit kleinen Kreisen auf der Fußsohle wirkt leicht aktivierend. Viele Babys lieben an den Füßen, insbesondere an den Fußsohlen, eine etwas festere Berührung, sie wirkt erdend und hilft ihnen, »Boden unter den Füßen« zu bekommen.

Wenn Sie die Hände massieren, werden die Griffe wieder mehr zur zarten Schmetterlingsberührung. Bei schläfrigen Babys können sie rascher ausgeführt werden und dienen dann ebenfalls einer sanften Aktivierung des Nervensystems.

Möchte Ihr Baby noch mehr erleben, können Sie mit dem Abstreichen des Körpers beginnen, zuerst von der Taille abwärts, dann vom Brustkorb aus, und schließlich – sehr sanft und weiteratmend – vom Kopf bis zu den Füßen. Manche Babys finden speziell nach einem geplanten Kaiserschnitt die Berührung am Kopf sichtlich angenehm, hier reagieren viele Kinder anders als nach einer vaginalen Geburt. Erproben Sie, ob Ihr Baby langsame oder sogar in diesem Fall etwas raschere, leicht aktivierende Striche gerne hat. Das Abstreichen ermöglicht ihm, einen kleinen Teil der Erfahrung des »Herausgleitens« nachzuempfinden und trägt dazu bei, immer mehr in seinem Körper anzukommen.

Bieten Sie Ihrem Kind als Abschluss behutsam die Beinbewegungen an. Sie aktivieren Atmung und Verdauung und regen die Kinder an, allmählich schiebende Bewegungen zu entwickeln, die das Baby bei einer vaginalen Geburt aktiv gemacht hätte. Wenn möglich, schließen Sie auch seine Arme sanft vor der Brust und öffnen Sie die Arme danach langsam so weit, wie es das Baby gerne zulässt. Auch diese Bewegung vertieft die Atmung, wirkt aktivierend und intensiviert die Selbstwahrnehmung.

Massage bei einem unruhigen Baby nach einem ungeplanten Kaiserschnitt

Die Mehrzahl der Anregungen aus dem Kapitel über die Babys mit besonderen Bedürfnissen sind auch hier geeignet. Die Kinder haben während der Geburt die Erfahrung gemacht, dass ihre Verbindung zur Mutter kurzzeitig abgerissen ist, während ein hohes Erregungsniveau bestand. Daher ist neben der bewussten Selbstverbindung ausgeprägte Langsamkeit vorrangig.

Entkleiden Sie Ihr Baby nur so weit, wie das Anziehen danach wirklich stressfrei möglich ist.

Lassen Sie sich viel Zeit für den Kontakt zu »sicheren Stellen«. Babys nach ungeplantem Kaiserschnitt haben oft eine hohe Körperspannung und neigen zum Überstrecken des Rückens. In der Seitenlage oder im »Baby-Buddha-Sitz« können die Babys ihren Rücken entspannen, koordinierte Bewegungen der Arme und Hände fallen ihnen dann leichter. Die Tendenz, den Rücken zu überstrecken führt nicht selten dazu, dass Eltern ihre Babys kaum in der leicht »gerundeten« Entspannungsstellung tragen und die Kinder in ihrem ohnehin schon höheren Anspannungszustand bleiben. Unterstützen Sie also Ihr Kind durch entspannungsförderndes Tragen und setzen Sie dabei Ihre Rückbindungsfähigkeit ein.

Betont langsame Arm- und Beinbewegungen wirken nicht nur atemaktivierend, verdauungsanregend und muskellockernd, sondern beeinflussen auch den »Moro«-Reflex. Der Schreck-Reflex wird dadurch allmählich weniger leicht ausgelöst und das Baby entspannt sich zunehmend.

Eine wohltuend feste Berührung der Füße – auch »zwischendurch« und mit Kleidung erdet und beruhigt besonders die Kinder, die ein unerwartetes und aufregendes Ende ihrer Geburt erlebt haben.

Eine Handmassage mit ruhigen, klaren Griffen hilft Ihrem Kind, sich sowohl im eigenen Körper als auch in der Außenwelt leichter zu orientieren, die Welt zu »be-greifen«. Das Abstreichen der Hände und Füße weckt ebenfalls eine Assoziation zu dem Gefühl, herauszugleiten, und ist daher eine weitere, sehr behutsame Form, dem Körper ein wenig Geburtserfahrung zu vermitteln. Bei einem ungeplanten

Kaiserschnitt haben manche Kinder während des Geburtsverlaufs bereits deutlichen Druck auf dem Köpfchen erlebt. Vielleicht gab es vorgeburtliche Blutabnahmen oder eine Kopfschwartenelektrode zur Überwachung der Herztöne wurde gelegt. In der Folge sind die Kinder am Kopf oft besonders empfindlich. Warten Sie in diesem Falle ruhig einige Tage oder auch Wochen ab, bevor Sie den Kopf einbeziehen, erweitern Sie zuvor die Massage am übrigen Körper, bis es dem Baby leichter fällt, sich am Kopf berühren zu lassen. In diesem Fall bewährt sich das Abstreichen ohne Berührung, in ein oder zwei Zentimeter Entfernung vom Kopf, wie auf S. 212 beschrieben. Ein etwas festeres Abstreichen des Körpers führt oft zu wegdrückenden Bewegungen mit den Beinchen. Diese Bewegung hätte das Baby in der letzten Phase der Geburt intensiv ausgeführt, um aktiv den Weg nach draußen zu bahnen. Wenn Sie das beobachten, können Sie etwas Widerstand an den Füßen anbieten: Manche Kinder fangen daraufhin an, sich aktiv Richtung Kopfende wegzustemmen und rutschen auf der Unterlage aus eigener Kraft ein wenig nach oben. Streichen Sie gelegentlich den Körper ab und bestärken Sie Ihr Baby darin, seine eigene Kraft zu spüren. Es ist gerade dabei, ein kleines Stück der nicht vollendeten »normalen« Geburt nachzuholen. Geben Sie ihm die Chance! Bitte stellen Sie sich darauf ein, dass Ihr Kind danach möglicherweise besonders viel Halt und Kontakt braucht. Halten Sie ein großes Tuch bereit, um Ihr Baby einzuhüllen und noch ein Weilchen zu tragen oder zu füttern. Sollte es jetzt zu weinen beginnen, können Sie davon ausgehen, dass es sich um ein lösendes Weinen handelt, das Sie, wie bereits beschrieben, gut begleiten können.

Je inniger Ihre Berührungserfahrungen werden, um so mehr werden Sie im Lauf der Zeit den »anderen Start ins Leben« vergessen können.

Massage nach Frühgeburt

Wenn Ihr Baby zwar zu früh geboren wurde, aber danach kaum medizinische Hilfe brauchte, finden Sie in den vorausgegangen Kapiteln entsprechende Anregungen für die Massage. Das folgende Kapitel bezieht sich insbesondere auf Babys, die so früh das »Licht der Welt«

erblickten, dass ihr Leben nur mithilfe medizinischer Intervention geschützt oder gerettet werden konnte.

Für Sie als Eltern bedeutet das in aller Regel ein hohes Maß an Sorge, eine extreme Belastung im Wochenbett, verbunden mit Phasen der Trennung vom Baby. Sie müssen die Erfahrung verkraften, dass Ihr Kind nicht lange genug im Schutz des Mutterleibs aufgewachsen ist. Ihr Baby wurde so früh – meist überraschend und oft per Kaiserschnitt – geboren, dass Sie es vielleicht kaum anfassen und zunächst nicht selbst versorgen konnten. So lange Ihr Baby noch sehr klein und zerbrechlich war, hätten Sie es sich vermutlich auch nicht zugetraut, denn ein so junges Baby wirkt auf fast alle Eltern zutiefst verunsichernd. Es liegt in einer Kinderstation und wird von Fachleuten betreut, die ihre gesamte Kompetenz einsetzen – Sie als Eltern können jedoch zunächst kaum etwas für Ihr Kind tun. Viele Eltern berichten, wie wenig sie sich anfangs wirklich als »Eltern« gefühlt haben, wie viel Erschrecken, manchmal auch Abwehr das so unreife Baby in ihnen ausgelöst hat.

Speziell für die Mütter ergibt sich die Situation, dass der Zeitraum des Wochenbetts – sechs bis acht Wochen nach der Geburt – der vor körperlicher und emotionaler Belastung geschützt werden sollte, zu einer besonders anstrengenden Lebensphase gerät und das Wohl der Mütter neben der Sorge und Fürsorge für das Baby häufig zu wenig beachtet wird. Je nach Einrichtung und Betreuungsstandard der Kinderklinik gibt es inzwischen erfreulicherweise manchmal angenehme Liegestühle, in manchen Stationen findet sich jedoch kaum ein Sitzplatz, auch die Versorgung der Mütter mit Essen und Trinken ist unterschiedlich gut geregelt. Die Basisversorgung – bequeme Liegemöglichkeit und angemessene Nahrung – ist jedoch eine wichtige Voraussetzung, in dieser schwierigen Situation Nähe zum Baby aufzubauen. Auch für Sie als Vater ist eine große Herausforderung entstanden: Sie möchten eine schützende Rolle für Mutter und Kind einnehmen, können aber Ihr Wissen und Ihre Bereitschaft zu helfen nur sehr begrenzt einsetzen. Die Sorge um die Gesundheit ihres Kindes macht Sie von der Beurteilung des Fachpersonals abhängig und schränkt die Möglichkeiten zu handeln stark ein.

Nach solch schwierigen Erfahrungen schaltet der Organismus aller Beteiligten in vielen Fällen auf ein »Notprogramm« um, das zwar ein äußeres Funktionieren gewährleistet, aber körperliches und emotionales Fühlen »filtert«, weniger spürbar macht. Diese Reaktion ist in der Akutsituation sinnvoll, bleibt dieser Zustand jedoch über einen längeren Zeitraum bestehen, ist er kraftraubend und erschwert einen behutsamen Bindungsaufbau. So lange aber die Sorge um Leben und Gesundheit des Babys zu groß sind, wird enge Bindung unbewusst vermieden – noch wissen die Eltern nicht, ob sie ihr Kind eines Tages gesund mit nach Hause nehmen können. Der Alarmzustand lässt sich daher nur schwer auflösen – aber er kann gemildert werden!

Jede »Zu-Wendung«, die Eltern in dieser Zeit erhalten oder sich gegenseitig geben, stärkt nicht nur sie, sondern kommt dem Kind indirekt zugute! Behutsamer körperlicher Kontaktaufbau stellt die Verbindung zum eigenen Körper wieder her, dämpft den Alarmzustand und regt das intuitive Pflegebedürfnis an.

Abhängig von der Dauer und der Gestaltung des Klinikaufenthalts, insbesondere, ob die Pflege auf Betreuung und frühe Integration der Eltern ausgerichtet ist, ob Sie in der Klinik übernachten können oder viele weite Fahrten auf Sie zukommen, vielleicht ältere Geschwister betreut werden müssen – jetzt wird Ihre Kreativität gefordert sein. Verlieren Sie sich als Eltern- und Liebespaar nicht ganz aus den Augen, Sie werden über einen längeren Zeitraum einer außergewöhnlichen Belastung standhalten müssen. Das wird Ihnen leichter gelingen, wenn Sie in sich Kraftquellen erschließen und sich diese Quellen auch gegenseitig zur Verfügung stellen. Viele Paare erleben, dass solch eine schwere Anfangszeit, die gemeinsam gemeistert wurde, später sogar zu einem regelrechten Schatz für die Beziehungsqualität wurde.

Haltgebender und öffnender Körperkontakt, wie ihn die Schmetterlingsmassage bietet, stellt hierbei eine wirkungsvolle und auf die Situation anpassbare Hilfe dar.

Selbstmassage

Elemente der Selbstmassage, wie Hand- und Gesichtsmassage können Sie innerhalb kurzer Zeit auch unter schwierigen Bedingungen durchführen und so Ihre Selbstzentrierung stärken.

Behutsames Berühren und liebevolles Ausstreichen des Bauches hilft Ihnen, das viel zu schnelle Ende der Schwangerschaft zu betrauern, aber auch ein wenig innerlich »einzusortieren«. Es unterstützt Rückbildung, die Wundheilung und stärkt die Verdauungsorgane.

Durch sanfte Selbstmassage der Brust steigern Sie die Milchbildung, lindern Spannungsgefühle und regen den Milchfluss an. Alle Schmetterlingsberührungen im Brustraum sind dafür geeignet. Wenn Sie frühzeitig beginnen, Muttermilch zuerst durch das Ausstreichen, später durch die Pumpe zu gewinnen, tragen Sie wesentlich zur Versorgung Ihres Kindes bei und erhöhen die Chance auf weitgehende Muttermilchernährung. Viele Mütter von frühgeborenen Babys empfinden es als ganz persönliche Bereicherung und als kleinen Ausgleich für den frühen Start, wenn sie trotz allem ihr Kind mit eigener Milch versorgen können.

Wenn Sie Ihr Baby erst nach einigen Tagen oder Wochen an die Brust gewöhnen können, ist oft viel Geduld dafür erforderlich. Fachkundige Beratung und zwischenmenschliche Ermutigung können hierbei ein große Hilfe darstellen. Eine Stillberaterin, möglichst mit Erfahrung in diesem Bereich, sowie die Beraterinnen aus dem EEH-Netzwerk können Ihnen weiterhelfen (siehe Anhang).

Partnermassage

Denken Sie in dieser herausfordernden Zeit daran: Jeder haltende, wohltuende Kontakt, den Sie sich als Partner gegenseitig mit Achtsamkeit und mit Selbstverbundenheit schenken, stärkt beide und letztlich auch ihr Kind.

Erdende und entlastende Fußmassagen können Sie in jeder liegenden oder halbsitzenden Position anwenden. Das ist auch in der Kinderklinik möglich, wenn Sie z. B. einen Liegestuhl zur Verfügung haben. Über die Reflexzonen erreichen Sie den ganzen Körper, Sie können auch dadurch auf die Milchproduktion, auf Wundheilung und auf die Rückenspannung Einfluss nehmen. Anleitungen dazu finden Sie in meinem Artikel »Bioenergetische Arbeit am Fuß« in: Th. Harms (Hrsg.), *Auf die Welt gekommen.*

Wenn Sie flächig über den ganzen Körper ausstreichen, hilft Ihnen das, sich allmählich wieder als »ganzer Mensch« von Kopf bis Fuß zu spüren. Kinderkrankenschwestern, die den Wöchnerinnen Schmetterlingsmassage auf Neu- und Frühgeborenenstationen anbieten, berichten, wie gut sich die Massage hinsichtlich der Stillfähigkeit auswirkt. Insbesondere die sanfte Rückenmassage wirkt hier sehr entspannend und fördert den Milchfluss. Sie kann auch problemlos vom Partner ausgeführt werden. Geeignete Stellungen hierfür sind die Seitenlage oder auch rittlings auf einem Stuhl sitzend, wobei der Oberkörper auf der Stuhllehne oder auf einem Tisch mit einem bequemen Polster abgestützt wird.

Partnermassage, wenn das Baby auf der Brust liegt

Eine im wahrsten Sinne doppelte Wirkung erzielen Sie, wenn die Mutter das Baby zum »Känguruhen« auf die Brust gelegt bekommt und Sie diese Zeit für eine »Mama-und-Baby-Massage« nutzen: Halten Sie die Füße Ihrer Partnerin ein wenig – vielleicht tut es gut, sie noch zu

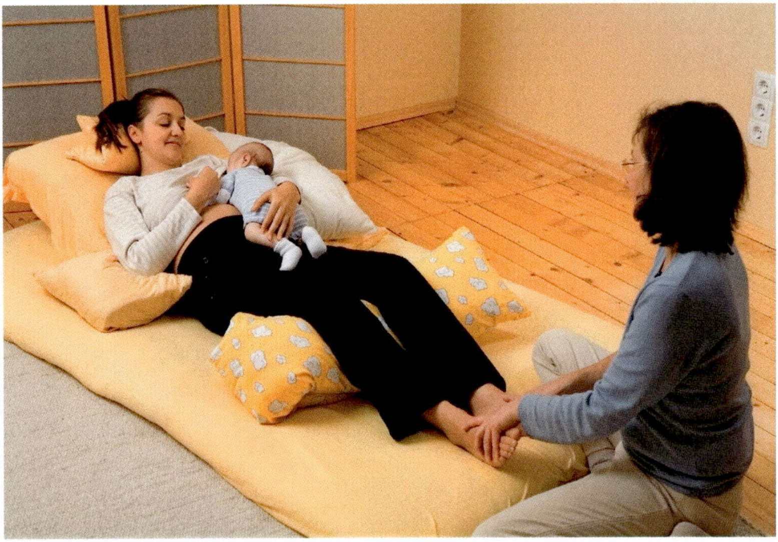

Stärkende Fußmassage, während das Baby auf dem Bauch der Mutter liegt

wärmen – und massieren Sie dann die Füße langsam und einfühlsam. Sie können sich an dem Ablauf der Erwachsenenmassage orientieren oder ihre eigene Massage entwickeln. An den Füßen ist eine etwas festere Berührung meist angenehm. Als zweiten Schritt können Sie das langsame Abstreichen über Becken und Beine wählen, dann über den ganzen Körper, wobei Sie schmetterlingszart das auf dem Bauch liegende Baby einbeziehen können.

Diese Massage stärkt für beide das Gefühl, langsam wieder im eigenen Körper anzukommen und auch als Paar zusammenzugehören. Gleichzeitig fördern Sie die vegetative Entspannung, damit sich Ihre Partnerin allmählich körperlich und seelisch wieder mehr öffnen kann, und wirken stärkend und harmonisierend auf Mutter und Kind ein. Erleben Sie dies als Vater, wird es auch Ihre Zuversicht stärken. Der Gebende erlebt solche Momente ebenfalls als Geschenk. Diese Erfahrungen zeigen Ihnen, wie wichtig Sie für Ihre Partnerin und für Ihr Kind sind und wie Sie mit kleinen liebevollen Zuwendungen leise und doch sehr effektiv beiden helfen können.

Wenn Sie als Mutter sich körperlich wieder etwas stabiler fühlen, ist es natürlich sehr zu empfehlen, die Rollen gelegentlich zu tauschen.

Massage des Babys

Die folgenden Schmetterlingsberührungen können sowohl auf dem Bauch der Eltern als auch im Brutkasten oder Wärmebett Anwendung finden. Sie können auch von anderen Betreuenden ausgeführt werden. Achten Sie auf die Reaktionen des Babys und auf ihre eigenen Körperempfindungen – beides gibt Ihnen Auskunft, wie es dem Kind geht.

Der beste Anfang der Baby»massage« besteht meist in einem sanften Halten oder Umhüllen des kleines Körpers mit warmen Händen. Schaffen Sie Ihrem Kind für die Zeit der Berührung einen gebärmutterartigen wohligen Raum, in dem es sich noch ein wenig wie in Mamas Bauch fühlen kann. Vielleicht wird es im ersten Moment fast beängstigend für Sie als Eltern sein, dieses kleine Menschlein zu umhüllen – aber die Aufregung wird sich bald legen und die Verbindung wird wachsen. Bleiben Sie so lange in Kontakt mit Ihrem Kind, wie es das Baby offenbar gern hat und wie es Ihnen selbst damit gut geht. Lösen Sie die Berührung, wenn es zu anstrengend oder unbequem wird. Sie tun Ihrem Kind nichts Gutes, wenn Sie sich selbst überfordern.

Fast alle zu früh geborenen Babys lieben vorsichtige Berührungen der Füße. Beginnen Sie mit dem Halten eines Füßchens und bieten Sie ihm dann einen winzigen Druck oder ein leichtes Klopfen mit den Fingerspitzen auf der Fußsohle an. Bedenken Sie: Auch jede wohltuende Stimulation ist für ein sehr junges Baby anstrengend. Kurze, dafür häufigere Berührungssequenzen können die Kinder besser nutzen. Wenn beide Füße nacheinander eine kurze Massage bekommen haben, mag Ihr Baby vielleicht noch ein abschließendes Halten beider Füße gleichzeitig oder das oben beschriebene Umhüllen des ganzen Körpers. Häufig schlafen die Babys danach ein.

Ein sanftes Abstreichen des Rückens und allmählich auch auf der Körpervorderseite wird der nächste Schritt sein. Finden Sie die geeignete Berührungsintensität heraus, sie wird zwischen dem Streichen eines Schmetterlingsflügels und dem Strich der Zunge beim Ablecken zu finden sein. (Denken Sie an Tiermütter, die Ihre Jungen ablecken und dadurch ganz wesentlich zu ihrer Stabilität beitragen!)

Wenn Ihr Kind die Berührungen offensichtlich genießt, können Sie langsam, vielleicht auch erst im Lauf der nächsten Wochen, weitere Elemente der Schmetterlingsmassage hinzufügen. Je besser Sie die Massage aus der Selbst- oder Partnermassage kennen, umso leichter werden Sie intuitiv die geeignete Fortsetzung herausfinden.

Hier noch ein Zitat des Neurobiologen Johann Caspar Rüegg, das auch die physiologische Bedeutung der Berührung deutlich macht: »Frühgeborene, die drei Mal am Tag für je eine Viertelstunde gestreichelt und massiert wurden, wuchsen um 50% schneller als solche, die nicht berührt wurden, und sie gediehen überhaupt in jeder Beziehung besser.«[29]

2. Schmetterlingsmassage in besonderen Lebenssituationen

Die Geschichte von Marie und ihrer Familie – Ein Fallbeispiel

Veronika und Michael wandten sich an mich, als das zweite Baby unterwegs war. Veronika hatte bei ihrer ersten Tochter Klara eine Geburt durch Kaiserschnitt erlebt, nach vielen Stunden Wehen und einem Verlauf, der noch nicht so recht verkraftet schien. Ihr Anliegen war, die erste Geburt gut zu verarbeiten, um sich möglichst wenig belastet auf die zweite Geburt vorzubereiten. Es war der erklärte Wunsch beider Eltern, eine realistische Chance auf eine natürliche Geburt ihres zweiten Kindes zu haben. Neben vielen klärenden und entlastenden Gesprächen behandelte ich Veronika regelmäßig mit Schmetterlingsberührungen. Allmählich öffnete sich ihr Körper immer mehr und der Atemfluss wurde freier. Das Baby bewegte sich im Bauch bei den Behandlungen weich und fließend. Obwohl die Geburtserinnerung mit all ihrer Belastung noch sehr präsent war, konnte sich Veronika gut entspannen, fühlte sich zunehmend wohler und war in ihrem Körper wieder richtig »zu Hause«. Gleichzeitig wurde der Kontakt zu ihrem Baby immer enger und mit fortschreitender Schwangerschaft wuchs die Zuversicht, diese Geburt bewältigen zu können. Eine intensive Geburtsvorbereitung, die viel Anwendbares vermittelte und die Wahl einer Klinik, die dafür bekannt war, Frauen nach Kaiserschnitt besonders gut zu unterstützen, gaben den Eltern zusätzliche Sicherheit. Sehr hilfreich war auch, dass sich Michael mit großem Interesse die Schmetterlingsberührung aneignete und aktiv dazu beitrug, vorgeburtliche Entspannung und Bindungsstärkung aufzubauen.

Die Geburt von Marie war nicht ganz einfach, aber Veronika war überglücklich, sie mit Michaels Unterstützung gemeistert zu haben.

Nach einigen Stunden des Glücks stellte sich jedoch heraus, dass Marie nicht gesund war. Ein Herzfehler war in der Schwangerschaft unentdeckt geblieben. Vielleicht war das ein großes Glück für alle, da eine natürliche Geburt sonst wohl nicht ermöglicht worden wäre. Marie durfte so den Weg ins Leben selbständig gehen und beweisen, wie viel Kraft in ihr steckt. Sie wurde nach der Geburt vom Kinderarzt versorgt, musste dann allerdings in eine andere Klinik verlegt werden.

Zwei Monate durfte sie danach daheim bleiben, bis sie in einer Spezialklinik auf die große Herzoperation vorbereitet wurde. Während dieser Zeit kam die Mutter mehrfach mit Marie zu vorbereitender Behandlung. Ich strebte an, Marie gut in ihrem kleinen Körper zu verankern und die Belastung, die durch die Trennung entstanden war, abzubauen. Ich wählte jeweils einige Schmetterlingsberührungen aus, die Marie sichtlich mochte. Aus ihrer eigenen Erfahrung war sich Veronika sicher, dass die sanften Berührungen Marie stärken würden.

Die Eltern wussten, dass die Operation viele Stunden dauern würde und es war ihnen auch klar, dass der Ausgang ungewiss war. Beide Eltern versuchten diese enorme Aufgabe zu meistern, ihr Baby zu begleiten, die größere Tochter zu versorgen und ihre eigenen Sorgen zu bewältigen.

Michael erzählte später, dass er damals kaum gewagt hat, zu seiner Tochter Kontakt aufzunehmen. Die Angst, sie nach der Operation zu verlieren, war zu groß. Veronika blieb viel bei Marie und versuchte, ihre Ängste immer wieder zu überwinden. Wie schwer es auch für sie war, die Verbindung aufrecht zu erhalten, wurde erst später deutlich.

Marie überstand diese Operation, die schließlich zehn Stunden dauerte, erstaunlich gut. Sie erholte sich zur Freude aller schneller als der große Eingriff erwarten ließ.

Nach nur drei Wochen wurde sie in gutem Zustand entlassen, lediglich die Stimme brauchte noch ein wenig Zeit, um sich zu erholen.

Veronika meldet sich kurz nach der Entlassung mit dem Wunsch nach weiteren Schmetterlingsmassagen für Marie bei mir.

Marie ging es den Umständen entsprechend wirklich gut. In der ersten kleinen Behandlung signalisierte sie mir, dass sie ein sanftes Halten und kreisendes Massieren der Füße gern haben würde. Danach schien mir ein zartes Ausstreichen des ganzen Körpers noch angebracht, was Marie sichtlich genoss. Danach machte sie mir deutlich, dass sie sich ausruhen möchte und saß bald zufrieden und schläfrig in Ihrem Kindersitz.

Anschließend konnte ich Veronika ebenfalls eine kurze Schmetterlingsmassage anbieten. Ich wollte ihr Maries Massage erfahrbar machen und nach der schweren Zeit eine Hilfe zur Entspannung und Zentrierung anbieten.

Da Veronika bereits viel Vertrauen in die Behandlung aufgebaut hatte und Marie sehr zufrieden wirkte, konnte die Mutter recht schnell loslassen. Als sie aber in eine etwas tiefere Entspannung eintauchte, begann Marie aus dem Halbschlaf heraus ohne eine weitere Ursache heftig zu weinen. Veronika nahm sie sofort in den Arm und es entstand eine unglaublich berührende Szene: Die Mutter und ihre kleine Tochter weinten, als ob sie beide den Schmerz der letzten Wochen aus der Seele spülen wollten. Als Begleiterin gab ich Mutter und Kind gleichzeitig körperlichen Halt und erlebte mit großem Respekt diesen tiefgründigen Augenblick. Ein kurzer Satz der Mutter machte währenddessen die Tragweite deutlich: »Irgendwie habe ich Marie doch verloren gehabt …«

Nach einer Weile beruhigten sich beide, Marie bekam riesigen Hunger und ein inniges Stillen konnte folgen.

Bei dem nächsten Treffen nach einer Woche berichtete Veronika, dass Marie in der Zwischenzeit schneller zugenommen habe und sie sich viel sicherer mit ihrem Kind fühlte. Diese zweite Stunde nahm nahezu den gleichen Verlauf wie die erste Stunde – um diesen großen Schmerz allmählich loszulassen, brauchten wohl beide mehr als nur eine begleitete Sitzung.

Danach hatten sich Mutter und Tochter so intensiv wiedergefunden und verbunden, dass in den nächsten Stunden kein weiteres Weinen entstand.

Wenig später meldete sich Michael für eine Sitzung zusammen mit Marie an. Er war sehr traurig darüber, dass er vor der Operation den innigen Kontakt zu Marie nicht aufbauen konnte, ihn sogar vermieden hatte.

Die Behandlung nahm einen ganz ähnlichen Verlauf wie die erste Behandlung von Marie: Wieder begann Marie heftig zu weinen, nachdem der Vater mithilfe einer kurzen Schmetterlingsmassage in die Entspannung eingetaucht war. Danach folgte eine weitere berührende Szene, bei der Vater und Tochter ebenfalls wieder zusammenfinden konnten.

Auch im Abstand von mehreren Jahren meint Michael, dass diese Erfahrung nach wie vor für ihn kaum mit Worten zu beschreiben ist, aber sicher für das gute Verhältnis zu seiner Tochter prägenden Einfluss hatte.

Die Eltern sind überglücklich, dass Marie gesund ist und ein ganz normales Kinderleben führt.

Eigentlich war damit die Familienplanung abgeschlossen. Eigentlich …

Eine winzige Chance nutzte Bea drei Jahre später, sich ebenfalls zu dieser Familie zu gesellen.

Veronika erlebte eine komplikationslose Schwangerschaft, gönnte sich mehrere Schmetterlingsmassagen und bereitete sich intensiv auf eine Hausgeburt vor.

Welche Freude für alle – ein weiteres Kind kam gesund auf die Welt. Die Eltern erlebten eine wunderschöne natürliche und gänzlich ungestörte Geburt.

Nach den schweren Erfahrungen war dieses Glück für die Familie ein ganz besonderes Geschenk.

Bei Behinderung oder chronischer Erkrankung

Wenn Sie als Eltern mit der Diagnose von Behinderung oder chronischer Erkrankung Ihres Kindes konfrontiert werden, gehört das zu den außergewöhnlichen und schweren Herausforderungen, die das Leben stellen kann. Manchmal kommt diese Information plötzlich, manchmal wird aus einer Vermutung langsam Gewissheit, wenn sie das Ergebnis von zahlreichen Untersuchungen ist. Für die meisten Eltern wirkt die Nachricht wie ein Schock, der zunächst Kraft und Zuversicht raubt. Gestehen Sie sich Zeit und möglichst auch Beistand zu, um die Nachricht erst einmal zu verarbeiten. Diese Phase des Innehaltens, vielleicht auch der Trauer oder Wut über die Situation und ihre Konsequenzen, ist wichtig und notwendig, um sich schrittweise innerlich und äußerlich neu zu orientieren. Danach werden Sie eher in der Lage sein, entsprechende Lösungen und Perspektiven für die nähere Zukunft zu entwickeln. Denken Sie anfangs nicht zu weit voraus – das würde Sie jetzt wahrscheinlich nur zusätzlich belasten. Viele Wege öffnen sich im Lauf der Zeit, Sie werden Kontakte knüpfen, Informationen bekommen und von Hilfsmöglichkeiten erfahren, die Ihre Aufgabe lösbar machen.

Alles, was Ihrer Stabilität und Selbstfürsorge dient, ist gerade bei diesen langfristigen Herausforderungen besonders wichtig. Wenn Sie aktiv Ihren Alltag so gestalten, dass Raum für eigene Bedürfnisse bleibt, verliert die Aufgabe etwas von dem Gefühl der Bedrohlichkeit. Nicht selten fällt es einem Elternteil leichter, einen positiven Blick in die Zukunft zu entwickeln, während der andere zunächst kaum einen Weg sieht; manchmal wechselt diese Rolle. Sowohl für jeden Einzelnen als auch für viele Paarbeziehungen ist das Annehmen dieser Herausforderung ein Kraftakt. Wird sie jedoch angenommen, erleben Eltern diesen Weg meist als Chance für einen ungeahnten Entwicklungsprozess.

Bei aller Vielschichtigkeit der Fragestellung ist es sehr zu empfehlen, die Kraft zu nutzen, die in der körperlich-seelischen Rückbindung liegt. Sowohl die Selbstverbindung als auch einfache und alltagstaugliche Elemente der Schmetterlingsmassage für Paare können zur Stärkung Ihrer inneren Basis beitragen.

Aus der eigenen Massageerfahrung heraus werden für Sie Möglichkeiten, Schmetterlingsberührung als Unterstützung und Entwicklungsbegleitung für Ihr Kind einzusetzen, fast von alleine erkennbar werden. Wenn Sie die Innigkeit des Hautkontaktes und die Reaktion Ihres Kindes darauf immer wieder erleben, kann die Liebe zu Ihrem besonderen Kind mehr und mehr wachsen und die Waagschale der Sorgen und Ängste an Gewicht verlieren.

Vertrauen Sie darauf, dass Sie mit den einfachen und selbständig anwendbaren Möglichkeiten der Schmetterlingsbehandlung wirksam Einfluss auf die körperliche, emotionale, mentale und seelische Entwicklung Ihres Kindes nehmen können. Falls sich Therapien oder Behandlungen, die Ihr Kind vorübergehend belasten, nicht vermeiden lassen, können Sie ihm durch die Schmetterlingsberührung ein wenig Ausgleich und ein besonderes Wohlbefinden schenken.

Wenn Sie mehr Anleitung wünschen, können Ihnen Fachleute mit einer Fortbildung in Schmetterlingsmassage, EEH oder Therapeuten mit einer Ausbildung zur »Basalen Stimulation« (siehe Anmerkung 17) weiterhelfen. Diese Methode der aktivierenden Pflege für Menschen mit Behinderungen wurde unabhängig von der Schmetterlingsmassage entwickelt und weist große Ähnlichkeit mit ihr auf.

Massage nach Adoption oder in Pflegefamilien

Liebevolle, achtsame und angemessene Berührung ist mit Sicherheit das stärkste Mittel, Nähe und Bindung zwischen Adoptiveltern und ihrem Kind herzustellen. Sowohl die Technik, als auch die Gestaltungsfreiheit der Schmetterlingsmassage bietet hier viele geeignete Anregungen.

Wenn Sie Ihr Baby sehr bald nach der Geburt zu sich nehmen können, wird es für alle einfacher sein, eine tragfähige Beziehung aufzubauen. Je später dieser Schritt erfolgt, vielleicht gar nach schwierigen Heimerfahrungen, umso mehr Geduld werden Sie brauchen.

Das Kind hat den größtmöglichen Beziehungsabbruch erlebt und auch während der Schwangerschaft die Ängste, Sorgen, vielleicht auch die Ablehnung seiner leiblichen Mutter gespürt. Vielleicht war Ihr Kind schon etwas älter, als es zu Ihnen kam, und hat auch nach der Geburt emotionale oder körperliche Mangelerfahrungen oder sogar Gewalt erlebt. Meist haben bei den leiblichen Eltern eigene mangelnde Bindungen an die Familie, möglicherweise sogar seelische Verwahrlosung oder körperliche Misshandlung dazu geführt, dass sich die leiblichen Eltern außerstande sehen, das Kind selbst aufzuziehen. Manchmal mussten auch die verantwortlichen Behörden entscheiden, das Kind in Obhut von Pflegeeltern zu geben. Dennoch: Die Mutter hat sich dafür entschieden, diesem Kind das Leben zu schenken und es auf die Welt zu bringen.

Es wird die Massage subtil beeinflussen, wenn die Haltung mitschwingen darf, dass Sie jetzt klar und eindeutig den Platz von Mutter oder Vater einnehmen werden, mit allen Rechten und Pflichten. Wenn Sie aber gleichzeitig tief in Ihrem Herzen Respekt empfinden vor dem Lebensweg und dem Schicksal der leiblichen Mutter und vor ihrer Entscheidung, wird sich das auch unterschwellig in der Massage mitteilen. Sie können in aller Stille die leibliche Mutter achten und brauchen nicht die »besseren« Eltern zu sein. Wenn Sie das Kind liebevoll annehmen und versuchen, für alle das Bestmögliche daraus zu machen, ist Ihre Aufgabe erfüllt.

Schmetterlingsmassage bei einem jungen Baby nach früher Adoption

Mit dem Erleben einer Schwangerschaft wächst über neun Monate eine gewisse Vertrautheit, auch wenn Sie Ihr Baby in vieler Hinsicht erst nach der Geburt kennen lernen. Gleichzeitig holt das Körpergedächtnis der werdenden Eltern Erinnerungen aus dem vorgeburtlichen Leben und aus der frühesten Kindheit an die Oberfläche und bereitet Ihr Unterbewusstsein auf das Leben als Mutter, aber auch als Vater vor.

Da Adoptionen meist geplant und vorbereitet werden, können Sie als »werdende Adoptiv-Eltern« in dieser Zeit der »Adoptiv-Schwangerschaft« Ihr Körpergedächtnis mit liebevollen gegenseitigen Schmetterlings-»Baby«-Massagen bewusst aktivieren. Schon die gedankliche Hinwendung zum »erwarteten« Baby ist wichtig und wirksam. Wenn Adoptiveltern jedoch auch auf körperlicher Ebene erleben, wie es sich anfühlt, gehalten zu werden wie ein Baby, kann das tief berührend wirken. Je sicherer Ihre seelische Verbindung als Eltern und je größer Ihre körperliche Vertrautheit sind, umso verbindlicher wird Ihr Kind Sie als Elternpaar erleben und umso größer wird die Chance auf die Entwicklung einer tragfähigen Beziehung.

Sie werden aber auch die Grenzen des Kindes und seiner Bindungsfähigkeit leichter akzeptieren können – dort wo es sich anders entwickelt, als Sie es erhofft oder erwartet haben.

Die Schmetterlings-Babymassage setzt ein recht genaues Beobachten voraus, dadurch lernen Sie Ihr Kind noch besser kennen und können seine Reaktionen bald gut einschätzen. Die feinen Bewegungen der Schmetterlingsmassage treten mit den Hirnarealen in Verbindung, die Gefühle verarbeiten. Wir können langsam ein intensives Wohlbehagen im Baby aufbauen und mit den streichelnden Bewegungen die Hirnanhangdrüse stimulieren, das Liebes- und Bindungshormon Oxytocin auszuschütten. Berührung teilt dem Baby die Bereitschaft, eine tiefe Beziehung einzugehen, spürbar mit.

Versuchen Sie aber bitte nicht, Ihrem Kind mehr zu geben, als es bereits annehmen kann. Es ist nicht auszuschließen und manchmal sogar notwendig, dass vorübergehend oder auch wiederholt die Verlusterfahrung an die Oberfläche kommt. Beginnt Ihr Baby nach der Massage zu weinen, darf es seinen Schmerz ausdrücken und findet Gehör. Geben Sie ihm ruhigen festen Halt und ein ehrliches Mitfühlen. Das Mittrauern über den Verlust der leiblichen Eltern kann dazugehören, doch versuchen Sie eine Haltung des Bedauerns zu vermeiden, denn das würde Sie, Ihr Kind und Ihre Beziehung zueinander schwächen. Tragen Sie Ihr Baby durch das Weinen, wie ab S. 168 beschrieben. Wenn Sie es wirklich begleiten, kann die Beziehung dadurch nur wachsen!

Schmetterlingsmassage nach späterer Adoption oder in einer Pflegefamilie

War Ihr Baby bereits einige Wochen oder Monate in der Obhut einer Einrichtung, dann hat Ihr Kind in dieser Zeit ein Abwarten, meist mit viel Unsicherheit erlebt. Vielleicht ist es Bindungen zu fürsorglichen Pflegepersonen eingegangen, die es nun wieder aufgeben musste. Wenn Ihr Kind sogar Verwahrlosungs- oder Gewaltsituationen erlebt und erlitten hat, wird es wahrscheinlich immer wieder mit Rückzug und großer Berührungsangst oder auch mit plötzlicher Erregung und Aggressivität reagieren, was aus seinen Erfahrungen leicht erklärbar ist.

Diese Kinder brauchen zunächst nur Halt und Sicherheit. Jede zu frühe »streichelnde« Massage würde mit großer Wahrscheinlichkeit zu viel »anrühren« und dem Kind eher eine erneute Verunsicherung zufügen, weil es mit seiner eigenen Erinnerung stärker konfrontiert wird, als es im Augenblick verkraften kann.

Ganz allmählich können je nach Reaktion des Kindes kleine Fuß- und Handmassagen hinzugenommen werden. Probieren Sie dabei aus, ob sich das Baby auf einer Matte liegend oder auf dem Schoß sitzend wohler fühlt. Es darf jede zusätzliche Sicherheit in Anspruch nehmen! Sorgen Sie jetzt auch besonders gut für Ihr inneres Gleichgewicht, damit Sie Ihrem Kind den nötigen seelischen und körperlichen Halt vermitteln können und in der Lage sind, mögliche heftige Ablehnungsreaktionen auszubalancieren. Stresslösungsprozesse sind umso wahrscheinlicher, je sicherer sich das Kind bei Ihnen fühlt! Wenn Sie diese traurigen oder aggressiven Gefühle Ihres Kindes warmherzig und aus innerer Kraft heraus begleiten, ihm dabei körperlichen Halt und Sicherheit durch Blickkontakt geben, dann tun Sie das, was im Moment möglich und hilfreich ist.

Etwas festere Rückenstreichungen, evtl. ein leichtes, rhythmisches Abklopfen von Rücken, Armen und Beinen könnten die nächsten Schritte sein. Weiche Kleidung wird von den Kindern anfänglich als Schutz erlebt und ist für die ersten Massageversuche am Rücken und am Bauch zu empfehlen, bei Händen und Füßen berühren wir in der Regel die Haut.

Sie brauchen Geduld, wenn sich Ihr Baby vielleicht nur ganz langsam für die Berührung öffnet, jeder kleinste Schritt kann mit der Überwindung einer schwierigen Erfahrung verbunden sein. Sie sind jetzt nicht nur Eltern, sondern auch ein wenig Therapeuten für Ihr Kind und geben ihm die große Chance, Vertrauen und Verbundenheit kennen zu lernen.

3. Massage bei Beschwerden und bei Krankheit

Wenn Ihnen die Grundprinzipien der Schmetterlingsmassage vertraut sind – Halt geben, sanfte minimale Stimulation und gleichzeitig die Verbindung mit dem eigenen Körper und der eigenen Atmung aufrechterhalten – werden Sie Ihrem Baby auch bei Unpässlichkeiten mittels Körperkontakt gut beistehen können.

Grundsätzlich bedarf es selbstverständlich der ärztlichen Abklärung, wenn Sie vermuten, dass Ihr Baby krank ist oder Schmerzen hat. Über das medizinische Abklären oder ggf. ärztliche Handeln hinaus ist das achtsame Berühren das älteste, ursprünglichste und immer noch eines der bewährten Heilmittel. Wenn wir von »Behandeln« sprechen, denkt jedoch heute kaum jemand daran, dass das Wort »Be-hand-eln« seinen Ursprung im Heilen mit der Hand hat.

Drei-Monats-Kolik

Über das Bauchweh ihrer Babys berichten viele Eltern. Häufiges Weinen, wegstemmende Bewegungen mit den Beinchen, Durchbiegen des Rückens und pressende Geräusche, die besonders in der Nacht von den Babys erzeugt werden und oft zum Aufwachen führen, können die ersten Lebensmonate erheblich belasten und lassen die Eltern an die oft so gefürchteten Bauchprobleme denken. Wenn die medizinische Abklärung keinen organischen Befund erbrachte, können Sie davon ausgehen, dass nicht jede der oben genannten Erscheinungen primär mit starken Bauchschmerzen in Verbindung steht: Manchmal findet ein spannungslösender Prozess statt, der mit noch nicht verarbeiteten Eindrücken oder allgemein erhöhter Anspannung z. B. während des vorausgegangenen Tages zu tun hat – das ist häufig bei dem typischen abendlichen Schreien der Fall. Auch wir Erwachsene sagen: »Das habe ich noch nicht verdaut« und meinen damit ein emotionales Verdauen – jeder kennt diese Verbindung zwischen Körper und Seele. Bei den Babys kann bereits ein Mangel an Schlaf- und Ruhepausen, möglicherweise verbunden mit äußerer oder auch innerer Hektik der Betreuungspersonen, das Verarbeitungssystem belasten und dann erhöhte Spannung oder tatsächlich Bauchweh als Reaktion wahrscheinlicher machen.

Manche Babys schreien ohne erkennbaren Grund äußerst heftig, unterbrechen es wieder, um von Neuem kurz darauf zu beginnen, was dann oft als Kolik eingeschätzt wird. Wenn man die Dauer der Schreiattacke und der Pausen beobachtet, erinnert sie nicht selten an die Dauer einer Wehe und die Abstände dazwischen. Nach einigen Schreisequenzen beruhigt sich das Baby wieder, ohne den Eindruck von Schmerzen oder gar Erkrankung zu machen. Aus vielen Beobachtungen heraus ist zu vermuten, dass sich der Körper des Babys in bestimmten Entwicklungsphasen, oft auch ohne äußeren Anlass, an die Geburt erinnert und diese Erfahrung verarbeitet. Besonders häufig finden sich diese Phasen in der fünften bis sechsten und um die neunte Lebenswoche. Nicht selten ist auch der Schlaf in dieser Phase besonders unruhig. Ein begleitetes Weinen gibt dem Baby die Möglichkeit, sich Stück für Stück von der Anspannung zu befreien, oft berichten Eltern, dass die Babys danach entspannt und tiefer schlafen.

Zusätzlich können folgende Schmetterlingselemente weiterhelfen:

Während des akuten Weinens legen Sie die warme Hand flächig auf das Bäuchlein und achten auf das ruhige, tiefe Weiteratmen. Unbedingt Windel lockern! Bei beginnender Beruhigung kann eine Mini-Bauchmassage mit langsamen kleinen Kreisen auf dem Oberbauch erfolgen.

Die Bauchmassage mit dem kreisförmigen Ausstreichen des Bauchraums, den kleinen, in die Tiefe wirkenden Kreisen oder den sanft schüttelnden Bewegungen, stellt eine wirksame Präventiv-Kurzmassage dar. Es ist empfehlenswert, sie möglichst regelmäßig beim Wickeln anzuwenden. Nehmen Sie einfühlsam Kontakt zum Bäuchlein Ihres Kindes auf: Wo entspannt es sich unter Ihrer Berührung, mag es die kleinen Kreise, die seine Därme ansprechen, vielleicht ein kleines spannungslösendes Gluckern erzeugen? Wann bietet eine flächige ruhende Berührung mit der warmen Hand den geeigneten Kontakt?

Sowohl bei akutem Weinen als auch zur Vorbeugung können Sie den Rücken Ihres Babys sehr langsam flächig abstreichen sowie Wirbelsäule und Rückenmuskeln mit den Fingerspitzen. Die Entlastung des Rückens wirkt sich regulierend auf den Spannungszustand der Bauchorgane aus. Das Baby halten Sie dabei aufgerichtet an ihrem Körper oder Sie legen es im Fliegergriff auf Ihren Arm. Bitte achten Sie darauf, dass der Rücken nicht nach hinten durchgebogen wird, sondern das Baby leicht gerundet in Ihrem Arm liegt (Foto siehe S. 153). Zusätzlich eignen sich auch der »Baby-Buddha-Sitz«, das langsame Bewegen der Beine und kleine Fußmassagen. Wenn Sie in einer möglichst stabilen Phase des Tages sich Zeit für eine etwas ausgedehntere Massagesequenz nehmen, erhöhen Sie die Chance, dass sich die Bauchbeschwerden bald verringern.

Blähungen und Verstopfung

Vorab eine wichtige Information: Die meisten Babys haben in den ersten vier bis acht Lebenswochen mehrfach täglich Stuhlgang, danach sehr viel seltener, voll gestillte Kinder haben manchmal acht bis zehn Tage keinen Stuhlgang, bei Flaschenfütterung zwei bis drei Tage lang. Das ist völlig normal, wenn keine Krankheitszeichen vorliegen. Auch ein gelegentliches Abgehen von Blähungen ist nicht ungewöhnlich und macht den Babys in vielen Fällen weniger Beschwerden, als vermutet wird. Dennoch können Sie Ihr Baby besonders beim Wickeln in seinen Verdauungsfunktionen unterstützen:

Durch ein regelmäßiges, langsames, wiederholtes Bewegen der Beine und durch sanften Druck der leicht geöffneten, gebeugten Beinchen an den Bauch kann die Darmentleerung erleichtert werden.

Finden Sie heraus, welche Teile der Bauchmassage Ihrem Baby auf der nackten Haut angenehm sind. Bitte beachten Sie, dass die Bauchmassage immer im Uhrzeigersinn ausgeführt werden sollte.

Achten Sie auf Kleidung, die keinen Druck auf den Bauch erzeugt und auf warme Füße. Vielfach beruhigt sich der Bauch leichter, wenn das nackte Köpfchen des Babys in den ersten Lebenswochen durch ein dünnes Mützchen oder ein Seidentüchlein geschützt wird. Wenn es häufig recht kalte Hände hat, ist ein Unterhemd mit langen Ärmeln aus Wolle oder einer Mischung aus Wolle und Seide sehr zu empfehlen. Ein wärmendes aber nicht überwärmendes Einhüllen hat sich als sinnvoll erwiesen, solange die vegetative Regulation des Babys noch nicht ausreichend stabil ist. Es beugt auch Bauchbeschwerden vor.

Wenn das Stillen oder Füttern schwierig ist

Die entspannungs- und bindungsfördernde Grundidee der Schmetterlingsberührung lässt sich sehr gut auf Still- und Füttersituationen übertragen:

Sorgen Sie bewusst für große Bequemlichkeit. Verwenden Sie ein Polster, auf dem Ihr Baby behaglich liegen kann und Sie es nur ein wenig abstützen, jedoch nicht sein Gewicht halten müssen.

Legen Sie das Baby beim Trinken so auf die Seite, dass es den Kopf nicht drehen muss. Stattdessen können Sie mit entspannten Händen zum Baby Kontakt aufnehmen und ihm liebevollen Halt ermöglichen.

Lehnen Sie Ihren Rücken an, damit die Still- oder Fütterzeit für Sie zu einer kleinen Ruhepause statt zu einer zusätzlichen Anstrengung wird. »Jetzt darf ich wieder stillen« wäre die ideale innere Haltung!

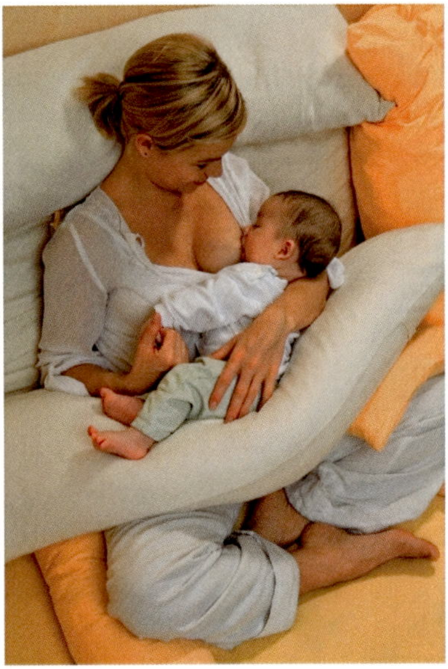

Bequeme Stillposition

Öffnen Sie beengende Kleidungsstücke, damit sich Ihr Atem und die Verbindung zu Ihrem Körper ein wenig vertiefen können. Das Baby spürt die Befindlichkeit seiner Eltern und kann sich beim Aufnehmen der Nahrung leichter entspannen. So können auch Stillschwierigkeiten gemindert oder Unruhe beim Trinken leichter abgefangen werden. Die Babys trinken dann oft länger und nehmen bei einer Stillmahlzeit auch die etwas kalorienreichere Milch auf, die gegen Ende der Mahlzeit fließt.

Wenn möglich, lassen Sie sich gelegentlich während des Stillens von einer vertrauten Person ein wenig die Füße oder den Nacken massieren oder einfach nur wärmen. Das wirkt sich sowohl auf das Befinden von Mutter und Kind als auch auf den Milchfluss aus und ermöglicht allen ein echtes Genießen!

Wenn das Einschlafen schwerfällt

»Wenn ein Baby müde ist, wird es einfach einschlafen.« Das trifft auf manche Kinder zu. Sie können mitten im größten Trubel zu jeder Tages- und Nachtzeit einschlafen. Viele Kinder haben aber ein besonders waches und aufnahmebereites Nervensystem, das nicht so leicht »abschalten« kann. Besonders in den ersten drei Lebensmonaten, in denen der Moro-Reflex noch sehr aktiv ist, brauchen solche Kinder ganz konkrete beruhigungsfördernde Unterstützung von ihren Bezugspersonen. Das Schlafbedürfnis dieser Babys ist oft nicht so deutlich zu erkennen und wenn sie den »müden Punkt« überwunden haben, sind sie wieder hellwach, aber auch leichter irritierbar und fühlen sich weniger wohl. Schlafmangel am Tag führt auch in aller Regel nicht zu einem längeren und besseren Nachtschlaf, wie oft vermutet wird. Meist wird sogar von den Eltern berichtet, dass die Einschlafhilfen, die am Tag zu etwas mehr Schlaf und kürzeren Wachphasen verhelfen, das abendliche Weinen und den Nachtschlaf eher positiv beeinflussen.

Müdigkeitszeichen sind:

- Gähnen
- Augen reiben
- Bewegungen sind zunehmend unkontrolliert
- zunehmende Unruhe, beginnendes Quengeln
- Spielangebote interessieren nur für kurze Zeit, danach wächst die Unruhe

Der Biorhythmus eines Babys ist in den ersten drei bis vier Lebensmonaten so ausgerichtet, dass es nach rund 90 Minuten wieder eine Ruhephase, möglichst mit Schlaf benötigt, bei Babys in den ersten Wochen besteht meist sogar ein 45-Minuten-Rhythmus. Wenn das Baby zum passenden Zeitpunkt behutsam unterstützt wird, schläft es oft leicht und schnell ein und kann sich gut entspannen. Schmetterlingsmassagen während des Tages wirken vorbeugend gegen abendliche Unruhe. Dabei ist es wichtig, einen geeigneten Zeitpunkt zu wählen: Beginnen Sie mit kleinen Massageangeboten, wenn Ihr Baby möglichst ausgeschlafen und in guter Verfassung ist – meist ist der Vormittag für den Anfang am besten geeignet. Da die Massage ja sehr sanft ist, können Sie auch kurz nach einer Stillzeit, z. B. während des Wickelns, beginnen. Vielleicht lässt sich die Massage als kleine alltägliche »Familienmeditation« gestalten. Wenn Sie mehr Erfahrung haben, kann sie Teil des Abendrituals werden. Dabei sollte Ihr Kind nicht übermüdet und auch Ihre Kräfte sollten nicht zu erschöpft sein.

Einschlafhilfe für Babys – ein Tipp für den Alltag

Bei einem Baby, das seine Müdigkeit »übergangen« hat, steigert sich die Erregung seines Nervensystems. Unruhe und vermehrtes abendliches Schreien ist die Folge. Wenn das Baby im Alltag vielen Eindrücken ausgesetzt ist, beispielsweise, wenn Besuch kommt, oder Sie unterwegs sind, verhilft folgende Abschirmung den Babys zu etwas Ruhe: Legen Sie eine leichte Hülle um den ganzen Körper einschließlich Kopf wie eine große Kapuze. Am besten eignen sich große, weiche Moltontücher oder dünne, weiche Decken aus Naturfaser. Bitte keinesfalls Decken aus Kunstfaser verwenden, da sie sich elektrostatisch aufladen können und Überwärmungsgefahr für das Baby besteht! Die weiche Hülle bietet der Haut im Kopf- und Halsbereich ein gleichmäßiges, warmes und geschütztes Gefühl, die Geräusche sind gedämpft, das Tuch wirkt wie eine »Scheuklappe«.

Das Köpfchen liegt sicher in Ihrer Ellenbeuge, der Hals sollte dabei leicht gerundet sein. Nehmen Sie die Ärmchen nach vorne, sie werden durch Ihren Oberkörper und Ihren Arm sanft und dennoch wirksam in

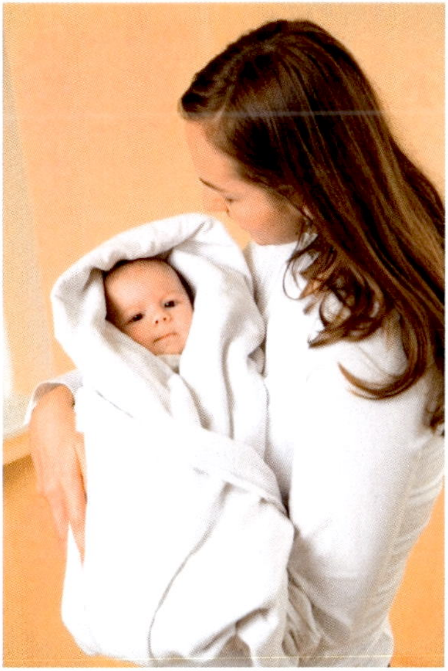

Beruhigendes Einhüllen
mit großem Tuch

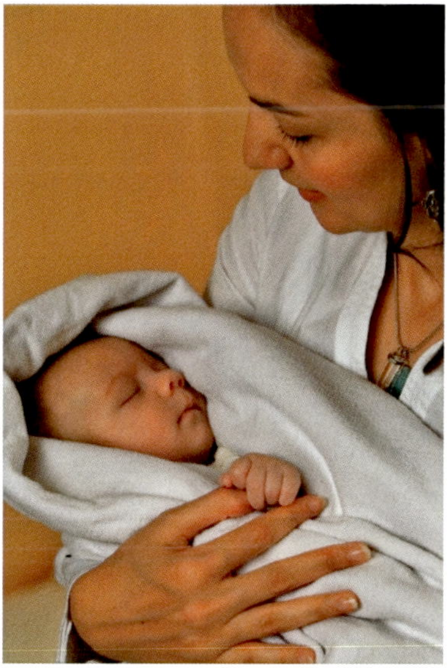

Einschlafen in der Umhüllung

der Bewegung eingeschränkt und das Becken sicher mit der anderen Hand abgestützt. Auch die Beine werden dabei ein wenig stabilisiert. Die Einschränkung besonders der Armbewegungen dient dazu, die Auslösung des Schreckreflexes zu reduzieren und dem Kind sicheren körperlichen Halt zu vermitteln. Damit es sich gleichzeitig emotional gehalten fühlt, ist jetzt wieder Ihre innere Rückbindung gefordert. Je mehr es Ihnen gelingt, eine Stimmung zu erzeugen, die Sie von der Schmetterlingsmassage her kennen, umso leichter werden Sie Ihr Baby in den Schlaf begleiten können, selbst wenn es anfangs ein paar Minuten protestiert. Ein sanftes vertikales Federn oder wiegende Schritte, vielleicht in Verbindung mit Musik oder – noch besser – mit eigenem Singen, können den Übergang in den Schlaf zusätzlich erleichtern. Nach zehn bis fünfzehn Minuten wird der Schlaf des Babys tiefer und es kann in seiner leichten Hülle meist abgelegt werden, ohne sofort aufzuwachen. Im Bett der Mutter fühlen sich die Babys fast wie in Mutters Arm – hier fällt das Weiterschlafen besonders am Tag vielfach leichter als im Stubenwagen.

In wachen und ausgeruhten Phasen kann die Schmetterlingsmassage der liebevollen Interaktion dienen, sowohl zur weiteren Entspannung als auch zur altersgemäßen Anregung. Für größere Babys kann ein ausgiebiges Massagespiel zu einem spannungslösenden »Austoben« werden, das anschließendes Einschlafen begünstigt.

Noch ein wichtiger Hinweis

Zur Zeit werden den meisten Eltern Empfehlungen zur Verhütung des plötzlichen Kindstods gegeben. Demnach dürfen Säuglinge nur auf dem Rücken gelagert werden, sollen nur in dünnen Schlafsäcken ohne zusätzliche Decke und Kopfbedeckung bei einer Raumtemperatur von 16 bis 18 Grad Celsius schlafen, nur im Kinderbett oder Stubenwagen, ohne Fellunterlage, um Überwärmung und Rückatmung zu vermeiden.

Die konkrete Erfahrung zeigt jedoch, dass ein strenges Einhalten dieser Vorgaben bei Babys, die schwer zur Ruhe kommen, den Kreislauf aus Erregung und Erschöpfung begünstigt.

Zumindest als Einschlafhilfe am Tag, wenn Sie Ihr Baby beobachten können, möchte ich Ihnen das oben beschriebene Einhüllen als Entspannungshilfe vorstellen.

Versuchen Sie, herauszufinden, welche Betreuung für Ihr Baby geeignet ist. Kein Experte kann Ihnen die Verantwortung für das Wohlergehen Ihrer gesamten Familie abnehmen. Je größer die Verbundenheit ist, umso mehr wird auch die Intuition wachsen.

Das gemeinsame Schlafen von Eltern und Babys ist in allen traditionellen Kulturen üblich und wird dort sogar als Schutzfaktor angesehen.[30]

Das Baby hat eine Lieblingsseite

Wenn Ihr Baby bevorzugt den Kopf zu einer Seite dreht, vielleicht sogar die Drehung zur anderen Seite vermeidet, ist eine erhöhte Spannung im Bereich von Hinterkopf, Nacken und Halswirbelsäule wahrscheinlich. Besonders nach sehr langen, aber auch nach extrem kurzen Austreibungsphasen, nach Entbindung mit Saugglocke, Zange oder durch

Kaiserschnitt oder nach der Verwendung von wehenfördernden Mitteln findet man dieses recht häufige Erscheinungsbild.

Weitere mögliche Kennzeichen dieser Anspannung können sein: Am Köpfchen ist eine leichte Asymmetrie sichtbar, die Haare sind an der Auflagestelle abgewetzt, Köpfchen und Nacken sind sehr berührungsempfindlich, die Babys neigen zu vermehrter Unruhe, schlafen schwer ein und wachen leicht auf.

Das Stillen klappt meist besser, wenn das Kind auf der bevorzugten Seite liegt, auf der anderen Seite wird das Baby schneller unruhig. Die Babys saugen angespannt, was Schmerzen beim Stillen erzeugen kann und die Gefahr wunder Brustwarzen erhöht. Viele Kinder haben gleichzeitig ein verstärktes Saugbedürfnis, was zu einem sehr häufigen Anlegen oder Schnullergebrauch führt.

Meist ist die Anspannung in der Endphase der Geburt entstanden und ähnelt einem leichten Schleudertrauma, das mit Schmerzen, Muskelverspannung und einer Überreizung des vegetativen Nervensystems einhergeht. Sprechen Sie Ihren Kinderarzt darauf an. Bei deutlich eingeschränkter Beweglichkeit wird er Ihnen eine Überweisung zu einem speziell geschulten Therapeuten ausstellen. Wählen Sie einen Behandler, der behutsam mit dem Baby arbeitet, Sie gut anleitet und mit Ihnen und dem Baby wirklich in Kontakt tritt.

In Frage kommen dafür Ärzte, Physio- oder Ergotherapeuten und Heilpraktiker, die über eine Zusatzausbildung in Osteopathie, Cranio-Sacral-Therapie oder Bobath–Therapie und über Erfahrung in der Behandlung von Säuglingen verfügen.

Aber auch wenn der Kinderarzt keinen zwingenden Handlungsbedarf sieht, da er davon ausgeht, dass die Asymmetrie von alleine verschwindet, so lassen sich die anderen oben genannten Symptome häufig mit einer äußerst behutsamen geburtsverarbeitenden Craniosacral-Therapie lindern.[31]

Darüber hinaus bietet die Schmetterlingsmassage Möglichkeiten, wie Sie als Eltern Ihr Baby zusätzlich weiterbehandeln können: Legen Sie Ihr Kind zuerst auf seine bevorzugte Seite, das obere Beinchen leicht gebeugt, halten Sie es mit einem weichen und zugleich sicheren Griff, um mit der anderen Hand den Rücken flächig auszustreichen. Wenn Ihrem Kind das behagt, dann streichen Sie sanft, langsam und konzentriert die Wirbelsäule mit dem Mittelfinger und die rechts und links daneben verlaufenden Rückenmuskeln mit Zeige- und Ringfinger aus (siehe Foto S. 216).

Beginnen Sie mit dem Ausstreichen etwa im Bereich der Brustwirbelsäule und streichen Sie langsam von oben nach unten. Versuchen Sie allmählich, mit der Massagebewegung weiter oben zu beginnen, bis Sie die Halswirbelsäule und den Hinterkopf sehr zart einbeziehen. Nach dieser kurzen Streichmassage »runden« Sie das Baby und rollen Sie Ihr Kind langsam mithilfe des »Baby-Buddha-Sitzes« auf die andere Seite: Dabei sollte es seinen Kopf möglichst selbst zur anderen – weniger benutzten – Seite drehen, anderenfalls helfen Sie ihm behutsam. Hier wiederholen Sie die gleichen Massagebewegungen. Am Anfang und am Ende dieser kleinen Behandlung liegen die Babys meist gerne noch ein wenig in der »Baby-Buddha-Stellung« in Rückenlage.

Auf diese Weise können Sie selbst effektiv zur Entspannung Ihres Kindes und zur Balance seiner beiden Körperseiten beitragen, doch denken Sie daran, Ihr Baby entscheidet über Dauer und Intensität dieser kleinen Massage!

Nach Verletzungen

Alle Eltern hoffen, dass ihre Babys von Verletzungen verschont bleiben. Wenn Sie in den vergangenen Monaten eine sichere emotionale und körperliche Verbindung zu Ihrem Baby aufgebaut haben, wird dieser intuitiv-energetische Kontakt Ihnen das Leben mit dem größeren Baby sehr erleichtern: Es entwickelt sich jene entspannte Achtsamkeit, bei der Sie Ihr Baby ohne große Anstrengung »im Blick« behalten und ihm gleichzeitig Freiraum geben können: Ein Zustand, in dem Eltern sich mit ihren Kindern sicher und Kinder sich bei ihren Eltern geborgen fühlen. Dennoch, auch wenn Sie sehr achtsam sind, die Umgebung Ihres Kindes sichern und Ihre Wahrnehmung bei ihm ist, werden kleine Blessuren nicht ausbleiben, sobald die Kinder beginnen, sich fortzubewegen. Und manch kleiner Schmerz ist ja sogar notwendig, damit Kinder lernen, Gefahren einzuschätzen, um bei wachsender Beweglichkeit gerade dadurch weniger verletzungsgefährdet zu sein.

Die meisten Eltern reagieren auf die kleinen Alltagsblessuren ganz ähnlich: Sie orientieren sich, was passiert ist, und wenn es ein harmloser kleiner Schmerz war, beruhigen sie ihr Kind ein wenig, bieten vielleicht haltgebenden Körperkontakt an oder blasen über die Stelle – das wirkt ablenkend und kühlend – und hat gleichzeitig eine ähnliche energieausgleichende Wirkung wie ein sanftes Streichen. Je entspannter die Eltern reagieren, umso schneller wird sich auch das Kind beruhigen können.

Wenn jedoch eine Verletzung bei einem Baby oder auch bei einem größeren Kind gravierender sein sollte und Sie ärztliche Abklärung oder Hilfe benötigen, ist es von großem Nutzen, wenn Sie neben den sachlich notwendigen Maßnahmen Ihre eigene Körperwahrnehmung immer wieder aktivieren. Die Verletzung des eigenen Kindes geht wohl allen Eltern extrem nah und möglicherweise erinnert sich der Erwachsene zusätzlich – auch unbewusst – an stressbehaftete Verletzungserfahrungen aus der eigenen Kindheit. Als Folge davon reagiert das Nervensystem möglicherweise mit einem leichten Schockzustand. Genau das schwächt aber die Kinder unterschwellig, weil deren vegetatives Nervensystem sehr genau wahrnimmt, wer in der Umgebung stabil und haltefähig ist und wer es im Moment nicht ist.

Je mehr Erfahrung Sie mit der Selbstwahrnehmung und der vegetativen Steuerung durch die Schmetterlingsarbeit (oder auch durch andere körperorientierte Verfahren) gewonnen haben, umso besser werden Sie sich und damit auch Ihr Kind stabilisieren können.

Wenn möglich, dann nehmen Sie Kontakt zu Ihrem Kind auf: Achten Sie darauf, alle Handlungen zu »entschleunigen« – Schreck, Angst, Aufregung ist immer mit einem Beschleunigungs- oder einem Ohnmachtsgefühl verbunden. Finden Sie heraus, ob Ihr Kind durch Blickkontakt, durch Ihre Stimme, durch Berührung oder durch deren Kombination zu erreichen ist. Fast alle Kinder erleben einen haltgebenden Körperkontakt an einer unbelasteten Stelle als deutliche Erleichterung. Als nächsten Schritt können Sie im Abstand von ein oder zwei Zentimetern eine Hand über den Verletzungsbereich halten, weiteratmen(!) und sich vorstellen, beruhigende oder heilende Energie in den Bereich zu strahlen. Nach einer Weile können Sie die Region mit diesem kleinen Abstand ausstreichen, so als ob Sie den Schmerz vorsichtig herausziehen wollten. Dieses Vorgehen ist auch über einem Verband möglich. Sie werden den Schmerz zwar nicht gänzlich wegnehmen können, aber die meisten Kinder spüren eine Erleichterung und nehmen Ihre ruhige Fürsorge und Ihren Schutz wahr. Aus wissenschaftlichen Untersuchungen weiß man, dass die Durchblutung bei solch einer Behandlung tatsächlich verbessert und die Heilungszeit beschleunigt wird. Ihre Hilfe lohnt sich wirklich![32]

Operationen

Wenn Eltern für Ihr Kind in eine Operation einwilligen müssen, ist das immer eine schwerwiegende Entscheidung. Jede Operation ist auch eine Körperverletzung, jede Narkose birgt ein kleines Risiko, das Kind muss die Entscheidung seiner Eltern aushalten – gleichgültig, wie notwendig, vielleicht sogar lebensrettend der Eingriff sein mag. Neben der genauen Information und Abklärung, die Ihnen als Eltern hilft, die Entscheidung leichter tragen zu können, ist es hilfreich, bereits in der Vorbereitungsphase die Schmetterlingsmassage als Entspannungs- und Selbstwahrnehmungshilfe einzusetzen. Wenn bei den Eltern die Rückbindungsfähigkeit steigt, entsteht ein größeres Vertrauen in die Selbstheilungskräfte des Kindes, und die nur zu verständlichen Ängste und Sorgen lassen ein wenig nach – was letztlich wieder den Kindern zugutekommt.

Wenn die energetische Verbindung auf diese Weise gestärkt ist, werden Sie auf vielfältige Weise Ihrem Kind in der nachoperativen Phase beistehen können: Ganz besonders wird das Halten und intuitive Massieren der Füße und Hände von Bedeutung sein, die Ganzkörperstreichungen mit oder ohne Berührung und das ruhige Halten einer Hand über der Wunde, wie bei der Behandlung nach Verletzung beschrieben. Aber auch jede andere sanfte Berührung, jedes Element aus der Schmetterlingsmassage, die das Kind sich wünscht oder ihm guttut, wird hilfreich sein. Je vertrauter Ihnen diese energieflussstärkenden Berührungen sind, umso sicherer und selbstverständlicher werden Sie Ihr Kind durch die Heilungszeit geleiten und umso besser wird der kindliche Organismus die Belastung verkraften.

Das Baby ist krank

Ähnlich wie nach Verletzung und Operationen ist bei jeder Erkrankung die kraftvolle und zuversichtliche Präsenz der Erwachsenen das wichtigste Heilmittel. Wenn Sie selbst zu sehr durch Sorge oder auch durch ganz reale Überforderung geschwächt sind, können Sie Ihrem Kind tatsächlich nicht mehr viel Kraft geben. Alles, was im ersten Teil des Buches über die Stärkung und Zentrierung der Erwachsenen steht, könnte Ihnen jetzt helfen, sich immer wieder in einen ausreichend stabilen Zustand zu bringen.

Details, wie Sie Ihrem Kind mittels Schmetterlingsmassage helfen können, übersteigen den Rahmen des Buches, dennoch gibt es einige allgemein gültige Empfehlungen:

- Entkleiden Sie ein fieberndes Kind niemals länger, als für Windel- oder Kleidungswechsel benötigt wird.
- Wie auch bei Wunden ist bei inneren Schmerzen ein sanfter, haltender Kontakt (ohne Bewegung!), verbunden mit Konzentration, Erdung und Weiteratmen sehr oft hilfreich. Verwenden Sie Schmetterlings-Techniken, die Massagebewegungen beinhalten, nur dann, wenn Sie deutliche Signale Ihres Babys bekommen, bzw. ein größeres Kind Sie darum bittet. Massagebewegungen können hier unter Umständen schmerzaktivierend wirken.
- Haltende Berührung wirkt oft besser, wenn sie mit beiden Händen ausgeführt wird. Manchmal beruhigen beide Hände im Schmerzbereich wirkungsvoll, manchmal ist es sinnvoller, eine Hand auf den Schmerzbereich und eine Hand auf einen unbelasteten Körperteil zu legen.
- Viele Kinder fühlen sich durch eine sanfte, langsame und beruhigende Fußmassage entlastet und können dadurch auch leichter in einen heilenden Schlaf finden – vertrauen Sie Ihrer Intuition und reagieren Sie auf die Signale des Kindes.
- Das Abstreichen des Körpers oder des umgebenden Energiefeldes, also mit ein oder zwei Zentimetern Abstand vom Körper, beruhigt viele Kinder und fördert das Einschlafen.

4. Wie geht es weiter?

Schmetterlingsmassage für größere Babys

Viele Eltern erleben, dass sich bei ihrem Baby eine Veränderung im Berührungs- und Massagebedürfnis anbahnt, wenn es den ersten drei Lebensmonaten, also seiner Neugeborenenphase entwachsen ist. Die meisten Babys sind inzwischen weniger kälteempfindlich und lieben es, nackt zu sein. Dadurch spüren sie sich selbst viel deutlicher und alle Bewegungen fallen leichter: Das Entdecken und Erobern der Welt beginnt wichtig zu werden.

Mit altersentsprechenden Massagesequenzen können Sie auch weiterhin den Alltag bereichern, die Entwicklung Ihres Kindes auf eine sehr natürliche Weise fördern. Ihr Kind wird jetzt zunehmende Unternehmungslust zeigen und je stärker die Verbindung zu seinem Körper ist, umso harmonischer wird sich seine Bewegungsfähigkeit weiterentwickeln. Massierte Kinder, die den intensiven Kontakt zu ihren Bezugspersonen freudig erlebt haben, entwickeln ein sicheres Körpergefühl, was ihnen nicht nur bei der räumlichen, sondern auch bei der emotionalen Orientierung nützlich ist.

Das gefestigte körperliche und emotionale Band hilft auch Ihnen als Eltern, Ihr Baby angemessen in seine kleinen, aber wichtigen Freiheiten und Erfahrungswelten zu entlassen: Jetzt geht es darum, ein gutes Maß zu finden zwischen Fürsorge einerseits und »Raum geben« andererseits.

Der energetische Kontakt, der durch die Schmetterlingsberührungen immer wieder angeregt wird, stärkt den so wichtigen »sechsten Sinn«. Er hilft Eltern und Kindern, Gefahren rechtzeitig zu erkennen und Abhilfe zu schaffen. Gleichzeitig ermöglicht er ein entspanntes, vertrauensvolles Verhältnis ohne Überängstlichkeit.

Die Massage sollte weiterhin eine kleine Phase des Tages sein, die

Ihnen zusammen mit dem Baby weitgehend gehört. Gerade in unserer schnelllebigen Zeit mit häufigem Stress und vielen Ablenkungen ist es für Eltern und Kinder sehr hilfreich, wenn hier eine Insel der Ruhe und Konzentration und der innigen Verbindung geschaffen wird. Der in der Pädagogik verwendete Begriff der »Qualitätszeit« – gemeint ist damit ein Zeitraum, der ausschließlich der Beziehungsqualität gewidmet ist und allen Beteiligten Freude macht – wird hier passend zur Altersstufe bestmöglich erfüllt. Manche Unpässlichkeit und Unzufriedenheit im Babyalltag werden durch »Massageinseln« gemildert oder entstehen erst gar nicht.

Stellen Sie ein kleines, der Entwicklung angepasstes Massageprogramm zusammen. Meist ist es empfehlenswert, ein Programm eine Weile regelmäßig durchzuführen, um Sicherheit und Vertrauen zu vermitteln. Sie werden mit den nächsten Entwicklungsschritten spüren, wann eine Veränderung des Programms angezeigt ist.

Viele ältere Babys schätzen eine etwas festere Berührungsqualität, dabei kann ein wenig naturbelassenes Öl die Massage noch angenehmer machen. So wird von angespannten Babys besonders der Massagebeginn manchmal besser vertragen. Wenn sich bereits etwas Spannung gelöst hat, öffnen sich die Kinder zunehmend auch wieder für die leichten Schmetterlingsberührungen.

Durch die Haut- und Muskelstimulation wird der Muskeltonus harmonisiert und so die Bewegungsentwicklung gefördert. Beispielsweise fallen den Babys nach der Massage Aufrichtungs- und Rollbewegungen leichter.

Wenn sich Ihr Baby bereits im Krabbelalter befindet, tritt das Massagebedürfnis bei vielen Kindern sehr zurück, da das Leben jetzt so viel Spannendes enthält. Das Kind kann inzwischen selbstständig sowohl räumlichen Abstand als auch Nähe zu seinen Bezugspersonen herstellen und ist oft fasziniert von seinen neuen Möglichkeiten. Nach einer kleinen Entdeckungsreise oder auch nach Situationen, die ein Kind kurzfristig beunruhigt haben, wird es sich Halt und Sicherheit bei den vertrauten Bezugspersonen holen. Je sicherer das Band in den vorausgegangenen Monaten geknüpft wurde, umso neugieriger werden die Kinder ihre Umgebung erforschen und umso effektiver ist das »energetische Auftanken«, wenn sie wieder die Nähe der Eltern suchen.

Aus der Schmetterlingsmassage entwickeln sich bei vielen Familien kreative Spiele. Besonders bei größeren Babys ist die Verbindung von Musik, Singen und Berührung sehr beliebt. Sowohl die spontane, aus der Situation entstehende Kurzmassage stärkt die Bindung, als auch ein klares Ritual, z. B. eine bestimmte Massagesequenz verbunden mit jeweils dem gleichen Lied vor dem Zubettgehen.

Regelmäßig wiederkehrende Abläufe, die das Kind gern mag, sind sehr zu empfehlen, da sie Klarheit und Orientierung vermitteln. Die Wirksamkeit hängt dabei allerdings weitgehend von der inneren Gestimmtheit ab. Wenn Sie z. B. am Abend – verständlicherweise – ziemlich müde und ein wenig lustlos vor dem Abendritual stehen, könnte Ihnen eine bewusste kurze Zentrierungsphase etwas neue Energie und Geduld für den letzten Teil des Kindertages verschaffen. Gönnen Sie sich eine kleine Selbstmassage des Gesichtes, des Nackens oder des unteren Rückens. Sie dauert nur wenige Minuten und aktiviert die Energiereserven.

Schmetterlingsmassage für Kinder

Auch wenn die Schmetterlingsberührung zunächst für Neugeborene entwickelt wurde – wir können sie auch Kindern, die dem Babyalter entwachsen sind, zur Verfügung stellen.

Schritt für Schritt wollen sich Kinder neue Fähigkeiten aneignen und neue Lebensbereiche erobern. Gleichzeitig erfordert jede neue Erfahrung, sich der tragenden Elternbindung verstärkt zu versichern. In stürmischen Entwicklungsphasen tritt der Wunsch nach Ablösung und neuer Selbständigkeit innerlich in Konkurrenz mit dem Wunsch nach Nähe und Geborgenheit. Auch die meisten Eltern erleben immer wieder eine Mischung aus Stolz über die neuen Fähigkeiten ihres Kindes und aus Sorge, ob es ihm dabei auch wirklich gut geht, oder aus Wehmut, weil die besondere Nähe der Baby- oder Kleinkindzeit zu Ende geht.

Der Wunsch nach Nähe einerseits und nach Autonomie andererseits, stellt eine nicht ganz einfache Aufgabe für Eltern und Kinder dar. Es gilt zu lernen, mit diesen gegensätzlichen Gefühlen zu leben.

Allmählich verändert sich die Beziehung, wird transformiert, ohne an Intensität zu verlieren.

Gerade jetzt sind die Momente körperlicher Zuwendung oft eine unglaublich wichtige Erfahrung und viele Kinder schätzen eine kleine Schmetterlingsmassage mehr als manches Geschenk. Lassen Sie sich ganz von Ihrer Intuition und vom Wunsch Ihres Kindes leiten. Die Kinder dürfen sich dabei noch einmal klein und wie ein Baby beschützt fühlen. Dabei tanken sie sich voll mit Elternenergie, die sie dann in sich tragen, wenn ihre kleine Selbständigkeit erneut gefordert wird. Gerade bei Kindern, die bereits recht jung oder über verhältnismäßig lange Zeit von Außenstehenden betreut werden, können hier Inseln geschaffen werden, die der Beziehungsstärkung und Rückversicherung dienen. So selbstverständlich glücklicherweise inzwischen Nähe, Körperkontakt, und wohliges Kuscheln in vielen Familien geworden sind, so bleibt die Schmetterlingsmassage in ihrer Verbindung aus Zartheit und Innigkeit bei gleichzeitig großer Präsenz der Eltern etwas ganz Besonderes. Schmetterlingsberührung kann im Kinderalltag als »richtige« kleine Massage oder auch »nebenbei« gegeben werden, aber sie setzt immer ein kleines Innehalten und einen Augenblick bewusster Selbstverbundenheit voraus sowie die Bereitschaft, Signale oder Worte des Kindes wahrzunehmen und seine Bedürfnisse anzuerkennen.

Diese Momente des tief empfundenen energetischen Kontaktes berühren und beschenken beide, den Gebenden und den Nehmenden. Je größer Ihr Kind ist, umso mehr kann es sich selbst ausdrücken und seine Wünsche äußern, wie die Massage gestaltet sein soll, oder es gibt eine Übereinkunft, die kaum Worte braucht. Wenn die Kinder spüren, dass die Zuwendung mit offenem Herzen geschenkt wird, dann wirkt sie wirklich »sättigend« und zufriedenstellend.

Auch wenn der Kinderalltag Anstrengung und mitunter weniger gelungene Begegnungen enthalten wird, hier kann vieles ausgeglichen werden: Nährendes, Bindungsstärkendes erhält Gewicht, Bindungsschwächendes kann entladen werden und an Bedeutung verlieren.

Ganz besonders hilfreich wirkt sich dieses nährende Element aus, wenn sich ein Geschwisterkind ankündigt oder bereits geboren ist. Der innige Körperkontakt, die Aufmerksamkeit und Zuwendung während der Massage, stärkt in den großen Kindern das Gefühl, weiterhin wichtig und geliebt zu sein. Sie gibt den Eltern die Möglichkeit, ihre Zuneigung körperlich und seelisch zu zeigen, und kleine, unvermeidliche Defizite verlieren an Bedeutung. Vertrauen Sie darauf, dass Ihr Kind an mancher Einschränkung sogar wachsen wird, wenn es spürt, dass sein Platz in Ihrem Herzen sicher ist!

Und wenn gelegentlich ein schwieriger Tag zu Ende geht, an den man sich als Eltern nicht gerne erinnert, so kann ein kleines Ritual auch hier helfen, einen guten Schlussstrich zu ziehen: Gehen Sie noch einmal zu Ihrem schlafenden Kind und stellen sie sich vor, es von Kopf bis Fuß abzustreichen, mit ein wenig Abstand vom Körper, um das zu »entlassen«, was für Ihre Beziehung heute schwierig war, damit alle gut schlafen können und der nächste Tag neu und unbelastet beginnen kann.

Liebe Eltern, sorgen Sie gut und liebevoll für sich selbst und für Ihren Partner, dann werden Sie starke und fürsorgliche Mütter und Väter sein. Gleichzeitig werden Sie wissen, wann die Zeit gekommen ist, Ihren Kindern angemessene Schritte in die Selbständigkeit zu ermöglichen. Genießen Sie jeden schönen Moment der körperlichen und seelischen Berührung mit Ihrem Kind und lassen Sie die Verbindung zu ihm aus der inneren Fülle heraus immer weiter wachsen.

»Die Liebe ist das Einzige das wächst, je mehr man sie verschenkt.«
Marie von Ebner-Eschenbach

Herzlichen Dank an

Eva Reich und Thomas Harms – ihr Wissen hat dieses Buch entscheidend geprägt.

Ursula Henzinger für fortwährende Wegbegleitung, Ermutigung und »Hebammenhilfe«.

Angela Miksch für ihr objektives und konstruktives Lektorat.

Márta Guóth-Gumberger für fachlichen Austausch und Beratung.

Katja Schönmann und Notburga Egerbacher-Anker und an alle anderen, die mitgelesen und mitgedacht haben.

Die Mütter und Kinder, die bereit waren, sich für das Buch fotografieren zu lassen, ganz besonders an Emma mit Liam, an Nicole mit Nina und an Lydia mit Noah.

Die Kolleginnen in meiner Praxis, die mir geduldig zur Seite standen, und an alle, die mir während des Schreibens andere Aufgaben abgenommen haben.

Meinen Mann, denn ohne seine menschliche und stetige technische Unterstützung wäre das Buch wohl kaum entstanden.

Astrid Eckert und Kristina Koch, denen es gelungen ist, Bilder zu fotografieren, die das Wesen der Schmetterlingsberührung spürbar machen.

Margaret Leitgeb für die Musik, die sie speziell für dieses Buch komponiert und eingespielt hat.

Alle Eltern und Kinder, die mir ihr Vertrauen schenkten und ermöglicht haben, die notwendigen Erfahrungen zu sammeln.

Anmerkungen

1 In dem Buch »Lebensenergie durch Sanfte Bioenergetik« von Dr. Eva Reich und Eszter Zornansky sind verschiedene Aspekte dieser Arbeit sehr lebendig und lebensnah dargestellt.

2 Einblick in die nepalesische Tradition gibt das Buch »Babymassage – Die Sprache der sanften Berührung in der Newar-Tradition« von Nasma Scheibler-Shrestha und Ruth Lehmann, dtv. Umfangreiche ethnomedizinische Forschungen wurden von Wulf Schiefenhövel bei den Ureinwohnern von Papua Neuguinea durchgeführt. Siehe auch den Artikel »Bedding-In« erschienen in »Die Anfänge der Eltern-Kind-Bindung« Klett-Cotta Verlag.

3 Das Buch von Amelia Auckett »Wie man eine Baby glücklich macht. Babymassage – die Kunst der sanften Berührung« erschienen 1993 ist leider seit einigen Jahren vergriffen.

4 Siehe auch den Film von Heidrun Mössner: *Ich bin ein Doktor auf Expedition – Eva Reich erzählt aus ihrem Leben.*

5 In dieser Zeit entstand auch ein Lehrvideo für die Schmetterlingsmassage. Eva Reich gibt darauf grundlegende Informationen leitet jeweils einen strukturierten Ablauf einer Erwachsenen- und einer Babymassage an. Das Video kann als Ergänzung für dieses Buch genutzt werden, insbesondere für die Erwachsenenmassage. Gleichzeitig macht die Massage des Babys deutlich, wie stark sich die Babyarbeit in den vergangenen Jahren gewandelt hat: Die rasche Folge und die Vielzahl der Massagegriffe stammt noch aus früheren Schmetterlingsmassagen und wird im Konzept »Bindung durch Berührung« in dieser Form nicht mehr vermittelt (Video: *Sanfte Babymassage*, erhältlich bei Fa. Medesign, www.medesign.de).

6 Der Begriff »Rückbindung« wurde in späteren Veröffentlichungen vielfach durch »Selbstanbindung« oder auch »Selbstverbindung« ersetzt und in ähnlicher Weise verwendet. Thomas Harms spricht im Rahmen der Emotionellen Ersten Hilfe vom »Aufbau der Selbstanbindung« als wesentlichem Kriterium für die elterliche Bindungsbereitschaft.

7 Eine genaue Darstellung dieser energetischen Prozesse finden Sie im Buch »Emotionelle Erste Hilfe« von Thomas Harms.

8 Im Anhang finden Sie die Kontaktdaten für das Netzwerk »Emotionelle Erste Hilfe«, das Ihnen hilft, eine Begleitung zu finden, die mit körperorientierten Zugängen vertraut ist.

9 Der Forschungszweig Psycho-Neuro-Immunologie befasst sich mit diesen

Zusammenhängen und stellt die enge Verbindung von Körper und Psyche unter Beweis.

10 Einen guten Einblick in die Traumatherapie bieten die Bücher von Peter Levine »Trauma-Heilung« und »Verwundete Kinderseelen heilen« sowie von Babette Rothschild »Der Körper erinnert sich«.

11 Auch im körpertherapeutischen Bereich wird diese Fähigkeit vom Therapeuten genutzt, um den Zustand des Klienten in sich zu erspüren und daraus geeignete Behandlungsschritte zu entwickeln. Die vegetative Identifikation kann als ein Resonanzfeld verstanden werden, das Wahrnehmungen ermöglicht, die sich nicht aus der Beobachtung allein erschließen. Dieses Wahrnehmen ist ein empathisches, gleichzeitig aber abgegrenztes Mitempfinden, wobei der Therapeut stabil in sich verankert bleibt. Es sollte kein Gefühl des Mitleidens entstehen und die Resonanz im Therapeuten sollte nach der Sitzung abklingen.

12 In diesem Zusammenhang sind z. B. die Bücher von Joachim Bauer sehr zu empfehlen. Sie stellen in gut verständlicher Sprache Forschungsergebnisse aus der Hirnforschung, Neurobiologie und sinnvolle Konsequenzen für unser alltägliches Leben dar.

13 Uvnäs- Moberg in: »Die Anfänge der Eltern-Kind-Bindung«.

14 Weitere Informationen über Oxytocin und seine weitreichenden Wirkungen finden Sie u. a. in den Veröffentlichungen der schwedischen Oxytocinforscherin Kerstin Uvnäs-Moberg »Die Anfänge der Eltern-Kind-Bindung« (Klett Cotta), »Oxytocin, das Hormon der Nähe« (Springer Spektrum) und bei Joachim Bauer »Prinzip Menschlichkeit« (Hoffmann und Campe).

15 aus: Deborah Jackson, »Das geheime Wissen der Mütter«

16 Eine wissenschaftlich fundierte Darstellung finden Sie in dem Buch »Regulationsstörungen in der frühen Kindheit« von Mechthild Papousek, Michael Schieche und Harald Wurmser.

17 Márta Guóth-Gunberger und Elisabeth Hormann: »Ratgeber Stillen« erschienen bei GU, Neuerscheinung 2008. Den Text dieses Abschnittes hat sie mir für dieses Buch zur Verfügung gestellt.

18 Diese Methode wurde von Andreas Fröhlich entwickelt. Weitere Informationen sind in dem Buch »Basale Stimulation in der Pflege – Das Arbeitsbuch« von Andreas Fröhlich enthalten; der wissenschaftliche Hintergrund ist in dem Buch »Basale Stimulation – Neurowissenschaftliche Grundlagen« von Lothar Pickenhain, Verlag selbstbestimmtes Leben, Düsseldorf 1998 enthalten.

19 Tiffany Field leitet das Touch Research Institute an der medizinischen Fakultät in Miami. Forschungsergebnisse finden sich in ihrem Buch »Streicheleinheiten«. Weitere Forschungsergebnisse zu diesem Thema sind in dem Buch »Häute scho(e)n berührt« von Wolfgang Anders und Sabine Weddemann zusammengefasst.

20 In dem Buch von Sigrid Chamberlain »Adolf Hitler, die deutsche Mutter und ihr erstes Kind« (Psychosozial-Verlag, 1997) sind historische Zusammenhänge eindrucksvoll dargestellt, die sich zum Teil bis heute auf Erziehungskonzepte im deutschsprachigen Raum auswirken.

21 Weitere Informationen finden Sie in den Büchern »Das 24-Stunden-Baby« und »Schlafen und Wachen« von William Sears, Verlag La Leche Liga International.

22 Wissenschaftliche Forschung und umfassendes Datenmaterial befindet sich in dem Buch »Regulationsstörungen der frühen Kindheit« von Mechthild Papousek, Michael Schieche und Harald Wurmser.

23 In diesem Zusammenhang ist der Text von Inge Krens »Freiheit durch Bindung«, Band 1, sehr zu empfehlen. Herausgeber: Gesellschaft für tiefenpsychologische Körpertherapie.

24 Ein spezieller Zweig der Therapie von Lernstörungen befasst sich mit den Wirkungen von eingeschränkter Reflexintegration, die beispielsweise im Schulalter für bestimmte Leistungsschwächen verantwortlich sein können. Wenn nämlich das Nervensystem ständig eine erhöhte Aufmerksamkeit benötigt, um Körperhaltung und Bewegungen zu kontrollieren, leidet die Konzentrationsfähigkeit. Schnelles Ermüden oder vermehrte Unruhe sind mögliche Folgen. Weitere Informationen zu diesem Thema erhalten Sie in den Büchern von Sally Goddard: »Greifen und Begreifen« und von Dorothea Beigel: »Flügel und Wurzeln«.

25 Auch bei der Handaufzucht von Jungtieren ist bekannt, dass die Massage des Bauches und der äußeren Umgebung des Genitalbereichs z. B. mit einem feuchten Wattebausch ein wichtige vitalisierende und verdauungsanregende Bedeutung zukommt.

26 Im Anhang finden Sie Hinweise auf kompetente und empfehlenswerte Stillbücher, die weitergehende Fragen ausführlich beantworten.

27 Im EEH-Netzwerk (www.emotionelle-erste-hilfe.org) finden Sie Adressen von Therapeuten, die darin Erfahrung haben.

28 Nicht umsonst gibt es in Ländern wie Indien und Nepal (noch) die traditionelle Massage, die ein Baby und seine Mutter in den ersten Lebenswochen von einer erfahrenen Frau mit guter Konstitution erhalten – ein oder zwei Mal jeden Tag. Danach übernimmt die Mutter die regelmäßige Massage, die sie gesehen und selbst erfahren hat, und gibt sie an ihr Baby und auch an ihre größeren Kinder weiter.

29 Rüegg, Johann Caspar: Gehirn, Psyche und Körper, Neurobiologie von Psychosomatik und Psychotherapie – Schattauer-Verlag Stuttgart 4. Auflage 2007.

30 Wulf Schiefenhövel in: »Die Anfänge der Eltern-Kind-Bindung«, Hrsg. Brisch/Hellbrügge, Klett Cotta.

31 Auch ohne äußerlich sichtbare Asymmetrie können die Geburtsumstände beim Baby Spuren im Organismus hinterlassen haben, die das cranio-sacrale System beeinflussen: Der sog. Liquor, die Hirn- und Rückenmarksflüssigkeit unterliegt einer minimalen Pulsation, die auf die nervliche und vegetative Balance des Organismus starke Auswirkungen hat. Ist die Pulsation eingeschränkt oder ungleichmäßig, kann ein Zustand von Über- oder Untererregung entstehen, eine höhere Anspannung in der Muskulatur und im Organsystem. Die Behandlung durch einen erfahrenen Therapeuten bringt die cranio-sacrale Pulsation in ein besseres Gleichgewicht, unterstützt den Geburtsverarbeitungsprozess

und verhilft vielen Kindern zu einem ausgeglichenen Gesamtzustand. Diese Therapieform lässt sich mit Elementen der Schmetterlingsmassage ergänzen.

32 Quelle: Kerstin Uvnäs-Moberg in: »Die Anfänge der Eltern-Kind-Bindung«, Hrsg. Brisch/Hellbrügge, Klett Cotta.

Literatur

Bauer, Joachim (2004): Das Gedächtnis des Körpers – wie Beziehungen und Lebensstile unsere Gene steuern. Piper Verlag.

Bauer, Joachim (2005): Warum ich fühle, was Du fühlst. Intuitive Kommunikation und das Geheimnis der Spiegelneurone. Hamburg, Hoffmann und Campe.

Bauer, Joachim (2006): Prinzip Menschlichkeit. Warum wir von Natur aus kooperieren. Hamburg, Hoffmann und Campe.

Beigel, Dorothea (2006): Flügel und Wurzeln. Persistierende Restreaktionen frühkindlicher Reflexe und ihre Auswirkungen auf Lernen und Verhalten. Dortmund, modernes lernen.

Bischof-Köhler, Doris (2007): »Zusammenhänge zwischen Bindung, Erkundung und Autonomie« Artikel in »Der Säugling – Bindung, Neurobiologie und Gene«. Karl Heinz Brisch und Theodor Hellbrügge (Hrsg.) Klett Cotta.

Bowlby, John (1969, 2006): Bindung. München, Ernst-Reinhardt.

Chamberlain, Sigrid (2000): Hitler, die deutsche Mutter und ihr erstes Kind. Über zwei NS-Erziehungsbücher. Gießen, Psychosozial-Verlag.

Field, Tiffany (2003): Streicheleinheiten. Gesundheit und Wohlergehen durch die Kraft der Berührung. München, Knaur.

Fröhlich, Andreas (2006): Basale Stimulation in der Pflege. Das Arbeitsbuch. Seelze, Kallmeyer.

Goddard, Sally (2007): Greifen und BeGreifen. Wie Lernen und Verhalten mit frühkindlichen Reflexen zusammenhängen. Kirchzarten, VAK.

Harms, Thomas (2008): Emotionelle Erste Hilfe – Bindungsförderung, Krisenintervention, Eltern-Baby-Therapie. Berlin, Leutner.

Harms, Thomas (2000): Emotionelle Erste Hilfe. In: Harms, Thomas (Hg.): Auf die Welt gekommen. Die neuen Baby-Therapien. Berlin, Leutner.

Jackson, Deborah (1999): Das geheime Wissen der Mütter, Mosaik Verlag.

Krens, Inge (1998): Freiheit durch Bindung. Zum Wesen der Tiefenpsycho-

logischen Körpertherapie. Hrsg: Gesellschaft für Tiefenpsychologische Körpertherapie, Hamburg.
Leboyer, Frederick (2007): Sanfte Hände. Die traditionelle Kunst der indischen Babymassage Kösel Verlag München.
Levine, Peter A. (1999): Trauma-Heilung. Die Energien des Lebens wiedererwecken. Essen, Synthesis.
Levine, Peter A und Maggie Kline (2004): Verwundete Kinderseelen heilen – wie Kinder und Jugendliche traumatische Erlebnisse überwinden können. Kösel.
Levine, Peter A. (2007): Vom Trauma befreien. Wie Sie seelische und körperliche Blockaden lösen. München, Kösel.
Papousek, Mechthild; Schieche, Michael; Wurmser, Harald (2004): Regulationsstörungen der frühen Kindheit. Frühe Risiken und Hilfen im Entwicklungskontext der Eltern-Kind-Beziehungen. Hans Huber, Bern.
Reich, Eva; Zornànszky, Eszter (1997): Lebensenergie durch Sanfte Bioenergetik. München, Kösel.
Rothschild, Babette (2004): Der Körper erinnert sich. Zur Psychophysiologie des Trauma und der Traumabehandlung. Essen, Synthesis.
Schneider, Vimala (2002): Babymassage – Praktische Anleitung für Mütter und Väter Kösel Verlag, München.
Scheibler-Shrestha, Nasma; Lehmann, Ruth (2000): Babymassage. Die Sprache der sanften Berührung in der Newa-Tradition. München, dtv.
Sears, William (1998): Das 24 – Stunden Baby – Kinder mit starken Bedürfnissen verstehen Verlag La Leche Liga International.
Sears, William (2005): Schlafen und Wachen – Ein Elternbuch für Kindernächte
Stadelmann, Ingeborg (2001): Bewährte Aromamischungen – Mit ätherischen Ölen leben, gebären, sterben Stadelmann Verlag.
Uvnäs-Moberg, Kerstin (2002): Vortrag »Die Bedeutung des Hormons Oxytocin für die Entwicklung der Bindung des Kindes und der Anpassungsprozesse der Mutter nach der Geburt«. In: »Die Anfänge der Eltern-Kind-Bindung« Hrsg. Karl Heinz Brisch und Theodor Hellbrügge, Klett Cotta 2007.
Uvnäs-Moberg, Kerstin; Petersson, M. (2005): »Oxytocin, ein Vermittler von Antistreß, Wohlbefinden, sozialer Interaktion, Wachstum und Heilung«. ZS für Psychosomatische Medizin und Psychotherapie. 2005;51(1):57-80.

Eine Auswahl weiterer empfehlenswerter Literatur

Alberti, Bettina (2005): Die Seele fühlt von Anfang an. Kösel Verlag.
Eliacheff, Caroline (1994): Das Kind, das eine Katze sein wollte – Psychoanalytische Arbeit mit Säuglingen und Kleinkindern. Kunstmann Verlag.
Harms, Thomas (2016): Emotionelle Erste Hilfe. Bindungsförderung – Krisenintervention – Eltern-Baby-Therapie. Psychosozial-Verlag.
Hüther, Gerald; Krens, Inge (2005): Das Geheimnis der ersten neun Monate – Unsere frühesten Prägungen. Walter Verlag.
Kabat-Zinn, Myla & Jon (1997): Mit Kindern wachsen. Arbor Verlag.
Renz-Polster, Herbert; Imlau, Nora (2016): Schlaf gut, Baby! Der sanfte Weg zu ruhigen Nächten. GU Verlag.
Sigel, Daniel; Hartzell, Mary(2003): Gemeinsam leben, gemeinsam wachsen. Arbor Verlag.
Sunderland, Margot (2006): Die neue Elternschule - Kinder richtig verstehen und liebevoll erziehen. DK Verlag.
Uvnäs-Moberg, Kerstin (2016): Oxytocin, das Hormon der Nähe. Herausgeber: Uta Streit und Fritz Jansen. Springer Spektrum.

Stillbücher

Guóth-Gumberger, Márta, Hormann Elizabeth (2007): Stillen – So versorgen Sie Ihr Baby rundum gut. GU-Verlag.
Lothrop, Hannah: Das Stillbuch , Kösel Verlag.
»Das Handbuch für die stillende Mutter« La Laeche Liga.
Weigert, Vivian (2005): Das kleine Stillbuch Kösel Verlag.

Nach Kaiserschnitt oder schwerer Geburt

Bloemeke, Viresha (2003): Es war eine schwere Geburt.... – wie traumatische Erfahrungen verarbeitet werden können. Kösel Verlag.
Kemmler, Gabriele; De Jong, Theresia (2003): Kaiserschnitt – wie Narben an Bauch und Seele heilen können. Kösel Verlag.

Meissner, Brigitte (2003): Kaiserschnitt und Kaiserschnittmütter – Frauen erzählen, was sie erlebten. BM-Verlag Schweiz.

Meissner, Brigitte (2002): Geburt – Ein schwerer Anfang leichter gemacht BM-Verlag.

Videos

Davaa, Byambasuren; Forlani, Luigi (2005): Die Geschichte vom weinenden Kamel. Focus-Edition.

Mössner, Heidrun (2004): Ich bin ein Doktor auf Expedition. Dokumentarfilm über Eva Reich. 76-min-Fassung. DVD. Völkersen, Mössner-Filmproduktion.

Reich, Eva; Deyringer, Mechthild (1996): Sanfte Babymassage. Lehrvideo. München, Medesign.

Weitere Informationen

Informationen zur Weiterbildung Bindung durch Berührung® finden Sie unter:

www.bindungdurchberührung.de

Bindung durch Berührung® ist unter anderem in die Ausbildung zur Basic-Bonding-LeiterIn und zur EEH-FachberaterIn integriert. Eine Therapeutenliste und Informationen zu den Gesamtausbildungen finden Sie unter:

www.emotionelle-erste-hilfe.org

Bindung durch Berührung

Zur CD »Bindung durch Berührung«

Die beiliegende CD enthält Musik, die zur Massagebegleitung gedacht ist und eine gesprochene Anleitung zur Schmetterlingsmassage für Erwachsene. Sie kann als Selbstmassage oder als Partnermassage sitzend oder liegend ausgeführt werden. Dabei ist es hilfreich, den praktischen Teil des Buches bereits zu kennen.

Ich habe mich für das »Du« als Anrede entschieden. Die Erfahrungen aus meiner Kursleitertätigkeit und die Rückmeldungen meiner Probehörer haben nahegelegt, diese persönliche Anrede zu verwenden. Den meisten Hörern fällt es so leichter, sich zu entspannen.

Lassen Sie sich auch als Erwachsener von den zarten Schmetterlingsberührungen ansprechen – sie werden dazu beitragen, zur inneren Ruhe und zu diesem speziellen Einfühlungsvermögen zu finden, das für die Schmetterlings-Babymassage so wesentlich ist. Sobald Ihnen diese behutsame Massage vertraut ist, entsteht der Berührungsdialog mit Ihrem Kind fast von allein und unterliegt keiner festen Anleitung.

Wenn Ihr Baby die Massage bereits gut kennt und es kleine Sequenzen sichtlich genießt, können Sie die Anleitung auch für eine längere Babymassage von Kopf bis Fuß nutzen. Auf jeden Fall bestimmen jedoch die Reaktion und das Wohlbefinden des Kindes den Ablauf der Massage.

Die Musik wurde von Margaret Leitgeb (Musikerin und Musiktherapeutin aus Südtirol) auf der Keltischen Harfe, auf Querflöte und Blockflöte gespielt und ist als Begleitung für jede Form von Schmetterlingsmassage geeignet.

Mit dem langsamen Grundrhythmus, den wiederkehrenden Harmonien und den Klängen, die Wärme und Geborgenheit vermitteln, möchte die Musik zu einer wohltuenden und »einhüllenden« Atmosphäre beitragen.

Die CD beginnt mit einer gesprochenen Massageanleitung mit der Musik »Song of the Sea« (Nr. 1). »Andalusia« (Nr. 2) bietet mit seinen wiegenden Klängen einen geeigneten Hintergrund für eine an die Massage anschließende Entspannungsphase. »Ahnuc« (Nr. 3) ist mit seiner natürlichen Frische besonders für die Massageeinstimmung geeignet: Körperwahrnehmung und Atemvertiefung werden unterstützt, ein freundliches Beobachten und Wahrnehmen des Babys passen gut zu diesen Klängen.

»Baby's Dream« (Nr. 4) ist ein langsames Stück und eignet sich für die haltgebenden Berührungen und für die innige Begegnung durch einfühlsame Massagebewegungen. »Ballade« (Nr. 5) bereitet den Ausklang der Massagezeit vor. »Wiegenlied« (Nr. 6) bildet mit seiner eingängigen Melodie den Abschluss. Dieses einfache Lied lädt zum Bewegen und Mitsummen ein und könnte zu einem kleinen Begegnungsritual im Babyalltag werden.

Die Stücke 1, 2, 4 und 6 wurden von Margaret Leitgeb speziell für die Schmetterlings-Massagebegleitung komponiert und gespielt. Die traditionellen keltischen Melodien (3 und 5) hat sie in geeigneter Weise bearbeitet.

Inhalt der CD

1.	Song of the Sea	(Margaret Leitgeb)	
	mit Massageanleitung	(Mechthild Deyringer)	20:25
2.	Andalusia	(Margaret Leitgeb)	4:39
3.	Ahnuc	(trad./Bearb. M. Leitgeb)	4:23
4.	Baby's Dream	(Margaret Leitgeb)	12:58
5.	Ballade	(trad./Bearb. M. Leitgeb)	2:24
6.	Wiegenlied	(Margaret Leitgeb)	3:45

Gesamtspielzeit 48:34

Keltische Harfe, Querflöte, Blockflöte und Gesang: Margaret Leitgeb
Sprecherin: Mechthild Deyringer

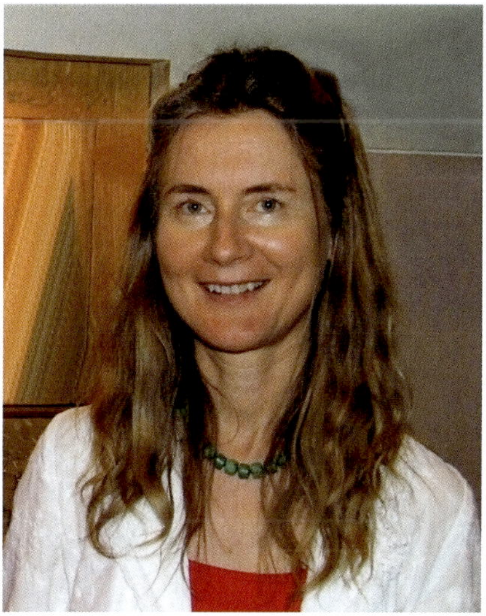

Margaret Leitgeb studierte an der Musikhochschule Mozarteum in Salzburg und schloss mit dem Lehrbefähigungsdiplom in Instrumental- und Gesangspädagogik sowie mit dem Konzertfachdiplom in Querflöte ab. Sie nahm an internationalen Meisterkursen teil und erhielt ein weiteres Diplom am Conservatorio »Claudio Monteverdi« in Bozen.

Derzeit unterrichtet sie Querflöte, Blockflöte und Keltische Harfe am Pädagogischen Gymnasium in Brixen und gibt Konzerte im In- und Ausland. Ihr Repertoire reicht vom Mittelalter bis zur Moderne und umfasst verschiedene Stilrichtungen und Eigenkompositionen. CD-Produktionen entstanden (»Musical Blooms« u. a.).

Sie arbeitet zudem als Musiktherapeutin. Neben der Musiktherapie-Ausbildung absolvierte sie eine fünfjährige Aus- und Weiterbildung in prä- und perinataler Traumatherapie von Babys, Kindern und Erwachsenen mit William Emerson und Karlton Terry (USA). Vor einigen Jahren begann sie Musiktherapie mit prä-, peri- und postnataler Traumatherapie zu verbinden und begleitet v. a. traumatisierte Säuglinge, Kinder und deren Familien. Kurs- und Vortragstätigkeit sowie Publikationen zum obigen Themenbereich.

Weitere CD-Einspielungen von Margaret Leitgeb (u. a. »Musical Blooms«) können Sie unter margaretleitgeb@yahoo.it bestellen.

Psychosozial-Verlag

Thomas Harms

Emotionelle Erste Hilfe

Bindungsförderung – Krisenintervention – Eltern-Baby-Therapie

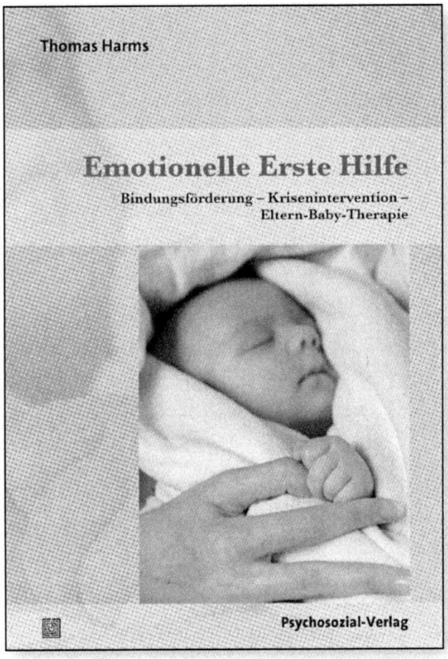

2016 · 270 Seiten · Broschur
ISBN 978-3-8379-2615-6

Thomas Harms beschreibt mit dem Ansatz der »Emotionellen Ersten Hilfe« einen Weg, wie Eltern in schwierigen Zeiten nach der Geburt das emotionale Band zu ihren Kindern (wieder-)finden und stärken können. Er gibt Antworten auf die Frage, wie Eltern und Säuglingen geholfen werden kann, wenn belastende Erfahrungen in der ersten Zeit nach der Geburt den Aufbau eines liebevollen Miteinanders verhindern. Das vorgestellte Konzept basiert auf der Annahme, dass ein intuitives Verständnis für die Gefühle und Bedürfnisse des Säuglings nur dort möglich ist, wo Erwachsene in einen achtsamen und feinfühligen Dialog mit ihrem eigenen Körper treten. Bindungsverlust zum Kind ist somit immer auch ein Verlust der Verbindung zum eigenen Selbst.

Der von Thomas Harms vorgestellte Ansatz richtet sich sowohl an PsychotherapeutInnen und Fachkräfte aus den Bereichen der Geburtshilfe, Prävention oder Entwicklungs-, Früh- und Krisenberatung als auch an betroffene Eltern. Er zeigt systematisch auf, wie die Fachgebiete der körperbasierten Psychotherapie und Bindungsforschung sinnvoll miteinander verknüpft werden können und die elterliche Feinfühligkeit und Beziehungsintelligenz mit Hilfe eines körperbasierten Herangehens wiederhergestellt werden kann.

Walltorstr. 10 · 35390 Gießen · Tel. 0641-969978-18 · Fax 0641-969978-19
bestellung@psychosozial-verlag.de · www.psychosozial-verlag.de

Psychosozial-Verlag

Gunter Kreutz

Warum Singen glücklich macht

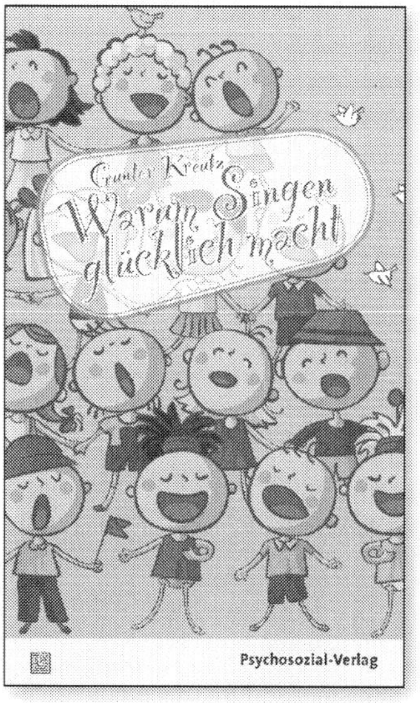

September 2014 · 192 Seiten · Broschur
ISBN 978-3-8379-2395-7

Die amerikanische Schauspielerin Mae West war sich sicher: »Alles, was Spaß macht, hat einen Haken: Entweder es ist unmoralisch, illegal oder es macht dick!« – Wirklich alles? Wie steht es beispielsweise mit dem Singen? Millionen von Menschen empfinden es als Bereicherung ihres Lebens, die sie begeistert und die sie nicht missen möchten.

Warum singen wir so gerne miteinander? Sind Menschen glücklicher, die über Jahre und Jahrzehnte in einen Chor gehen? Ist Singen vielleicht sogar gesund? Singen – und zwar nicht nur an Geburtstagen oder zu Weihnachten – ist weder aus der Evolution des Menschen noch aus seiner Entwicklung vom Säugling bis ins hohe Alter wegzudenken. Mehr noch: Gemeinsames Singen steigert das Wohlbefinden, stärkt Abwehrkräfte und Atmung, schützt vor Stimmproblemen und verbindet uns über alle Generationen und Lebenslagen hinweg miteinander.

Singen im Chor ist also nicht nur etwas für Überzeugungstäter, sondern kann helfen, wenn es uns einmal schlecht geht. So können Menschen mit gesundheitlichen Problemen das Singen als rezeptfreie und nebenwirkungsarme Therapie mit Spaßfaktor entdecken. Dieses Buch bringt die wissenschaftlichen Erkenntnisse der Psychologie und Hirnforschung auf den Punkt und verrät, wie und warum Singen glücklich macht.

Walltorstr. 10 · 35390 Gießen · Tel. 0641-969978-18 · Fax 0641-969978-19
bestellung@psychosozial-verlag.de · www.psychosozial-verlag.de

Psychosozial-Verlag

Günter Heisterkamp

Vom Glück der Großeltern-Enkel-Beziehung

Wie die Generationen sich wechselseitig fördern

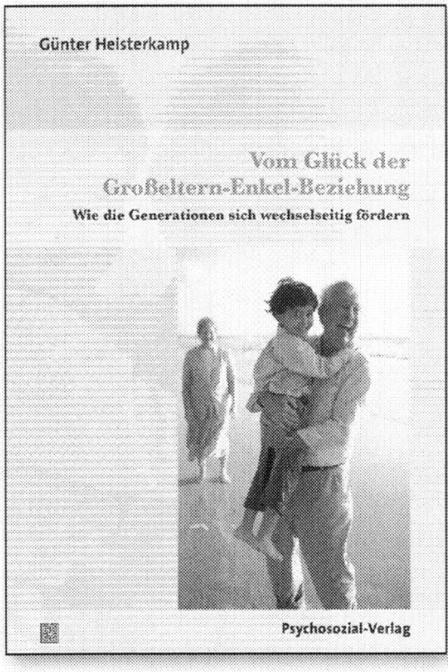

Juni 2015 · 281 Seiten · Broschur
ISBN 978-3-8379-2492-3

Günter Heisterkamp nimmt uns mit auf eine persönliche Expedition durch sechs Generationen.

In der Beziehung zwischen Großeltern und ihren Enkelkindern liegt ein großes Entwicklungspotenzial: Während vielfältiger Gelegenheiten können sich die Generationen wechselseitig bei der Bewältigung ihrer jeweiligen Entwicklungs- und Strukturierungsaufgaben unterstützen und das Miteinander genießen. So profitieren alle von den gemeinsamen Erfahrungen.

Im vorliegenden Buch werden die Freude und das Glück, das Großeltern und Enkelkinder miteinander erleben können, in den Fokus einer psychologischen Analyse gestellt. Ausgehend von persönlichen Erlebnissen mit seinen Enkelkindern kommt der Autor zu allgemeinen Schlussfolgerungen, die er mit Analysen verschiedener Kunstwerke aus Film, Literatur und Malerei untermauert. Großeltern, ihre Kinder und Enkelkinder erhalten durch die Lektüre zahlreiche Anregungen zur Reflexion und Belebung ihrer bisherigen Beziehungen.

Walltorstr. 10 · 35390 Gießen · Tel. 0641-969978-18 · Fax 0641-969978-19
bestellung@psychosozial-verlag.de · www.psychosozial-verlag.de